高等医药院校新形态教材

供医学影像技术及相关专业使用

# MRI 检查技术

## （第2版）

主　　编　孙家瑜　李锋坦
副 主 编　孔祥闯　丁金立　樊先茂
编　　者　（以姓氏笔画为序）
　　　　　丁金立　首都医科大学附属北京天坛医院
　　　　　孔祥闯　华中科技大学同济医学院附属协和医院
　　　　　吕　旻　天津医科大学医学技术学院
　　　　　朱　默　苏州大学附属第一医院
　　　　　孙家瑜　四川大学华西医院 / 华西临床医学院
　　　　　李锋坦　天津医科大学总医院
　　　　　张　波　滨州职业学院
　　　　　单春辉　河北省人民医院
　　　　　赵志永　山东第一医科大学附属省立医院
　　　　　胡劲松　绍兴文理学院附属医院
　　　　　曹希明　广东省人民医院
　　　　　樊先茂　雅安职业技术学院
　　　　　潘雪琳　四川大学华西医院 / 华西临床医学院（兼秘书）

科学出版社

北　京

# 内 容 简 介

本教材共6章，每章重点突出，第1章主要介绍磁共振的发展简史、磁共振检查技术特点及应用评价。第2章主要介绍磁共振成像设备、磁共振成像检查的安全性、磁共振成像对比剂及安全等。第3章主要介绍磁共振成像原理及主要脉冲序列的结构、原理、图像特点等。第4章主要介绍磁共振应用中的特殊成像技术及其原理。第5章详细介绍人体各部位磁共振检查技术，包括适应证、禁忌证、检查流程、参数设置、检查策略等。通过案例的形式呈现相关疾病的磁共振检查策略。第6章主要介绍磁共振图像质量及评价、成像质量影响因素、常见伪影及其处理对策。

本教材可供医学影像技术及相关专业使用。

**图书在版编目（CIP）数据**

MRI检查技术/孙家瑜，李锋坦主编. —2版. —北京：科学出版社，2024.6
高等医药院校新形态教材
ISBN 978-7-03-077632-7

Ⅰ.①M… Ⅱ.①孙… ②李… Ⅲ.①核磁共振成像-诊断学-高等职业教育-教材 Ⅳ.① R445.2

中国国家版本馆 CIP 数据核字（2024）第 016705 号

责任编辑：段婷婷 / 责任校对：周思梦
责任印制：赵 博 / 封面设计：涿州锦晖

*科学出版社* 出版
北京东黄城根北街16号
邮政编码：100717
http://www.sciencep.com

涿州市般润文化传播有限公司印刷
科学出版社发行 各地新华书店经销
*

2017年6月第 一 版 开本：850×1168 1/16
2024年6月第 二 版 印张：16
2025年1月第十一次印刷 字数：473 000

**定价：79.80元**
（如有印装质量问题，我社负责调换）

# 前　言

党的二十大报告指出："人民健康是民族昌盛和国家强盛的重要标志。把保障人民健康放在优先发展的战略位置，完善人民健康促进政策。"贯彻落实党的二十大决策部署，积极推动健康事业发展，离不开人才队伍建设。"培养造就大批德才兼备的高素质人才，是国家和民族长远发展大计。"教材是教学内容的重要载体，是教学的重要依据、培养人才的重要保障。本次教材修订旨在贯彻党的二十大报告精神，坚持为党育人、为国育才。

本教材内容坚持弘扬精益求精的专业精神、职业精神和工匠精神；遵循职业教育教学规律和人才成长规律；强调"为人民服务，担当起该担当的责任"理念；依据高等职业教育培养高素质技术技能型人才的培养目标，注重体现职业素质教育特点，突出强调基础理论、基本知识和基本技能的培养，体现科学性、先进性、思想性、启发性、适应性的原则。

为了更好地适应磁共振检查的特殊性，本教材增加了磁共振检查安全等方面的内容；为了更好地运用磁共振检查技术，本教材不仅对各部位检查技术进行具体讲解，还对相关疾病磁共振检查策略进行总结，对磁共振图像质量控制进行讲解。本教材以培养学生磁共振操作技能为出发点和落脚点来编撰，内容深入浅出，易于理解，图文并茂，贴近教、学与用，努力做到易读、易懂、易用。

本教材的参考总授课学时数为96学时，共编写6章。教材的理论授课学时数与实训、专业操作技能测试评价的学时比例原则上按1：1安排。实际授课学时可根据各校的教学安排和学生具体情况进行调整。

MRI检查技术是医学影像技术专业的专业核心课程。在教材具体内容的编写上由多位工作在MRI临床和研究一线的专家及高等医药院校教学专家共同撰写。本教材在编写过程中得到中华医学会影像技术分会多位专家的指导和帮助，在此表示感谢！由于水平有限，教材中可能有不足之处，恳请广大读者在使用过程中提出宝贵意见，以便修订时改进。

编　者

2024年3月

# 配 套 资 源

欢迎登录"中科云教育"平台，**免费**数字化课程等你来！

本系列教材配有图片、视频、音频、动画、题库、PPT 课件等数字化资源，持续更新，欢迎选用！

## "中科云教育"平台数字化课程登录路径

### 电脑端

▶ 第一步：打开网址 http://www.coursegate.cn/short/E7QZ2.action

▶ 第二步：注册、登录

▶ 第三步：点击上方导航栏"课程"，在右侧搜索栏搜索对应课程，开始学习

### 手机端

▶ 第一步：打开微信"扫一扫"，扫描下方二维码

▶ 第二步：注册、登录

▶ 第三步：用微信扫描上方二维码，进入课程，开始学习

**PPT 课件，请在数字化课程中各章节里下载！**

# 目　录

# 一、磁共振成像技术发展简史

核磁共振技术近年来快速发展，它正逐步实现从评估解剖结构、组织结构、形态学信息转变到评估生理结构、功能、组织诊断和生化信息。核磁共振技术是利用特定频率的射频波对放置于静磁场中的含有非零自旋量子数的原子核的物体进行激发，产生核磁共振（nuclear magnetic resonance，NMR），通过感应线圈采集NMR信号，再按一定的数学方法处理而得到反映物体内部信息的数字图像的一种成像技术。因此，人们习惯称其为核磁共振成像（nuclear magnetic resonance imaging，NMRI）。为了准确反映其成像基础，并突出这一技术不造成电离辐射损伤，与使用放射性同位素的核医学相区别，北美放射学会（Radiological Society of North America，RSNA）把核磁共振成像称为磁共振成像（magnetic resonance imaging，MRI）。随着超导技术、磁体技术、电子技术、计算机技术和材料科学的进步，MRI技术在设备飞速升级发展的同时不断革新，现已成为最先进、最精确的现代化医疗检查技术之一。

磁共振（magnetic resonance，MR）属于原子物理学的范畴，磁共振的物理基础是磁共振现象。早在20世纪30年代，物理学家拉比和他的同事发现了分子束中的核磁共振现象，并获得了1944年的诺贝尔物理学奖。1946年，布洛克和珀塞尔各自领导的研究小组分别用不同的实验方法独立地在凝聚体中发现了核磁共振现象，他们因此获得了1952年的诺贝尔物理学奖。1950年，哈恩发现了两个连续射频脉冲下的自旋回波现象。同年我国物理学家虞福春和普罗克特合作发现了化学位移和自旋耦合分裂的核磁共振现象，最初主要应用于物理学和化学分析领域对物质的分子结构进行分析，形成了核磁共振波谱学。1971年，达马迪安指出正常组织和肿瘤组织的核磁共振弛豫时间不同，促使科学家们考虑用核磁共振来检测疾病。1973年，曼斯菲尔德也提出了线性梯度磁场可用于核磁共振信号定位的设想。1975年，厄恩斯特提出了采用相位编码和频率编码两种编码方式共同进行空间编码的理论，奠定了现代磁共振成像技术的基础。1977年，曼斯菲尔德提出了平面回波成像（echo planar imaging，EPI）技术，并采用线扫描获得了第一幅人体手指磁共振图像。同年，达马迪安推出了第一个全身磁共振成像装置，命名为"Indomitable"（不屈不挠）并获得了人体胸部磁共振断层像。20世纪80年代初，国际上一些著名厂商相继完成了磁共振扫描仪的商品化工作。1984年，美国食品药品监督管理局（FDA）批准磁共振成像应用于临床。1989年，我国研发出第一台国产磁共振成像仪。1992年，功能磁共振成像（functional magnetic resonance imaging，fMRI）出现。2003年，劳特布尔和曼斯菲尔德因在磁共振成像领域做出的杰出贡献获得了诺贝尔生理学或医学奖。

# 二、磁共振成像技术的特点及局限性

## （一）磁共振成像技术的特点

MR图像是将不同的组织信号强度分别用不同的灰度来显示，具有与常规X线成像、计算机体层成像（CT）等不同的特点。

**1. 无电离辐射危害**　磁共振检查是一种安全的检查方法，对人体不产生电离辐射损害，这是其最大的优点。磁共振检查时激励源为短波或超短波的电磁波，无电离辐射损害。从成像所用的射频（radio frequency，RF）功率看，峰值功率可以达到数千瓦，但是平均功率仅为数瓦，其RF的容积功耗低于推荐的非电离辐射安全标准。在一定场强及场强变化率范围内，静磁场和梯度磁场不会引起机体的异常反应。这尤其适合对电离辐射敏感的特别人群，如新生儿等。

**2. 具备任意方向断层成像的能力**　MRI是唯一能够直接得到横断面、矢状面、冠状面及其他任意方向影像的检查技术，这为分析、观察特定部位和特定角度提供了便利。

**3. 高对比度成像**　在所有医学影像检查技术中，磁共振检查的软组织对比分辨力最高。由于人体含有占体重70%以上的水，这些水中的氢核是MRI信号的主要来源，其余信号来自于脂肪、蛋白质和其他化合物中的氢质子。氢质子在人体内的分布极其广泛，故人体任何部位均能成像。另外，因水中的氢质子与脂肪、蛋白质等组织中氢质子的磁共振信号强度不同，所以磁共振成像的各种组织图像有天然的高对比度。

**4. 无骨伪影干扰，具有极佳的软组织分辨力**　各种投射性成像往往因气体和骨骼的各种影像重叠而形成伪影，影响某些部位的病变诊断。例如，进行颅脑CT扫描时在颞骨岩部、枕骨粗隆等处常出现条状伪影，严重影响颅后窝内病变的观察。磁共振检查无此类骨骼伪影，颅底的骨结构对磁共振颅脑成像影响较小，从而使颅后窝的结构及病变均清晰显示，提高了诊断率并表现出优于CT检查技术的应用价值。

**5. 可无须使用对比剂进行血管成像**　MRI技术利用流空效应直接显示脑血管、心脏大血管及周围结构；利用"流入增强效应"和相位对比的敏感性，不使用对比剂即可进行磁共振血管成像（magnetic resonance angiography，MRA）。

**6. 多组织参数成像**　一般的医学成像技术都使用单一的成像参数。MRI技术是一种多参数的成像方法，磁共振测量人体活体组织中氢质子密度的空间分布及其弛豫时间。选取适当的成像序列和成像参数进行磁共振扫描是磁共振技师的基本技能。此外，用于MRI的组织参数数量众多，这些参数在疾病的定性、定量诊断中具有重要的意义。

**7. 可进行功能、组织化学和生物化学方面的研究**　任何生物组织在发生病变或结构变化之前，首先是发生复杂的化学变化，然后发生功能异常和组织结构病变。但是其他影像检查技术一般只能提供单一的解剖学变化图像，并不能显示组织特征和功能信息。磁共振检查出现后开创了分子生物学和组织学水平的影像检查新纪元。

正是综合上述特点，MRI技术在较短时间内得到了广泛的应用，成为发展速度较快的影像检查技术之一。

## （二）磁共振成像技术的局限性

**1. 成像速度慢**　相对于X线、CT的成像速度而言，MRI往往需要多个扫描序列，且单个序列的扫描时间较长，完成某一部位或器官所有序列所需的时间会更长，这是磁共振检查的主要缺点。因为成像速度慢，一般不适合于对运动性器官、危急重症患者等进行检查。对于躁动、婴幼儿及丧失自制能力的患者，不使用镇静剂就很难完成该检查。

**2. 对钙化病灶和骨皮质病灶均不敏感** 钙化病灶在临床诊断疾病时对于病变的定位和定性均具有辅助作用，但是MR图像上钙化表现为低信号，不利于发现病变及其定性。此外，由于骨质结构中氢质子或者含水病变的密度较低，骨质结构信号相对弱，观察分析比较困难。

**3. 图像伪影相对多** MRI检查技术相对其他影像技术而言不产生骨伪影是其优点，但是容易出现其他伪影影响图像质量。MRI伪影的表现形式多种多样。常见的伪影有化学位移伪影、卷褶伪影（包绕伪影）、截断伪影、非自主性（生理性）运动伪影、自主性运动伪影、流动伪影、静电伪影、非铁磁性金属伪影和铁磁性金属伪影。

**4. 禁忌证相对多** MRI检查技术发展初期，由于系统中存在强大的静磁场和射频场有可能使心脏起搏器和其他电子支持设备失灵，也容易使各种体内铁磁性植入物或异物移位，体内的金属还会因射频脉冲和梯度场的反复切换发生诱导电流而发热，从而对受检者造成伤害。随着生物材料、核生物医学工程技术的发展，磁共振兼容的体内植入物材料种类不断革新，如现代的神经刺激器、钛金属人工关节、非铁磁性动脉瘤夹、磁共振兼容心脏起搏器等广泛应用，各种初期MRI扫描的绝对禁忌证问题已逐步解决。然而，体内有金属异物的患者，特别是眶内异物、靠近生物敏感区（脊髓）的金属异物等仍不能进行MRI检查。

（孙家瑜）

# 第**2**章
# 磁共振成像设备与检查安全性

🎯 **学习目标**

1. **素质目标**  具有 MRI 设备安全操作意识；具备对比剂安全使用的意识。
2. **知识目标**  掌握 MRI 设备分类与组成；主磁体、梯度磁场系统和射频线圈的作用；MRI 检查安全操作要求；MRI 对比剂的分类及不良反应的表现、预防与处置方法。熟悉射频脉冲的概念；MRI 计算机系统的组成；MRI 对比剂的不良反应与急救处理；对比剂不良反应的产生机制。了解 MRI 辅助设备；磁共振的生物效应、磁共振增强原理；对比剂的发展史及应具备的条件。
3. **能力目标**  能选择使用 MRI 对比剂，并根据不良反应程度采取有效的处置措施。

## 第 1 节  磁共振成像设备简介

MRI 设备有多种分类方法，根据成像范围大小分为局部（头、乳腺、四肢关节等）型和全身型；根据主磁场的产生方法可分为永磁型、常导型和超导型等；根据不同用途可分为专用型（如心脏专用机、神经系统专用机、介入专用机等）和通用型；根据主强度大小可分为低场强型、中场强型和高场强型。虽然不同的磁共振系统及其技术有着一定的区别，但基本结构大致相同，主要包括主磁体系统、梯度磁场系统、射频系统、计算机系统及其他辅助设备。

## 一、主磁体系统

主磁体，又称静磁场，是磁共振成像装置的核心部件，也是磁共振成像系统最重要、制造和运行成本最高的部件。主磁体性能的高低直接关系到整体系统的信号噪声比（signal to noise ratio，SNR，简称信噪比）、图像质量和工作效率。主磁体的作用是产生一个均匀的、稳定的静态磁场，使处于磁场中的人体内氢原子核被磁化而形成磁化强度矢量，并以拉莫尔频率沿磁场方向进行自旋（进动）。主磁体按磁场产生方法的不同分为永磁型、常导型和超导型；按磁体的规模大小分为小型磁体（内径在 2～30cm）、中型磁体（内径在 30～100cm）和大型磁体（内径大于 100cm）；按磁体线圈的供电方式分为直流磁体、脉冲磁体和交流磁体；按磁体线圈的绕线方式分为直螺线管线圈磁体、横向型磁体（扁平跑道形绕组和马鞍形绕组）和鸟笼型磁体。按成像范围大小分为局部型和全身型；根据磁场强度大小分为低场强型（小于 0.3T）、中场强型（在 0.3～1.0T）和高场强型（大于 1.0T）。

中低场强能获得有足够医学信息的图像，但场强大小对成像时间和图像 SNR 等存在显著影响，临床成像建议使用 1.5T 及以上的高场强。高场强具有 SNR 较高、空间分辨力较高、图像质量更好、扫描速度更快、脑内微出血灶检出率更高等优点。目前主流产品的场强大多在 1.5～3.0T，5.0～7.0T 场强的 MRI 设备也逐步进入临床应用。开放式永磁 MRI 设备虽然一般场强较低，但受检者位于半敞开的检查床上，可消除部分磁共振检查受检者常有的恐惧心理，更适合儿童或其他焦躁型患者，同时也有利于开放式手术的应用。随着成像技术的进步，低场设备的功能（如在动态和介入等方面新的临床应用等）与图像质量也不断改善，安装和维护费用低，总体性能/价格比高，此外，低场设备有可能突破患者取坐姿甚至立姿进行磁共振检查（如四肢）的框梏。

## 二、梯度磁场系统

梯度磁场系统是磁共振设备最重要的硬件之一，可提供满足线性度要求、可快速开关的梯度磁场，其性能指标通常有梯度强度、梯度爬升时间、梯度切换率、梯度的有效容积及线性度等。梯度磁场系统的组成部分主要包括梯度线圈、梯度控制器（gradient control unit，GCU）、数模转换器（digital to analog converter，DAC）、梯度功率放大器（gradient power amplifier，GPA）和梯度冷却装置等。梯度磁场的主要作用是为磁共振成像产生的信号进行空间定位。梯度磁场的主要性能指标包括梯度场强、梯度切换率及梯度线性。

在磁共振成像时，必须在成像区域内的静磁场上，动态地叠加三个相互正交的线性梯度磁场，使受检体在不同位置的磁场强度有线性的梯度变化，实现成像体素的选层和空间位置编码的功能。三个梯度场的任何一个均可用以完成这三项作用之一，但联合使用梯度场可获得任意轴面的图像。此外，在梯度回波（gradient echo，GRE）和其他一些快速成像序列中，梯度磁场的翻转还起着射频激发后自旋系统的相位重聚，产生GRE信号的作用；在成像系统没有独立的匀场线圈的磁体系统的情况下，梯度线圈可兼用于对磁场的非均匀性校正，因此，梯度磁场系统也是MRI设备的核心系统之一。

## 三、射 频 系 统

射频系统由射频发生器、射频放大器和射频线圈组成。其作用为发射能产生各种翻转角的射频波，还要接收磁共振信号并进行放大等处理。最后得到数字化原始数据，传输给计算机进行图像重建。临床接触最多的是射频线圈，因此本文主要介绍射频脉冲和射频线圈。

### （一）射频脉冲

射频梯度场是在射频控制系统的作用下由射频线圈以射频（RF）脉冲波的形式发出的。通过调节射频场强度和脉冲宽度两个量，可使磁化矢量 $M_0$ 翻转至任意角度。通常情况下，脉宽决定着 RF 脉冲的选择性，因而只能用射频场强度的大小来控制 M 翻转角的大小，使其偏转多大角的脉冲就称几度的脉冲。如偏离稳定位置（静磁场方向）90°和180°的 RF 脉冲分别称为90°脉冲和180°脉冲。RF 脉冲的宽度和幅度都是由计算机和射频控制单元进行控制的。

### （二）射频线圈

**1. 射频线圈的功能** 射频线圈有发射和接收两个基本功能。发射是指发射一定频率和功率的电磁波，使被检者体内的氢原子核受到激励而发生共振；接收是指检测被激励氢原子核的进动行为，即获取MR信号。因此，从功能上看，射频线圈有发射线圈和接收线圈之分。理论上所有线圈均可作为发射线圈和接收线圈，但是绝大多数表面线圈发射的射频场很不均匀，因此一般只作为接收线圈，而由体线圈作为发射线圈进行工作。在实际应用中，如颅脑的正交线圈发射的射频场和接收的穿透力相对均匀，发射线圈和接收线圈常为同一个，形成既能发射又能接收的两用线圈（射频线圈），工作时在发射和接收之间通过电路进行快速切换。有的磁共振设备将射频线圈分为发射线圈和接收线圈两部分，发射和接收频率通常在1～30MHz，其射频带宽决定层厚及其他性能。发射功率为0.5～10kW。

**2. 射频线圈的种类** 射频线圈有一个是安装在主磁体内部的体线圈（body coil），其余为表面线圈。磁共振检查中使用的射频线圈种类较多，可按不同方法分类。

（1）按功能分类 射频线圈可分为发射线圈、接收线圈和两用线圈。体线圈和头线圈常采用两用线圈，大部分表面线圈都是接收线圈。线圈与被测组织的距离越近，信号越强，但观察范围越小。接收线圈的形状和结构差别非常悬殊。

（2）按适用范围及构成分类 射频线圈可分为全容积线圈、表面线圈、体腔内线圈和相控阵线圈等。

1）全容积线圈：是指能够整个地包容或包裹一定成像部位的柱状线圈，主要用于大体积组织或器官的大范围成像，如体线圈和头线圈。体线圈套装在主磁体孔的洞内，成为其一个组成部分。

2）表面线圈：是一种可紧贴成像部位放置的接收线圈，其常见结构为扁平形和微曲形。主要用于表浅组织和器官的成像。表面线圈场强的不均匀直接导致了接收信号的不均匀，在图像上的表现是越接近线圈的组织越亮，越远离线圈的组织越暗。

3）体腔内线圈：是近年来出现的一种新型小线圈。使用时须置于人体有关体腔内，以便对体内的某些结构实施高分辨成像。从原理上讲，体腔内线圈属于表面线圈。

4）相控阵线圈：目前超导磁共振常用的多为相控阵线圈。利用相控阵线圈与并行采集技术相配合，可以提高信号的总体采集速度。相控阵线圈是由两个以上的小线圈或线圈单元组成的线圈阵列。这些线圈可彼此连接，组成一个大的成像区间，使有效空间增大；各线圈单元也可相互分离，每个线圈单元可作为独立线圈应用。高场强的磁共振设备中的相控阵线圈主要设计方式是采用局部线圈单元数目较多的密集型相控阵线圈。目前，有一种由102个线圈单元组成的全景成像矩阵（total imaging matrix，TIM），由于只有32个射频接收通道进行信号接收处理，所以每次成像最多可用32个线圈单元，该线圈可对全身（高达205cm）进行无缝成像。

另外，还可以按极化方式分类，则有线（性）极化和圆（形）极化两种。按绕组形式分类，射频线圈又可分为亥姆霍兹线圈、螺线管线圈、四线结构线圈（鞍形线圈、交叉椭圆线圈等）、STR线圈（管状谐振器）和笼式线圈等多种形式。螺线管线圈主要用于横向磁场的磁体中，多匝螺线管线圈工作频率较低，包容组织多，故噪声也大；单匝螺线管线圈由整块薄导体板材卷成有缝圆筒状。单匝螺线管线圈电感极小，当长度为电磁波半波长的整数倍时，将有驻波谐振发生。

# 四、计算机系统

计算机系统属于MRI设备的中央控制，控制MRI设备的射频脉冲激发、信号采集、数据运算、图像显示及图像后处理等功能。一台MRI设备中有各种规模的微处理器、单片机、计算机，构成了整个设备的控制网络。计算机负责信号预处理、快速傅里叶转换和卷积反投影运算。单片机、微处理器负责信息调度（如人机交互等）与系统控制（如梯度磁场、射频脉冲等）。MRI设备发展到现在和计算机硬件处理速度的提高，特别是并行处理技术的发展和计算机芯片的处理能力提高相关。MRI设备可以生成复杂的扫描序列，并可以进行非常精密的后处理计算。计算机系统能力的提高同时促进了MRI设备的稳定性，实现更多更复杂的图像后处理和三维重建功能，提高患者病变的显示率。

## （一）主计算机系统

**1. 功能与组成** 主计算机系统主要是控制操作者与MRI设备各系统之间的通信，并通过运行扫描软件来满足所期望的应用要求，即主计算机有扫描控制、患者数据管理、归档图像（标准的网络通信接口）、评价图像及机器检测（包括自检）等功能。目前MRI多采用高档微机，其成像速度主要决定于检测系统和图像处理系统的运行速度。

主计算机系统由主机、磁盘存储器、光盘存储器、控制台、主图像显示器（主诊断台）辅助图像显示器（辅诊断台）、图像硬拷贝输出设备、网络适配器及测量系统的接口部件等组成。

**2. 软件系统**　整个MRI的软硬件系统可分为用户层、计算机层、接口层和测量系统层四层。从控制的角度看，又将它分为软件和硬件两类。由应用软件开始通过操作系统最终控制整个MRI的运行。

系统软件是指用于计算机自身的管理、维护、控制和运行，以及计算机程序的翻译、装载和维护的程序组。系统软件又可分为操作系统、语言处理系统和常用例行服务程序三个模块。应用软件是指为某一应用目的而特殊设计的程序组。在MRI主计算机系统中运行的应用软件就是磁共振成像的软件包。通常包括患者信息管理、图像管理、图像处理、扫描及扫描控制、系统维护、网络管理和主控程序等模块。

### （二）图像重建与显示

**1. 图像重建**　模拟信号和数字信号转换所得数据是关于信号的基本数据，不包括任何控制信息及标志信息，不能直接用来进行图像重建。它们在重建图像之前还需进行简单的处理，包括传送驱动、数据字句拼接和重建前的预处理等。对原始数据的处理首先是加入图像重建必需的标志信息，包括关于扫描行和列的信息、数据的类型、生理信号门控数据、层号等。图像重建的本质是对数据进行高速数学运算。由于运算量很大，多用专用图像处理器来进行图像重建，在高速的图像处理器中是专用的并行计算机，重建一幅图像的时间仅需几十毫秒。

**2. 图像显示**　图像重建结束后，磁共振图像的数据立刻被送入主计算机系统的硬盘中，按操作者的要求从硬盘读出，并以图像的形式显示，供医师观察。图像的显示不仅限于当前患者，在会诊或进行回顾性研究时还可以调出以前的图像。此外，在显示图像过程中，经常要进行图像的缩放、窗宽、窗位的调节，标注说明性的字符和数字等操作。图像发生器将图像的缓存、变换等合为一体，使图像的显示得以加快。

# 五、其他辅助设备

磁共振还需要配备其他辅助设备，主要有检查床及定位系统、液氦及水冷系统、空调、图像传输与存储系统、心电监护仪、兼容的高压注射器等。

**1. 检查床及定位系统**　用于检查时承载患者，并可进行定位。检查床可以做精准运动配合完成检查，包括床面水平纵向、垂直升降。床面结构材料要求不含铁磁性物质，总承重达到400kg的扫描床材质要求更高，不能影响主磁场磁力线的分布。检查床的运行过程要求平稳、灵活、安全、精准，保持检查者感觉舒适。检查床的内部设置有最高位置检测限位开关和纵向最低位置检测开关，这些开关可控制床面全部运动模式。此外，检查床后上方一般设置带开关，启动时通过切断继电器的供电电路可以使电机运行工作停止。

**2. 液氦及水冷系统**　目前，高场强的磁共振设备均采用了超导磁体，超导磁体需要在低温环境中，需要有一个高真空的低温容器，该低温容器又是由特定的低温流体（液体氮气和液体氦气）来维持。制冷技术中的低温是指低于环境温度，其温度范围从普通液态制冷剂相关联温度（300K左右）到液体氦气制冷相关联温度（0K），目前已经能够获得接近"绝对零度"（–273.15℃）。液体氦气绝大多数都是从富氦天然气中提取，作为低温制冷剂大量用于超导磁体、超导电性材料等诸多需要超低温的场合，由于氦资源非常稀少，价格相对昂贵，是磁共振设备运行费用高的主要原因。目前国际、国内在磁共振制冷技术的低液氦、无液氦及磁共振使用过程中的极低液氦消耗甚至无消耗方面取得很大进展，破解了磁共振对液氦需求的难题。

**3. 空调**　磁共振设备运行环境中对于温度和湿度要求都很高，一般设备要求温度在（20±2）℃；湿度在40%～60%。而对于永磁体和电磁铁磁共振而言，温湿度要求更高。温度变化导致磁场强度漂移会严重影响磁场均匀度。

**4. 图像传输与存储系统** 一般具有超导MRI设备的影像科所在医院都具备影像存储与传输系统（picture archiving and communication system，PACS），甚至有的医院设备要求磁共振图像能够同时传入到院内医院信息系统（hospital information system，HIS）中。磁共振图像经过主机处理后可以传输到激光打印机打印胶片并存储到医院服务器永久保存，与临床其他科室共享，也可以传输到云端系统提供电子版本高清原始图像，方便患者异地就医，减少重复检查，节省患者就医时间，为患者治疗疾病提供全方位服务。

**5. 心电监护仪** 心电监护仪是在特殊MRI检查或特殊病情下使用的MRI的辅助设备，常规MRI检查无须心电监护仪。根据心电监护仪的结构和作用不同，可分为单参数、多参数、便携式和无线监控四种。单参数监护仪可以分别监测心电图、血压、血氧饱和度等；多参数监护仪可以同时监测心电图、血压、血氧饱和度、体温、呼吸等。磁共振使用的多为单参数、磁共振兼容的心电监护仪，也可以根据需要选择多参数型。基本的结构包括传感器、前置放大器、显示器和计算机系统，以及磁共振兼容心电监护专用的心电电极，通常使用的是碳墨型，如3M型。心电监护的导联位置应该放在心电显示比较明显的位置，同时尽量减少磁场对心电的影响。监测心电图时主要观察心率、心律及心电图的异常。监护注意事项：连接心电电极片时保证位置正确，粘贴紧密，防止电极片接触不良或脱落；导联线要固定好，防止牵拉、卡压，避免导线直接接触患者的皮肤；请务必连接好地线，保证波形的正常显示。

**6. 兼容的高压注射器** 高压注射器是磁共振扫描中尤其是动态增强扫描成像必不可少的工具。可以根据需要快速、准确地将对比剂注入受检者体内，能及时捕捉到血管、器官或组织血液循环的不同期相，如动脉期、静脉期、平衡期、延迟期等，反映组织和病变的生理、病理特征，为诊断提供更多的影像信息。高压注射器有不同的品牌，单筒和双筒，磁共振常用的高压注射器应为磁共振兼容的双筒高压注射器，主要部件由注射头系统、支架、电源箱（或电池）、控制显示屏、手控开关和电缆线组成。注射头系统在机房内，有双注射筒（一个盐水注射筒，一个对比剂注射筒）、注射筒固定块、注射筒支架，注射用推杆控制针筒的前进和后退键，针筒剂量显示灯显示针筒内盐水和对比剂的量，注射针筒接头连接延长管。控制显示屏在操作间，是操作注射器的计算机操作系统，用以设置和遥控注射器的运行程序，由电缆线连接两个主要的组件电源和注射系统。显示屏有电源开关（开启和关闭电源），可以手动设置注射参数，包括对比剂的用量、盐水的用量、流速、压力和延迟时间等。高压注射器最大流速为9.9ml/s，最大容量通常为100ml。可以根据不同的检查设置不同的注射模式。通常的对比剂用量为0.1mol/kg，流速为1.5～2.5ml/s。特殊的灌注扫描通常需要双倍剂量和更快的流速。根据检查部位和检查目的不同设置不同的延迟时间。电缆线一般要求是光纤电缆，电缆线通过机房的墙体连接注射头与控制显示屏，在通过机房墙体时要严格做好射频屏蔽，避免射频干扰影响图像质量。

# 第2节 磁共振成像检查的安全性

## 一、磁共振成像检查相关的安全性

MRI检查相关的安全性主要是MRI检查的生物效应，包括静磁场的生物效应、梯度磁场的生物效应和射频脉冲的生物效应。有关MRI检查生物效应的研究很多，但尚未证实现有临床MRI检查对人体具有潜在的危险性。

## （一）静磁场的生物效应

静磁场是MRI系统的重要组成部分，目前未见临床常用静磁场对人体造成损伤的可靠依据。有些长期处于静磁场环境中的工作人员可出现头晕、头痛、胸闷、乏力、食欲缺乏等症状，但这是否与静磁场直接相关目前还缺乏依据。静磁场的生物效应与静磁场强度有关，目前文献报道显示静磁场对人体影响甚微。

静磁场对人体的影响主要包括三个方面。

**1. 温度效应**　静磁场对哺乳动物体温的影响称为温度效应。1989年弗兰克等采用荧光温度计在精确的实验和环境条件下对1.5T磁场中人体的体温变化进行了测量，该实验所用的测温方案比较科学，其结果被广泛接受。经测量，20min内机体深浅体温无变化，也证明静磁场基本不影响人体体温。

**2. 磁流体动力学效应**　是指处于静磁场环境中，对心血管系统中的血流及其他流动液体（如脑脊液）产生的生物效应。在静磁场中它能使血液中红细胞的沉积速度加快、感应出生物电位及心电图改变等。

（1）静态血磁效应　血液在静磁场中的沉积现象称为静态血磁效应。由于血液的流动可以完全阻止血细胞的沉降，因此单纯在静磁场环境中，静态血磁效应可以忽略不计。

（2）动态血磁效应　心血管系统在磁场中诱导出生物电位的现象称为动态血磁效应。该生物电位与血流速度、脉管直径、磁场强度、磁场和血流方向的夹角及血液的磁导率等因素相关，且在肺动脉和升主动脉等处最明显。生理学的研究表明，心肌去极化的阈电位约为40mV，此阈电位已经相当于磁场强度为3.0T的静磁场中产生的血流电压，这可能是超高场磁共振检查过程中容易出现受检者心律不齐或心率降低等变化的原因。

（3）心电图改变　处于静磁场中的受检者其心电图将发生变化，主要表现为T波抬高及其他非特异性的波形变化，这是生物电位诱导变化的结果。在磁共振检查中，由静磁场引起的心电图变化并不伴随其他心脏功能或循环系统的功能不全，因此一般认为没有生物风险。但是，对于有心脏疾病的受检者，必须在磁共振检查过程中全程监测其心电图的变化。

**3. 中枢神经系统效应**　受检者急性、短期地暴露于3.0T及3.0T以下的静磁场中，中枢神经系统没有明显的不良反应和生物学影响。但是在4.0T以上的超高场MRI设备中，大多数志愿者会出现眩晕、恶心、头痛、口中有异味等主观感觉。超高场的生理效应基础及应对措施等均需要进一步深入研究。

## （二）梯度磁场的生物效应

MRI检查中，梯度磁场高速切换会导致梯度磁场强度的剧烈变化，并对人体造成一定的影响，特别是引起周围神经刺激，因此实际应用时梯度磁场强度和切换率的工程数值是有阈值限制的。

根据法拉第电磁感应定律，变化的磁场在导体中将产生诱导电流或感应电流。人体组织作为导体，当穿过它的磁通量发生变化时同样会产生感应电流并在人体内部构成回路，越靠近机体外周的组织电流密度越大（作用半径大），而越接近身体中心的组织电流越小。感应电流的大小与梯度场的切换率、最大磁通强度（梯度场强度）、平均磁通强度、谐波频率、波形参数、脉冲极性、体内电流分布、组织细胞膜的电特性和敏感性（导电性）等诸多因素相关。在标准的成像技术中，梯度场每隔10～50ms变化一次，体内感应电流的频率为20～100Hz。梯度场产生的这种感应电流是其生物效应的主要来源，感应电流越大，产生的生物效应就越明显。梯度场脉冲的各种参数都是由序列进行编码的，因而不同序列产生的感应电流大小就不同，随之而来的生物效应也就不同。

诱导电流产生的生物学效应可分为两类，即热效应和非热效应。梯度场引起的热效应非常轻微，其对人体的影响可忽略。非热效应包括心血管效应、磁致光幻视、周围神经刺激效应。

**1. 心血管效应**　梯度磁场产生的感应电流对心血管的作用为直接刺激血管和心肌纤维等电敏感性细胞，使其发生去极化过程，引起心律不齐、心室或心房颤动等。

**2. 磁致光幻视** 在4.0T及4.0T以上超高场MRI设备的静磁场环境中，梯度感应电流作用于中枢神经系统可导致视觉磁致光幻视，又称光幻视或磁幻视，是指在梯度场作用下受检者眼前出现闪光感或色环的现象。这种现象目前被认为是梯度场最敏感的生理反应之一。光幻视与梯度场切换率和静磁场强度均有关系，且在梯度场停止后自动消失。

**3. 周围神经刺激效应** 感应电流刺激皮肤感觉神经或外周骨骼肌神经，受检者会表现为发麻、肌肉不随意收缩或跳动等现象，即周围神经刺激效应。当机体外周的组织感应电流密度达到神经活动电流密度3000A/cm$^2$的10%安全阈值（300A/cm$^2$）时，就有可能导致神经细胞产生错误动作，产生外周神经刺激。平面回波成像（echo planar imaging，EPI）扫描时容易引起受检者周围神经或肌肉的刺激，引起周围神经刺激的切换率（dB/dt）阈值一般在60T/s。

### （三）射频脉冲的生物效应

磁共振检查时需要利用射频脉冲对质子进行激励，而射频脉冲的电磁波功率即射频能量将全部或大部分被人体组织、器官等吸收，其生物效应主要表现为人体体温的变化。

一般用特殊吸收率（specific absorption ratio，SAR）来表述组织中电磁能量吸收值或射频（RF）功率沉积值的度量，即指单位质量生物组织中RF功率的吸收量，单位为W/kg。SAR值也可理解为每秒钟传递RF能量的多少。SAR又有局部SAR和全身SAR之分，它们分别对应于局部组织和全身组织平均的射频功率吸收量。美国国家标准学会（ANSI）及美国食品药品监督管理局（FDA）制订的医疗用途RF电磁场安全标准为，全身平均SAR不能超过0.4W/kg，或者每克组织的SAR空间峰值≤8.0W/kg。

在磁共振检查中，SAR的大小与质子共振频率（静磁场强）、RF脉冲的类型和翻转角度、重复时间和带宽、发射线圈类型（线圈效率）和受检者体重及扫描部位等相关。在较长回波链长度（echo train length，ETL）的快速自旋回波（fast spin echo，FSE）序列及单次激发FSE序列中使用了连续的180°复相位脉冲作用，其SAR问题更为突出。降低SAR值的方法主要有减小ETL、延长重复时间（repetition time，TR）、增加回波间隙（ES）、减少扫描层数、利用GRE或EPI序列代替FSE或单次激发FSE（single shot，SS-FSE）、修改射频脉冲的翻转角度等。

组织吸收的RF能量大部分转换成热能。射频脉冲的频率越高，作用时间越长，产生的热量越大。射频脉冲引起的热效应与组织深度相关，深部组织几乎不产热，体表皮肤的产热最为明显。RF辐射主要被外周组织吸收，可导致皮肤温度升高，如果不控制SAR值，有发生皮肤灼伤的危险。体温升高的程度与多种生理、物理及环境因素有关，如RF照射时间的长短、能量沉积的速度大小、环境温度和湿度的高低、受检者自身的温度调节能力。对于老年受检者、各种原因所致的发热患者、糖尿病患者、心血管病患者、肥胖患者等体温调节功能受损或不健全的受检者，接受高SAR值扫描时需要认真评估。由于钙通道阻滞剂、利尿剂、血管舒张剂等药物可能影响机体体温调节功能，这些药物使用者MRI检查时必须注意观察其体温变化。人体中散热功能不好的器官，如睾丸、眼球等对温度的升高非常敏感，因此应尽量避免对其进行长时间、高SAR值的MRI检查。

## 二、磁共振成像检查安全操作要求

尽管MRI检查对受检者及工作人员是安全可靠的，MRI检查操作的安全问题仍不容忽视，MRI检查的操作安全需要关注以下问题：静磁场对铁磁性物质的吸引，受检者体内金属植入物可能在磁场作用下的移位、发热或功能丧失，噪声，热效应，妊娠，心理效应，制冷剂的安全等。

### （一）铁磁性物质

铁磁性物质被磁场强度很高的主磁场吸引，以一定速度向磁体抛射，这种现象称为抛射效应

（projectile effect），受到铁磁性抛射效应作用的物质称为铁磁性抛射物。典型的铁磁性物质常含有铁成分，但是含有镍或钴元素的物质往往也具有较强的铁磁性。它可从远处，甚至毫无准备的人手中快速飞向磁体，从而引起人员伤害或设备损坏。磁场场强不同，铁磁性物质飞向磁体的加速度也不相同。

MRI检查时可能出现的铁磁性抛射物主要有外科手术器械、氧气瓶、医疗仪器（尤其是各种监护仪器）、担架、轮椅，以及受检者随身携带的各种金属物品，如缝衣针、别针、螺丝刀、扳手、小刀、金属拉链、金属纽扣、指甲刀、钢笔、钥匙、硬币、饰物、发卡、手表、打火机、手机、传呼机、助听器等。

抛射效应是MRI检查系统最大的安全性问题之一。铁磁性抛射物造成磁体室内人员及设备损伤的情况常有报道，所造成的伤害程度不一。因此，为了避免抛射物伤害事故的发生，磁共振检查室应建立一整套安全防范措施，要求所有进出磁体间的人员均要树立安全意识，有必要在磁体间入口处安装金属探测器，并设置明显的警示标志等，严防将上述铁磁性抛射物带入磁体间。需要注意的是，非铁磁性金属物品虽然不产生抛射效应而造成某种伤害，却能形成金属伪影而干扰图像。因此，患者、家属及医务人员进入磁体间前应将所有铁磁质物体和金属物体去除。

### （二）体内植入物

MRI受检者体内各种铁磁性物质也会在磁力和磁扭矩的作用下发生移位或倾斜，磁共振检查的射频电磁波还有可能使植入体内的某些电子设备失灵。

**1. 体内植入物的类型** 体内植入物是指通过各种方式植入体内并长期驻留体内的异物（包括某些具有特殊功能的机械或电子器件）。常见的体内植入物包括弹片、铁砂、义齿、动脉夹、人工股骨头、人工血管、心脏起搏器或除颤器、人工心脏瓣膜、人工耳蜗、神经刺激器、植入性药物泵、探查电极和避孕环等。根据体内植入物在磁场中的表现，一般可将其分为铁磁性和非铁磁性两大类，非铁磁性植入物又有金属性和非金属性之分。体内具有非铁磁性植入物的受检者是可以接受磁共振检查的。但是，如果这类植入物为金属性的，它可在MR图像中产生严重的金属伪影。有铁磁性植入物的受检者一般来说是不宜接受磁共振检查的，除非有资料表明该铁磁性植入物在磁场中的倾斜程度或位移都很小。随着生物材料和生物医学工程技术的发展，体内植入物的种类日益增多。为了保证磁共振检查设备和受检者的安全，在MRI检查前应向植入材料厂家或临床医生核实，以确认植入产品的磁共振检查兼容性。

**2. 体内植入物的安全性** MRI系统对铁磁性植入物可能造成的影响有植入物的位置变化、植入物功能紊乱、被检体局部升温。局部升温可能给受检者造成严重伤害，如脑出血、组织拉伤或灼伤等。因此，在对受检者体内植入物的磁特性缺乏了解的情况下，进行磁共振检查必须非常慎重，否则有可能造成不堪设想的后果。

（1）心脏起搏器 现代心脏起搏器是一种植入式电子刺激器件，用于产生异常心脏所需的兴奋脉冲。传统的心脏起搏器常用不锈钢外壳封装，静磁场和RF场都可能干扰心脏起搏器的正常工作，严禁安装有心脏起搏器的人员进入5高斯线以上的磁场范围。最近几年出现的磁共振相容心脏起搏器，可在3.0T及3.0以下场强中进行磁共振检查，检查前须改变起搏器的工作模式。

（2）金属异物 除了潜在的损害以外，还因改变局部磁场均匀性而形成金属伪影，其程度与植入物的磁化率、几何形状及位置等有关。因此，体内有金属异物的受检者，特别是眶内异物、靠近生命敏感区的弹片或弹丸等，不宜进行磁共振检查。体内金属异物的受检者一般有明确的外伤史，如果不明确有无体内金属异物，可在磁共振检查前先进行X线摄影或CT检查。

### （三）噪声

MRI设备的噪声主要指梯度场噪声，即MRI检查过程中梯度磁场的不断切换而形成的特殊噪声。在主磁场的作用下，梯度线圈将产生很强的洛伦兹力，使梯度线圈载体在梯度磁场转换期间发生剧烈的机械振动,从而产生特殊噪声。噪声强度与梯度场的强度及切换率、所用的序列及其成像参数相关。MRI设备的主磁场强度越高,梯度电流上升速度越快或脉冲的频率越高,机械振动发出的噪声就会越大。这种噪声不仅影响医患之间的通话联络,还可对受检者造成一定程度心理或生理伤害。梯度噪声生理伤害主要表现为暂时性(可逆性)听力下降。对于那些噪声高度敏感的受检者,可造成永久性听力损害或其他精神效应。

目前临床应用的MRI检查引起的噪声一般在65~95dB,在安全范围之内。为了增加扫描时受检者的舒适度,目前对噪声的控制主要包括以下两个方面。

**1. 被动噪声控制** 最简单、最经济的预防噪声的方法就是佩戴耳塞或MRI检查专用耳罩,但会造成医患语言交流障碍。

**2. 主动噪声控制** 是主动应用噪声消除技术或抗噪声技术来显著减弱噪声的方法。这些方法包括对成像序列及其成像参数作适当的调整;在MRI设备上施加降噪技术,如梯度线圈真空隔绝腔技术、缓冲悬挂技术、噪声固体传导通路阻断技术、静音扫描序列技术等;在磁体间墙壁和天花板使用专业吸音材料以降低或消除反射噪声。

### (四)热效应

MRI检查中可能出现外围局部发热问题,造成受检者一、二度甚至三度灼伤,这主要与导体间形成传导环有关。不恰当地使用MR相容性监护设备,如心电导联和电极、脉冲血氧计等,造成磁体与受检者间有导线连接时可发生这种问题。为了避免发生与监护器相关的灼伤,应做到以下几点。

1. 仅使用已测试并确定是安全的监护设备。

2. 由训练有素的人员来操作监护设备。

3. 使用设备前,应检查每一监护导联、电缆或电线的电绝缘的完整性。

4. 从磁体孔中移走所有不需要的导电材料。

5. 在受检者与传导材料之间放置隔热和(或)电绝缘体,以使磁体孔中的电导体与受检者不直接接触。

6. 不要使导联或电缆通过金属假体区。

7. 如受检者报告感到热或烫时,立即终止检查。

### (五)妊娠

MRI检查一直被认为是一种安全的检查手段,但它是否会对胎儿产生不良影响一直存有争议。迄今,有关MRI检查致畸方面的研究不多且不够深入。为此,美国FDA多年来一直未对孕妇及婴儿接受MRI检查的安全性予以肯定,而英国的国家放射防护委员会(National Radiological Protection Board,NRPB)也建议妊娠3个月内的孕妇应慎用MRI检查。这主要是考虑到胎儿发育的前3个月是一段非常敏感的时期,强磁场可能对发育中的胎儿产生生物效应,干扰细胞的正常分化。

### (六)心理效应

个别接受MRI检查受检者出现幽闭恐惧感和心理问题,如压抑、焦虑、恐惧,使MRI检查难以完成,但磁体孔短而宽的MRI设备可降低幽闭恐惧感的发生率。有研究建议鼻腔内滴注咪达唑仑,并证明其为安全、反应快和有效的药物。减轻焦虑的方法如下。

1. 检查前向受检者说明磁体孔的内环境、梯度噪声水平和检查需要的时间。

2. 允许一位家属检查时在场,并保持与受检者对话。

3. 受检者取仰卧位,戴上耳塞以减少梯度场产生的噪声影响。

4. 磁体孔内安置镜子,使受检者在检查时可看到磁体孔外。

5.检查时蒙住受检者眼睛不让受检者看磁体孔。

6.如有可能，使用开放型MRI设备检查。

### （七）制冷剂的安全

超导型MR成像仪一般使用液氮和液氦作为制冷剂，当发生失超或容器受到猛烈撞击时，可能发生液氮或液氦的泄漏。通常泄漏的液氮或液氦会通过专用管道（失超管道）排出，若意外进入磁体室，可引起室内人员的冻伤或窒息。因此，一旦发生制冷剂泄漏，所有人员必须撤离磁体室，而且在磁体室必须安装氮气或氦气检测报警器，以便及时发现制冷剂泄漏。

# 第3节　磁共振成像对比剂及安全

磁共振利用组织的$T_1$和$T_2$弛豫时间的差异对比成像，当两种组织生理、生化特性差别不大时，难以获得足够的对比。这时需引入一种物质到达被检查部位，改变局部组织的弛豫时间，从而改变组织的信号强度，增加磁共振成像的图像对比度，以提高病变检出率，有利于鉴别病变性质，扩大影像诊断范围。引入的这种物质称为MRI对比剂（contrast agent）。

## 一、磁共振成像对比剂概述

MRI对比剂的研究始于1946年，美国学者布洛克和珀塞尔在对顺磁性物质的研究中发现三价铁原子可缩短组织的$T_1$和$T_2$弛豫时间。1982年德国研制生产出钆-二乙烯三胺五乙酸（Gd-DTPA）的MRI对比剂，1983年第一次用于临床，在人体上肢静脉注射，药物性能稳定，药代动力学与经肾排泄的碘对比剂相似。1984年采用Gd-DTPA进行了脑肿瘤的增强显影研究，显示增强效果佳，无不良反应。大量药理和临床应用研究证明Gd-DTPA是一种安全方便、增强效果良好的MRI对比剂，可用于全身所有器官和组织的检查。1987年美国FDA批准Gd-DTPA作为MRI对比剂应用于临床。1988年后其他类型的MRI对比剂相继出现。对用于MRI对比剂的物质研究也拓宽到元素周期表中过渡元素和镧系金属等，对磁共振增强技术的研究也从常规增强发展到动态增强及灌注技术。

MRI对比剂的临床应用价值，一是改变信号强度，增加图像对比度；二是使用特异性对比剂，提高病灶检出率和定性诊断的准确率；三是提高MR的质量；四是通过不同的增强方式提高病灶定性诊断价值。

MRI对比剂应具备的条件：①具有较强的磁敏感性，能有效改变被检组织局部磁场强度和弛豫时间；②化学性质呈惰性，不对人体组织器官产生药理作用；③较高浓度和较大剂量下也无毒性，不良反应小；④在体内有一定的存留时间，又易于分解和排泄；⑤化学性能稳定，易于存放，具有高溶解性；⑥制造容易，价格合理，给药方法简单。

## 二、磁共振成像对比剂分类

MRI对比剂分类较多，临床上常根据对比剂分布在细胞内或细胞外、磁敏感程度及具有某种组织特异性进行分类。

**1. 细胞内、外对比剂**　根据对比剂分布于细胞内还是细胞外，磁共振对比剂分为细胞内对比剂和细胞外对比剂。

（1）细胞内对比剂　此类对比剂注入静脉后，立即从血中廓清并与相关组织结合，以体内某一组织或器官的细胞作为靶标来分布。其优点是在摄取对比剂的组织和不摄取对比剂的组织之间产生鲜明对比。此类对比剂不经过或部分经过肾脏排泄，又称为非肾性对比剂，如肝细胞特异性对比剂、网状内皮系统对比剂及血池对比剂等。

（2）细胞外对比剂　此类对比剂可在血管内或细胞外间隙之间自由通过，在体内呈非特异性分布。此类对比剂多经肾脏排泄，又称为肾性对比剂，是应用最早、目前临床广泛应用的磁共振对比剂。

**2. 磁敏感性对比剂**　物理学上不同物质在磁场中的磁化程度不一样，称为磁敏感性，用磁化强度来表示。根据对比剂磁敏感性的不同，MRI对比剂分为抗磁性对比剂、顺磁性对比剂、超顺磁性对比剂和铁磁性对比剂，本书介绍后三种。

（1）顺磁性对比剂　镧系元素钆、锰、铁等原子的核外电子不成对，置于磁场中其磁化率较高，被磁化后具有磁性，当外加磁场消失时则磁性消失，呈顺磁性。将此类元素的化合物制成溶于水的对比剂即为顺磁性对比剂，如Gd-DTPA。

顺磁性对比剂根据浓度的不同可缩短组织的$T_1$值或$T_2$值，临床上通常作为$T_1WI$的阳性对比剂。

（2）铁磁性对比剂　铁-钴合金类物质由紧密排列的原子或晶体组成，置于磁场中其磁化率很高，被一次磁化后即产生自身磁场，当外加磁场消失后磁性不消失。将此类元素的化合物制成溶于水的对比剂即为铁磁性对比剂，如枸橼酸铁铵（FAC）。

（3）超顺磁性对比剂　其磁化率介于顺磁性对比剂和铁磁性对比剂之间（如氧化铁类物质），当外加磁场消失时磁性消失。将此类元素的化合物制成溶于水的对比剂为超顺磁性对比剂，如超顺磁性氧化铁（SPIO）。

目前临床上使用的MRI对比剂常为顺磁性对比剂和超顺磁性对比剂，其中顺磁性对比剂Gd-DTPA应用最为广泛。

**3. 组织特异性对比剂**　若对比剂引入人体后被某种组织吸收，并停留较长时间，称为对比剂的组织特异性，据此将对比剂分为特异性对比剂和非特异性对比剂。前者引入人体后，选择性地被某种组织吸收，并停留较长时间，不经过或少量经过肾脏排泄，又称为非肾性对比剂。后者为细胞外间隙对比剂，主要经肾脏排泄，又称肾性对比剂。

目前特异性对比剂有肝特异性对比剂、血池对比剂、抗体对比剂、网状内皮系统对比剂、受体对比剂和胃肠道对比剂六类。

（1）肝特异性对比剂　主要是指具有脂溶性和水溶性的芳香环结构的顺磁性金属螯合物和通过肝细胞膜受体摄入肝细胞的受体型对比剂，故肝特异性对比剂分为网状内皮系统（如SPIO）和肝细胞摄取[如钆塞酸二钠（Gd-EOB-DTPA）]两种，前者主要是缩短$T_2$，后者主要是缩短$T_1$。

（2）血池对比剂　指具有大分子结构或超小颗粒、不易透过毛细血管基底膜、在血管内停留较长时间的一类对比剂。如对比增强MRA（contrast enhanced MRA，CE-MRA）检查常用的超顺磁性氧化铁颗粒（USPIO）（AMI-227），其颗粒平均直径为17～20nm，与Gd-DTPA相比分子量大，半衰期长（＞100min）。血池对比剂的特点是渗出血管的过程非常缓慢，在血管内停留时间长（一般＞1h）而不被网状内皮细胞清除，最终通过骨髓和淋巴结内的巨噬细胞吞噬。因此临床工作中有足够的时间选择成像序列或调整扫描参数，有利于增加细小血管或流速较慢的血管信号强度，以提高图像质量。常用于磁共振血管造影、心肌缺血及心肌生存率的评价、肿瘤血管性能和肿瘤恶性程度的评价。

（3）抗体对比剂　单克隆抗体（McAb）为单个B淋巴细胞克隆所产生的抗体，受对比剂标记后的单克隆抗体与肿瘤抗原特异性结合，从而将对比剂递送到肿瘤部位，改变肿瘤所在区域局部磁场，增加肿瘤组织与正常组织的信号对比，起到靶向诊断肿瘤的目的。标记过程是双功能螯合剂与单抗偶联后，再与对比剂（主要是钆剂和SPIO）结合，如Gd-McAb、SPIO-McAb。

（4）网状内皮系统对比剂　人体网状内皮系统具有清除血液中颗粒物质的吞噬细胞，主要分布在肝脏、脾脏、骨髓和淋巴结内。以肝脏为例，正常肝实质内主要由内皮细胞和库普弗（Kupffer）细胞完成吞噬功能，而当肝内发生病变时组织中则没有或极少有这类细胞。引入网状内皮系统对比剂就能形成正常组织与病变组织之间的对比，此类对比剂有脂质体颗粒和氧化铁颗粒两大类。

（5）受体对比剂　临床较常用的是肝细胞受体性对比剂，其经过肝细胞膜受体摄取而进入肝细胞。其核心成分为超微型超顺磁性氧化铁颗粒（USPIOS），颗粒最大直径不超过30nm，常用制剂有AMI-227和FeO-BPA（双酚A），肝细胞表面具有去唾液酸基糖蛋白受体，可将该类受体对比剂跨膜转运到肝细胞内分解出氧化铁颗粒产生很强的短$T_2$效应，在$T_2$WI序列中呈现明显的对比度。

（6）胃肠道对比剂　有阳性对比剂和阴性对比剂两大类，其目的是提高胃肠道的对比效果。阳性对比剂主要有Gd-DTPA溶液、枸橼酸铁铵等水溶性对比剂和非水溶性对比剂（植物油、脂类、蔗糖聚酯等）。阴性对比剂主要有水溶性对比剂（如超顺磁性氧化铁溶液、硫酸钡混悬液、陶土溶液等）和非水溶性对比剂（如产气微粒、过氟锌溴化物等）。

特异性对比剂还有胰腺特异性对比剂、肾上腺特异性对比剂等。

除以上分类外，磁共振对比剂根据化学构成可分为铁磁性微粒、脂质体、稳态自由基、金属小分子螯合物和金属大分子螯合物五种类型；根据作用机制可分为纵向弛豫（$T_1$）增强对比剂和横向弛豫（$T_2$）增强对比剂两大类；根据磁共振信号增强或减弱可分为阳性对比剂和阴性对比剂。

# 三、磁共振成像对比剂不良反应与急救处理

## （一）不良反应表现

虽然MRI对比剂在制备中已对毒性进行了灭活处理，但进入人体后因个体差异、剂量、对比剂纯度及渗透压等因素，仍可能出现程度不等的过敏反应，甚至可能造成人体血管、红细胞和肾脏的损害。总体来说，磁共振对比剂的不良反应主要表现为皮肤症状（如瘙痒、皮肤潮红、皮疹、荨麻疹）、消化道症状（如胀气、呕吐、腹痛、腹泻）、中枢神经系统症状（如头痛、头晕、痉挛）、循环系统症状（如心悸、低血压）、呼吸系统症状（如鼻塞、呼吸困难）等。按其发生时间及程度常分为以下四种类型。

**1. 急性不良反应**　通常指在注射对比剂后1h内出现的不良反应。根据程度分为轻、中和重度。

（1）轻度　受检者症状具有一过性、自限性的特点。初期症状可有恶心、呕吐、胸闷、瘙痒、鼻塞、打喷嚏、流泪、皮肤红斑、荨麻疹、颜面水肿、全身不适等。

（2）中度　上述症状加重，可伴有低血压和支气管痉挛等。

（3）重度　出现喉头水肿、反射性心动过速、惊厥、震颤、抽搐、意识丧失、呼吸骤停、休克等，甚至死亡。

**2. 迟发性不良反应**　通常指的是在注射对比剂1h后至1周内出现的不良反应，如恶心、呕吐、头痛、骨骼肌肉疼痛、发热等。临床工作中应注意与治疗过程中用药产生的药疹类皮肤反应鉴别。

**3. 晚发性不良反应**　通常指的是在注射对比剂1周后出现的不良反应。如钆类对比剂主要经肾排泄，肾功能不全患者注射钆类对比剂后可能会引起四肢皮肤增厚和硬化，甚至可能造成关节挛缩及引起肾源性系统性纤维化（nephrogenic systemic fibrosis，NSF）。

**4. 对比剂外渗**　注射对比剂时可能引起对比剂渗透至血管外皮下积存，造成皮下组织肿胀，产生疼痛与麻木感，严重者引起皮下溃烂及坏死等。极个别受检者可能发生非感染性静脉炎。

## （二）不良反应发生因素

对比剂不良反应的产生机制主要是药物的物理作用、化学作用和过敏性反应，分别主要由药物的高渗透压、化学合成形式及过敏样反应引起。

不良反应的发生原因有两种，第一种是非剂量依赖性，即不良反应的发生与使用该对比剂的化学物质类型有关，而与其剂量、注入方式和流速等无关；第二种是剂量依赖性，即不良反应的发生与该

对比剂的剂量、浓度、药物温度、注射速度及流速等有关。

除此之外，发生对比剂不良反应的概率具有个体差异，即与受检者的年龄、性别、基础疾病、过敏史、用药史及对比剂接触史等有关。

### （三）不良反应的预防与处置

MRI对比剂用量较少，其急性不良反应的发生率及风险比X线碘对比剂低，但仍有发生严重不良反应的可能性，应引起高度重视。

**1. 对比剂使用前预防** 用药前应详细了解受检者情况，关注儿童和老年人，重点询问有无糖尿病、心脏病、肾病等急慢性病史，既往过敏史（尤其是对比剂过敏史），焦虑症等情况。筛选高危人群，极度衰竭、支气管哮喘、重度肝肾功能障碍、透析患者及既往出现过中度或重度急性不良反应的受检者原则上禁做此项检查。对于有家族过敏史、曾出现过药物过敏、有痉挛发作史的受检者及孕妇、老弱受检者慎做此项检查。

预防中要特别注意的是，临床常用的钆类对比剂是经肾排泄，虽然NSF和关节挛缩的发生率很低，但一旦发生临床治疗效果差，需引起高度重视。一是给药前要筛选出慢性肾衰竭、急性肾功能不全和透析的患者，以及新生儿患者，应谨慎使用钆类对比剂。二是对肾功能差的受检者需控制对比剂用量，并在增强检查后及时进行透析，以防发生NSF。

根据受检者情况确定是否在注入对比剂前预防性加用抗过敏药物。特别强调的是，扫描前应做好急救准备，包括检查室储备急救车、输氧装置、吸痰器及复苏药品和设备等；建立抢救应急通道及科室协作应急快速增援机制，确保现场急救。

制订急救流程图，定期组织急救培训，加强医、技、护协作演练，每位工作人员都要熟练掌握急救技能。

使用对比剂前应告知受检者及家属对比剂使用的适应证、禁忌证、可能发生的不良反应和注意事项，签署知情同意书等。

**2. 注射对比剂及扫描中处置** 注射对比剂时要密切观察受检者的反应。重点关注有无出现恶心、呕吐、瘙痒、鼻塞、打喷嚏、流泪、皮肤红斑、荨麻疹、颜面水肿、全身不适等。轻度不良反应是一过性的，若出现上述症状立即降低注射速度，必要时立即停止注药。及时处理受检者，常规静脉补液，对症处理。

扫描中严密观察受检者情况，密切关注生命体征。一旦出现中度及以上不良反应，立即终止扫描，将受检者脱离磁场环境，及时处理。处置原则如下。①及时给氧，静脉补液。②监测生命体征。③对症处理：有荨麻疹时使用抗过敏药，心动过缓、血压下降时使用阿托品或肾上腺素，痉挛性咳嗽和呼吸困难时使用尼可刹米或氨茶碱等。④若出现重度症状，立即抢救。主要措施有开放气道、面罩吸氧、检查颈动脉搏动、进行胸外心脏按压及心肺复苏，低血压休克者立即使用肾上腺素和地塞米松，必要时重复给药。及时送急诊科或住院部行进一步临床治疗。做好抢救记录和受检者交接记录，上报不良事件。

扫描过程中无不良反应者，检查完毕仍需留观30min，无异常者方可离开。

**3. 检查后跟踪与处置** 若出现迟发性不良反应，主要是对症治疗，与其他药物产生的过敏反应处理相似。若出现晚发性不良反应，主要是NSF和关节挛缩，按临床方案治疗。

**4. 对比剂外渗处理** 根据外渗程度分类处理：①注射部位轻度外渗，皮下组织损伤轻微，无须处理，嘱受检者注意观察。个别出现疼痛者，冷湿敷局部，也可用生土豆片等外敷。②若注射部位出现组织肿胀、皮肤溃疡、软组织坏死或间隔综合征，一是抬高患肢，促进肢体血液回流，减轻肿胀。二是局部先用50%硫酸镁保湿冷敷，1日后改为保湿热敷，对于外渗严重者需临床联合用药。

（朱　默　樊先茂）

1. 素质目标　可依据当前患者自身病情选用关键序列进行检查，并能恰当调整成像参数，平衡图像质量与扫描效率；培养认真、严谨的工作态度和良好的职业道德。

2. 知识目标　掌握 MRI 原理，自旋回波序列、反转恢复序列、GRE 序列、平面回波序列的结构和成像特点；熟悉自旋回波序列、反转恢复序列、GRE 序列、平面回波序列的原理，常见脉冲序列的特点及应用；了解 K 空间填充与图像转换的过程，脉冲序列的组成、分类。

3. 能力目标　能选择使用恰当的序列，知晓各成像参数的具体意义；能根据受检者具体情况选择合适的脉冲序列并合理调整序列的扫描参数。

# 第 1 节　磁共振成像原理简介

MRI 是一个非常复杂的过程，简单来说，就是信号如何产生和变换的经历，共有三个阶段：一是产生 MR 信号，由进动的质子在 RF 脉冲与梯度磁场的共同作用下实现；二是采集 MR 信号并将采样数据填入 K 空间的适当位置；三是对采样数据进行傅里叶变换以重建图像。其成像原理涉及物理学、化学、高等数学及工程学等多个学科。

## 一、磁共振信号的产生

### （一）磁性原子核

原子（atom）由中心的原子核（nucleus）和位于其周围沿轨道运动的电子（electron）组成，原子核又由核内的质子（proton）和中子（neutron）构成。质子与中子的质量大致相同，一般将其统称为核子（图 3-1-1）。原子核也会进行类似地球自转一样的运动，把原子核的这种转动称为自旋（spin）（图 3-1-2）。

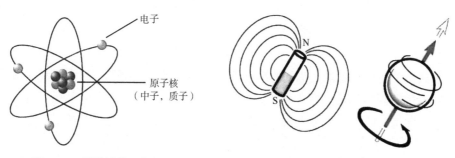

图 3-1-1　原子结构示意图　　　　图 3-1-2　原子核自旋

并不是所有的元素或者所有的原子核自旋都能产生磁场，原子核的自旋情况由自旋量子数来决定。

只有自旋量子数不为0的原子核才能自旋产生磁场，而原子核的自旋量子数又取决于原子核的质子数和中子数，即一个原子核只有质子数和中子数不同时为偶数时，则该原子核才是磁性原子核。

医疗工作中，用于磁共振成像的原子核主要是氢原子核 $^1H$，又称氢质子。如表3-1-1所示：①氢质子在自然界中相对丰度高；②氢质子相对磁化率高，可以引发非常显著的共振现象；③人体组织中，水和脂肪的含量高，而这两种组织都含有氢质子。所以，人体内磁共振信号的主要来源是水（$H_2O$）和脂肪组织（如—$CH_3$和—$CH_2$）。除此之外，磁共振成像的科研中还会用到其他磁性原子核，如进行磷谱分析采用 $^{31}_{15}P$、进行氟谱分析采用 $^{19}_8F$ 等。一般临床工作中如无特殊说明，均采用 $^1H$ 成像。

表3-1-1 人体组织中常见磁性原子核相对磁化率对照表

| 原子核 | 相对磁化率 | 摩尔浓度（mol/L） |
| --- | --- | --- |
| $^1H$ | 1.0 | 99.0 |
| $^{14}N$ | 0.083 | 1.6 |
| $^{31}P$ | 0.066 | 0.35 |
| $^{13}C$ | 0.016 | 0.1 |
| $^{23}Na$ | 0.093 | 0.078 |
| $^{39}K$ | 0.0005 | 0.045 |
| $^{17}O$ | 0.029 | 0.031 |
| $^2H$ | 0.096 | 0.015 |
| $^{19}F$ | 0.83 | 0.0066 |

## （二）磁化与进动

**1. 磁化** 人体中的氢质子在没有外部磁场的情况下，每个氢质子自旋产生的磁场方向是不同的，这些杂乱无章的小磁场相互抵消，反映在宏观上面就是人体并没有一个明显的磁化矢量。当存在一个稳定的外加磁场时，氢质子就不再是杂乱无章的排序，而是会遵循一定的规律。

随着外加磁场强度的不断增大，低能级氢质子的数目逐渐增多，而高能级氢质子的数目逐渐减少，两者的数目差不断增加，能量差不断拉大，净宏观磁化矢量随着外加磁场的增大而增大。原子核系置于静磁场 $B_0$ 产生的宏观磁化矢量即净磁化矢量，一般用 $M_0$ 来表示，其方向和 $B_0$ 方向一致。这种磁性原子核在外加磁场的作用下，沿磁场方向产生磁性的过程称为磁化。

**2. 进动** 置于外磁场中的自旋质子与外磁场方向呈某一角度时，该质子受到外磁场力矩作用，使自旋轴绕外磁场方向做锥形旋转的运动，称为进动（precession）（图3-1-3）。单个氢质子在外加磁场中产生的磁化矢量并不是完全和外加磁场方向一致的，而是有一个角度的。

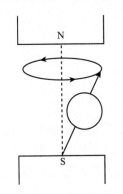

图3-1-3 氢质子在外加磁场中进动示意图

宏观上无数氢质子在外加磁场（$B_0$）的影响下，纵向上低能级质子数目大于高能级质子数目，其能量的矢量和可产生宏观净磁化矢量（$M_0$），且其方向和 $B_0$ 一致；水平方向上每个质子的横向磁化矢量分量都不相同，即每个质子在水平方向上相位完全不同，相位互相抵消，所以水平方向上无净磁化矢量产生（图3-1-4）。

**3. 拉莫尔频率** 氢质子的进动频率又称拉莫尔（Larmor）频率，得名于爱尔兰裔英国物理学家拉莫尔爵士（Sir Joseph Larmor）1897年的著名方程。拉莫尔方程为

$$\omega_0 = 2\pi f_0 = \gamma B_0$$

式中，$\omega_0$为旋进角频率；$f_0$为原子核旋进频率；原子旋磁比$\gamma$为一常数；$B_0$为静磁场强度。

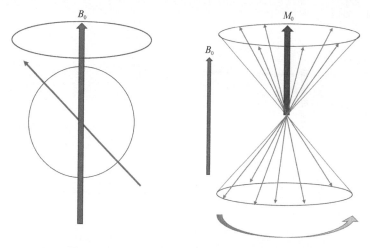

**图3-1-4** 微观（左边）及宏观（右边）下氢质子在磁场中的表现

在1.0T的磁场中氢原子旋磁比为42.58MHz。目前临床常用的磁共振静磁场强度一般为1.5T和3.0T，则1.5T磁场中氢质子的进动频率等于42.58×1.5=63.87MHz；在3.0T磁场中氢质子的进动频率等于42.58×3.0=127.74MHz。

**4. 共振观象与射频激发**

（1）共振现象　是自然界普遍存在的一种现象，主要是指一个物理系统受到与其固有频率相同的振动环境作用时，趋于从中吸收能量。简单来讲就是，固有频率相同的两个物体，一个物体发生振动，则引起另一个物体也产生振动。共振的本质是能量传递。

（2）射频激发　人体内氢质子在外加的磁场环境中感生出微弱的宏观磁场，因磁共振线圈不能检测到纵向磁化矢量，但能检测到旋转的横向磁化矢量，为此须将人体氢质子产生的宏观磁化矢量方向偏转，与外加磁场方向成角不同，甚至垂直。

为了达到将纵向磁化矢量偏离静磁场（$B_0$）的目的，在磁共振成像中采用了射频（RF）脉冲作为激励源。当RF脉冲的频率等于氢质子的拉莫尔频率时，氢质子吸收能量，产生共振，磁化矢量发生偏转，这个过程称为激发。只有磁场环境下的氢质子进动频率与射频脉冲频率完全相同，氢质子才能吸收能量产生共振。假设氢质子的进动频率为$\omega_0$，射频脉冲的频率为$\omega_1$，则磁共振产生的技术条件就是：$\omega_0=\omega_1$。

然而RF脉冲本身就是一种电磁波，其在传播过程中也会产生特定的磁场，称为射频场（$B_1$）。$B_1$实际上就是一个在$x$-$y$平面（垂直于外加静磁场方向即$z$轴平面）的旋转磁场。向$B_0$磁场内的氢质子施加RF脉冲后，同时产生两个变化：一是吸收了RF脉冲能量的部分低能级质子跃迁为高能级，改变了其在$B_0$中的矢量方向，从而抵消掉同数量低能级质子的磁力，宏观上表现为磁化矢量减小；二是在90°RF脉冲的磁化作用下，进动质子逐渐趋向于与RF脉冲方向呈同速、同步运动，用于表述相位差角为零的同频的两个正弦量称为同相（in phase）。这样，在$x$-$y$平面上的磁化矢量叠加，产生一个新的宏观磁化矢量，即横向磁化矢量（transverse magnetization vector），用$M_{xy}$表示，$M_{xy}$继续围绕外$B_0$的方向进动。新获得的横向磁化矢量已不再与主磁场叠加在一起，此时通过测定横向磁化矢量$M_{xy}$可得到磁共振信号（图3-1-5）。

氢质子共振吸收能量后，表现为净磁化矢量发生偏转，偏离$B_0$方向。RF脉冲只是短时发射，射频结束时净磁化矢量$M$与$z$轴之间有一个夹角，称为翻转角（flip angle），以翻转角的角度来命名RF脉冲的角度，如90°RF脉冲和180°RF脉冲，翻转角的大小与RF脉冲的强度及其持续时间成正比。

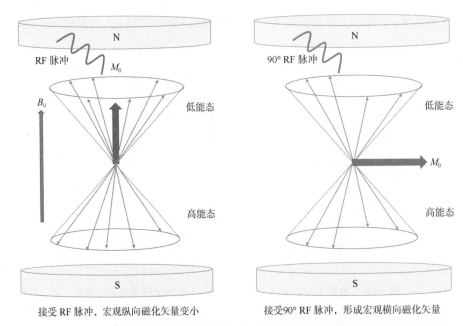

接受 RF 脉冲，宏观纵向磁化矢量变小　　　　接受90° RF 脉冲，形成宏观横向磁化矢量

**图3-1-5**　RF脉冲激励后磁化矢量变化示意图

（3）弛豫与自由感应衰减　当RF脉冲停止激发，氢质子将逐渐回到低能级稳态，这一过程为氢质子弛豫过程。在x-y平面中接收线圈产生的信号会由强转弱直至消失，这种逐渐衰减的信号即为自由感应衰减信号。

（4）信号接收　通过施加和质子进动频率相同频率的RF脉冲，可以产生磁共振现象，从而改变人体宏观磁化矢量方向，达到激发的目的。由于宏观磁化矢量和主磁场方向不同，且宏观磁化矢量不断围绕$B_0$旋转，旋转的宏观磁化矢量切割x-y接收线圈，则在x-y接收线圈中产生电信号，通过接收线圈探测到的人体磁共振信号存在振幅、频率、相位等反映信号特征的参数。通过对这些特征参数的分析，可以解读磁共振信号里包含的人体组织结构信息。

# 二、磁共振信号的空间定位

理论上静磁场三维空间中任何一点的磁场强度是均匀一致的，当人体进入该静磁场后所有的氢质子将以单一的频率进动。如果射频脉冲激励时，静磁场中所有的氢质子都将被激发，获得的MR信号就是包含了所有氢质子的混合信息，即采集的信号没有空间位置的坐标信息，无法确定各个信号的具体空间点。为此需对MR信号进行空间位置信息编码，使空间信息和解剖关系一一对应，便设计了梯度磁场系统来对磁共振信号进行空间定位。

## （一）梯度磁场系统

梯度磁场系统是磁共振系统的核心之一，主要作用是产生成像所需要的梯度磁场。为了获得各个方向的空间位置信息，需要在x、y、z每个基本轴线方向上都施加一个梯度磁场，因此磁共振系统有三组独立的梯度线圈和梯度电源，分别产生x、y、z三个轴向的梯度磁场。z轴梯度磁场和主磁场方向平行，即磁体的长轴方向或是人体仰卧位在检查床的头足方向（图3-1-6A）；x轴梯度方向和主磁场方向垂直，即人体平卧位的左右方向（图3-1-6B）；y轴梯度方向也和主磁场方向垂直，即人体平卧位的前后方向（图3-1-6C）。另外，三组梯度线圈可以组合使用，产生任意方向的梯度磁场，在梯度线圈中通过不同大小及方向的电流，可以控制梯度磁场的大小和方向，从而实现磁共振任意方向成像。

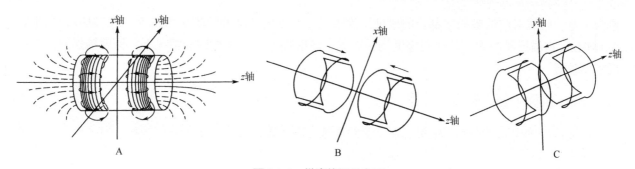

**图3-1-6　梯度线圈示意图**

A.$z$轴的梯度线圈；B.$x$轴的梯度线圈；C.$y$轴的梯度线圈

改变叠加在主磁场上的梯度磁场大小来改变磁共振系统成像空间各点的磁场强度，这样不同位置的质子在磁共振系统中磁场强度不同，根据拉莫尔方程：$\omega=\gamma B'$，此时质子所在空间位置的磁场强度大小$B'$为$B'=B_0+\Delta B$。

在$z$轴方向上施加梯度磁场后，各层面的$B'$就不同，各层面的质子进动频率则不同，当施加与某一层面质子进动频率相同的射频脉冲后，该层面被激励发生共振，达到定层的目的。

层面确定后，欲获得层面内各体素与图像像素一一对应的信息，还需从$x$、$y$两个方向上施加梯度磁场，分别称为频率编码和相位编码，来确定层面内各点的平面坐标（原理同上）。

磁共振成像系统$x$、$y$、$z$三个方向的梯度磁场根据成像面（矢状面、横断面、冠状面）的不同，都可作为层面选择梯度、相位编码梯度和频率编码梯度完成磁共振成像的空间定位。

综上所述，梯度磁场的主要作用是被扫描部位的定层与层面内组织结构的定位。

## （二）选层原理

**1. 层面选择**　磁共振扫描定层定位的第一步是选择层面，梯度磁场系统作用之一就是精准选择扫描层面的方向、位置及厚度。

以横轴位扫描为例，$z$轴梯度线圈打开，形成一个从脚到头依次线性增大的梯度磁场。受检者进入扫描孔，足侧的磁场最低，头侧的磁场最高，如图A、B、C三个不同层面所处的磁场大小依次增加。根据拉莫尔方程：$\omega_A < \omega_B < \omega_C$。需要选择哪一层面，则调整RF脉冲频率$\omega_1$与该层的拉莫尔进动频率相等即可。如$\omega_1=\omega_B$，则只有B层的氢质子被激发产生信号（图3-1-7）。

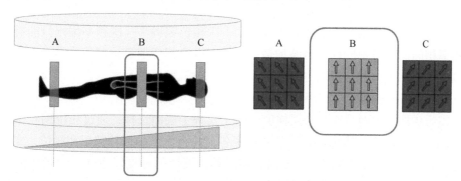

**图3-1-7　层面选择示意图**

**2. 层面方向选择**　磁共振可以任意方位切层。除了横轴位扫描，还可以进行矢状位、冠状位扫描。当三组梯度磁场同时开启，组合使用，可以达到任意调整斜位层面的效果。

**3. 扫描层厚选择**　扫描层厚的大小首先与射频脉冲的带宽有关，其他条件不变时射频脉冲的带宽越大，扫描层厚越厚。理论上频率是单一值，事实上受设备、技术等影响，射频脉冲频率是一个范围，称为带宽，带宽对应的被扫描部位的厚度即为层厚。假设射频脉冲的频率为63.5～64.5MHz，则带宽为1MHz。扫描层厚的大小其次与梯度场强有关，在射频脉冲带宽相同的情况下，梯度场强越高，扫描层厚越薄。

### （三）层面内各点的定位原理

层面选择梯度已经实现了定层，下一步要在选定的平面内进行像素的空间定位。对于一个二维平面，如果同时在两个方向施加梯度磁场进行编码，这两个方向的梯度磁场相互作用，则会造成编码紊乱，无法精准地确定像素的空间位置。应该分别在两个方向进行编码来确定体素的空间位置，在信号采集前完成施加相位编码，在信号采集的同时施加频率编码。

这样，梯度磁场导致空间位置的质子进动频率不同，不同的质子进动频率导致其相位也会存在差异，利用不同位置质子的相位差异来进行空间定位。以3×3像素的二维平面为例，信号采集前先施加相位编码梯度磁场$Gy$，在$t=0$时刻（相位编码梯度未开启），三行的质子由于进动频率相同，其相位一致。当在$t=T$时刻施加相位编码梯度$Gy$后，三行的质子进动频率产生差异，即三行质子相位不同（图3-1-8）。

在磁共振成像过程中，相位编码梯度需要在采集信号前进行施加，而在采集过程中，还需要进行频率编码。与相位编码相同，频率编码也使用梯度场，且施加方向与相位编码梯度垂直，此时各空间位置的质子进动频率又会在频率编码梯度的作用下再次产生相应的变化，导致每个点的进动频率在不同的编码方向上均存在差异，这样就实现了平面内的空间定位。如图3-1-8，$t=P$时，频率编码梯度$Gx$开启。

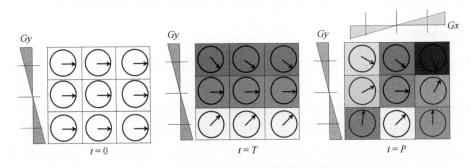

**图3-1-8** 施加相位编码与频率编码示意图

磁共振信号参数主要包括频率、相位和振幅。一次相位编码、一次频率编码只能得到一个磁共振信号，其中频率相同而相位不同的信号叠加最终只能有一个相位信息。要完成整个层面的定位，理论上需要进行多次相位编码，相位编码方向有多少个矩阵，就需要重复多少次。而每次为了得到质子之间不同的相位差异，需要调整相位编码梯度大小。

以横轴位作为成像层面时，通过选层梯度（$Gz$）实现了层面选择，通过相位编码梯度（$Gy$）和频率编码梯度（$Gx$）使得每个体素内的氢质子具有了各自独一无二的进动频率和相位，实现了各个体素的$x$轴和$y$轴坐标的编码。当成像层面变换时，相应作为选层的梯度场也随之变换，如冠状面成像则$Gy$为选层梯度，矢状面成像则$Gx$为选层梯度，斜位成像时则可能使用两个以上的梯度作为选层。在同一个成像面的前提下，层面内作为频率和相位编码的梯度场也可以进行方向上的互换。总之，三个方向的任意一个梯度场，均可实现上述三个编码梯度任一功能。

### （四）3D扫描空间定位

常规2D扫描首先进行选层，然后在选定的二维平面内进行两个方向的编码，达到体素和位置一一对应的目的。3D扫描最主要的区别是不需要先进行层面选择，直接发射一个带宽比较宽的硬脉冲激发成像容积，然后在这个容积进行三个方向的编码。其中层间方向也采用相位编码，需要重建多少层则进行多少次相位编码。层面内的编码和2D扫描大体相同。这样3D扫描就有两个方向是相位编码方向（图3-1-9）。

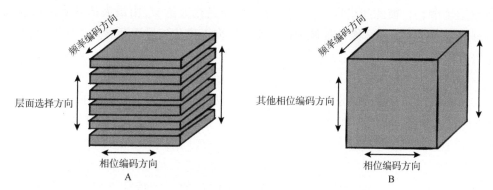

**图3-1-9** 2D扫描及3D扫描的空间定位示意图

A. 2D扫描的空间定位示意图；B. 3D扫描的空间定位示意图

# 三、弛豫与加权

## （一）弛豫与弛豫时间

按照能量守恒定律，能量吸收的同时也伴随着能量的释放。RF脉冲激发人体氢质子产生共振，氢质子吸收能量，部分低能级氢质子跃迁到高能级。RF脉冲激发停止后，高能级氢质子对外释放能量，从不稳定的高能级状态返回到稳定的低能级稳态，这个过程称为弛豫（relaxation）。弛豫就是指磁化矢量从激发态恢复到稳态的过程，包括纵向弛豫（longitudinal relaxation）和横向弛豫（transverse relaxation）两个相对独立的过程。质子由高能态释放能量返回到低能态所需要的时间即为弛豫时间（relaxation time）。

## （二）纵向弛豫

纵向弛豫又称自旋-晶格弛豫（spin-lattice relaxation），射频脉冲终止后自旋的氢质子把从射频脉冲中所吸收的能量释放到周围的晶格（分子）中，回到稳定状态。这个过程称为纵向弛豫，又称$T_1$弛豫，代表纵向磁化矢量逐渐恢复至稳态（最大）的过程。

$T_1$弛豫能量恢复值符合指数规律，其公式为

$$M_z(t)=M_0(1-e^{-t/T_1}) \tag{3-1-1}$$

式中，$M_z$为$t$时刻磁化矢量的纵向分量（$z$轴分量）；$M_0$为平衡态纵向磁化矢量；e为自然底数；$t$为弛豫时间；$T_1$为纵向弛豫时间常数。纵向磁化矢量以零值（最小值）为起点，恢复至$M_z$方向最大值的63%所经历的时间称为$T_1$弛豫时间，每经过一个63%的恢复时间为$T_1$周期（图3-1-10）。

不同组织的$T_1$值是不同的，主要取决于组织的结构、温度及外加主磁场强度。如果在温度和外加主磁场相同的情况下，$T_1$值是组织的一个特征性参数。$T_1$值越短，组织的纵向弛豫越快，纵向磁化矢量恢复值越大；$T_1$值越长，组织的纵向弛豫越慢，纵向磁化矢量恢复值越小。磁场强度对$T_1$值也有影响，一般

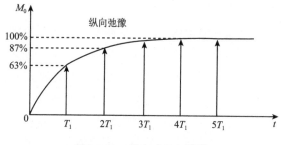

**图3-1-10** 纵向（$T_1$）弛豫

情况下外加磁场强度增大，组织$T_1$值延长。

### （三）横向弛豫

横向弛豫也称自旋-自旋弛豫（spin-spin relaxation），射频脉冲终止后，以相同相位进动的自旋质子群开始各自运动散相，彼此间出现相位差，导致横向磁化矢量$M_{xy}$由最大值开始逐渐衰减，直至消失。这个过程称为横向弛豫，又称$T_2$弛豫，代表水平方向上磁化矢量逐渐衰减消失的过程。

$T_2$弛豫符合指数衰减规律，其公式为

$$M_{xy}(t)=M_0\mathrm{e}^{-t/T_2} \tag{3-1-2}$$

式中，$M_{xy}$为$t$时刻磁化矢量的横向分量（$x$-$y$面分量）；$M_0$为射频脉冲终止时横向磁化矢量；e为自然底数；$t$为弛豫时间；$T_2$为横向弛豫时间常数。当射频脉冲终止后，磁化矢量$M_{xy}$衰减至最大值的37%所经历的时间称为$T_2$弛豫时间，每经过一个37%的恢复时间为$T_2$周期（图3-1-11）。

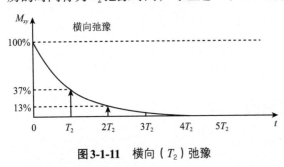

图3-1-11　横向（$T_2$）弛豫

不同组织$T_2$值是不同的，$T_2$值主要取决于组织结构，是组织的一个特征性参数。横向弛豫时间$T_2$越短，代表横向磁化矢量衰减得越快，水平方向剩余的磁化矢量就越小；反之亦然。一般固体物质及大分子组织的$T_2$值比较小，液体（特别是纯水）的$T_2$值比较大。外加主磁场强度大小对$T_2$值的影响不大，随着磁场升高，部分组织的$T_2$值可能会略有下降。

### （四）$T_2^*$弛豫

水平方向上，当RF脉冲作用时，所有质子相位都是一致的，这个过程称为聚相，这时横向磁化矢量最大。当RF脉冲停止作用时，开始弛豫过程，自旋质子相位逐渐不一致，导致散相，横向磁化矢量开始衰减。导致自旋质子散相的因素主要有：①每个自旋质子周围的磁场环境略有不同，且彼此相互影响，导致其进动频率不同，产生相位差异（内在因素）；②外加主磁场并非理想状态的绝对均匀，事实上存在着不完全均匀性，导致不同位置的质子所处的磁场环境不同，从而产生进动频率差异，导致相位分散（外在因素）。第一种原因是本身组织所固有的，自旋与自旋相互影响导致的失相位，这种情况下横向磁化矢量将按照以$T_2$为特征值的指数函数衰减；第二种原因是外加磁场不均匀加大了质子之间的相位差，导致横向磁化矢量加速衰减，这种情况下横向磁化矢量的衰减就不满足$T_2$衰减曲线，而是衰减得更快。把这种组织本身特性和主磁场不均匀性共同因素导致的弛豫称为$T_2^*$弛豫或者$T_2$ star弛豫（图3-1-12）。

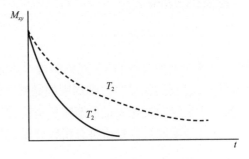

图3-1-12　$T_2$与$T_2^*$弛豫区别

### （五）$T_1$值与$T_2$值

纵向弛豫和横向弛豫是两个彼此独立的过程，几乎是同时发生的，没有先后顺序。

一般来讲，横向弛豫都远远快于纵向弛豫，也就是组织的$T_1$值都远远大于其$T_2$值。纵向弛豫是恢复过程，如同艰苦的爬山；而横向弛豫则是衰减过程，如同下山，所以恢复过程都比衰减过程慢得多。很多情况下，横向磁化矢量已经完全衰减而纵向磁化矢量尚未完全恢复，这种情况下可以利用多个RF脉冲反复激发实现对信号的饱和，达到抑制某种组织的目的。

1.5T主磁场下部分组织的$T_1$值及$T_2$值见表3-1-2。

表3-1-2 不同组织在1.5T磁场中的$T_1$值和$T_2$值

| 组织 | $T_1$值（ms） | $T_2$值（ms） |
| --- | --- | --- |
| 液体 | 4000 | 2000 |
| 脑灰质 | 920 | 100 |
| 脑白质 | 780 | 8 |
| 脂肪 | 252 | 80 |
| 肝脏 | 500 | 45 |
| 肌肉 | 870 | 45 |
| 肌腱 | 400 | 5 |
| 蛋白质 | 250 | 0.1～1.0 |

### （六）加权

磁共振图像中某种参数对磁共振信号强度的贡献程度，即在总因素中所占的比例称为权重（weight）。

提高某一参数对图像信号强度的影响程度，以突出这种参数在图像对比度中的作用，这种图像称为加权像（weighted image，WI）。临床工作中不同加权的图像突出不同参数对图像的作用，$T_1$加权像（$T_1$ weighted image，$T_1$WI），主要反映组织$T_1$值对图像的影响，$T_2$加权像（$T_2$ weighted image，$T_2$WI），主要反映组织$T_2$值对图像的影响。通过调整扫描参数来实现不同参数的加权像，常常通过改变TR、TE等参数来调整图像的权重。

**1. $T_1$加权像** 主要反映组织的纵向弛豫差别。当人体进入主磁场后，施加两个RF脉冲，第一个90°RF脉冲使人体内各组织产生宏观的横向磁化矢量，此时产生的各磁化矢量大小与组织质子密度相关。RF脉冲关闭后，各组织将发生不同速度的纵向弛豫。在特定的时间，施加第二个90°RF脉冲激发，不同组织的宏观纵向磁化矢量将再次发生偏转，产生横向磁化矢量。其大小与组织的$T_1$值有关，这时立即检测MR信号，$T_1$值小的组织信号高于$T_1$值大的组织。

$T_1$加权像提供的是$T_1$对比度，图像中磁共振信号的强弱主要由组织$T_1$值决定。要达到这个目的，就要调整参数削弱$T_2$对图像的影响。TR主要决定图像的$T_1$权重，TE主要决定图像的$T_2$权重。缩短TR能够增加图像的$T_1$权重，缩短TE可以削弱图像的$T_2$权重（图3-1-13）。

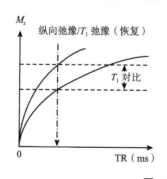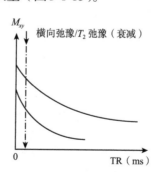

**图3-1-13** $T_1$WI

$T_1$加权像上组织的$T_1$值越小，代表纵向弛豫越快，恢复的磁化矢量越多，激发后水平方向上的信号强度越大，反映在图像上就是越亮、越白；组织的$T_1$值越大，则纵向弛豫越慢，恢复的磁化矢量越少，激发后水平方向上的信号强度越小，反映在图像上就是越暗、越黑。脂肪组织是短$T_1$，所以在$T_1$WI上表现为高信号；自由水的$T_1$值很长，一般达到4000ms以上，在$T_1$WI上表现为低信号。

**2. $T_2$加权像和$T_2^*$加权像** $T_2$加权像反映组织的横向弛豫差别。当人体进入主磁场，第一个90°RF

脉冲产生宏观横向磁化矢量。当RF脉冲停止后发生横向弛豫，各组织质子发生速度不等的散相。若在90°RF脉冲后立即采集信号，这个信号是在没有任何外界干扰的情况下感应出的自由衰减信号，称为自由感应衰减信号（FID）。FID按照$T_2^*$的指数规律衰减，$T_2^*$值远小于组织的$T_2$值。

为获得真正的组织$T_2$弛豫信号，则要使用聚焦脉冲后采集信号。以自旋回波序列为例，当180°聚相位脉冲激发后，不同组织质子相位发生180°偏转，并按各自的速度逐步聚相，经过一定时间后即检测信号，$T_2$值小的组织信号小于$T_2$值大的组织。

$T_2$加权像提供的是$T_2$对比，图像中磁共振信号的强弱主要由组织$T_2$值决定。要达到这个目的，需要调整参数削弱$T_1$对图像的影响。延长TE可以增加图像的$T_2$权重，延长TR则能够削弱图像的$T_1$权重（图3-1-14）。

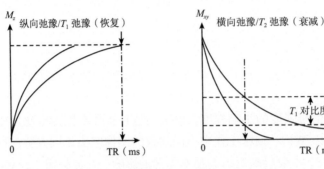

图3-1-14　$T_2$WI

$T_2$加权像上组织的$T_2$值越小，代表横向弛豫越快，水平方向衰减的信号越多，反映在图像上就是越暗、越黑；组织的$T_2$值越大，横向弛豫则越慢，残留在水平方向的磁化矢量越多，信号强度越大，反映在图像上就是越亮、越白。纯液体的$T_2$值非常大，达到2000ms，在$T_2$WI上表现为高信号；肌腱、韧带等组织$T_2$值非常小，在$T_2$WI上表现为低信号。

**3. 质子密度加权像**（proton density weighted image，PDWI）　主要反映组织间氢质子的含量，在图像中磁共振信号的强弱主要由组织中氢质子密度决定。调整参数同时削弱$T_1$和$T_2$对图像的影响，需要采用长的TR同时保证TE足够短，则能够得到质子密度加权像（图3-1-15）。

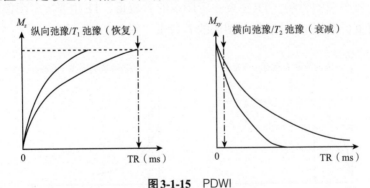

图3-1-15　PDWI

质子密度加权像在临床中使用得并不多，主要是用于骨关节系统，以膝关节为例，一般设置TR为3000～5000ms，TE为20～35ms。

质子密度加权像上组织的单位体积内含氢质子数目越多，则信号强度越大，反映在图像上就越亮、越白；反之亦然。

**4. 加权与TR、TE值**　$T_1$加权像、$T_2$加权像和质子密度加权像都是磁共振成像中最基本的加权像技术，主要体现组织的常规特性。对于不同的部位、不同的组织，应灵活设置TR、TE，获得相应的$T_1$加权像、$T_2$加权像和质子密度加权像。如在自旋回波序列中，调整TR、TE值得到不同对比度的加权像（表3-1-3）。

表3-1-3 自旋回波序列TR、TE值组合

| 类型 | 短TR | 长TR |
|---|---|---|
| 短TE | $T_1$WI | PDWI |
| 长TE | — | $T_2$WI |

由表中可见，一般来说TR是大于TE的，但有些序列采用了回波平移技术，也可以设置TE > TR，获得重$T_2$权重的图像。

## 第2节 自旋回波序列

脉冲序列（pulse sequence）是满足临床诊断要求而设计的，具有一定带宽、一定幅度的射频脉冲与梯度脉冲组成的脉冲程序。脉冲序列一般由射频脉冲、层面选择梯度场（Gss）、相位编码梯度场（Gpe）、频率编码梯度场（Gro）及MR信号五部分组成。

脉冲序列是磁共振成像技术的重要组成部分，磁共振可调整的参数很多，对某一参数进行调整可得到不同的成像效果。不同的脉冲序列及参数决定了图像的加权特性、图像质量及对病变显示的敏感性。在实际应用中根据需要选择合适的脉冲序列。

目前用于临床成像的脉冲序列有很多，最常用的脉冲序列有自旋回波（spin echo，SE）序列、反转恢复（inversion recovery，IR）序列、GRE序列及EPI序列等。

## 一、自旋回波序列的结构和原理

自旋回波（SE）序列，是临床MRI检查中最基本的脉冲序列，但是由于其扫描时间较长，现在单独的SE序列已不常用。SE序列由90°激发脉冲和180°复相脉冲组成（图3-2-1）。

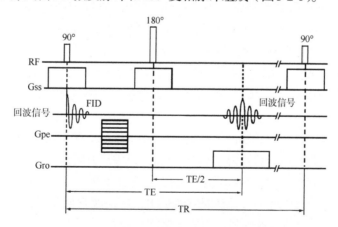

图3-2-1 自旋回波（SE）序列示意图

SE序列首先使用90°激发脉冲使质子受到激励而发生磁共振现象，纵向磁化矢量消失而完全翻转至横向平面，产生一个最大的横向磁化矢量，此时受到激励的质子进动处于同相位。当90°射频脉冲停止后质子发生弛豫，由于主磁场的不均匀和组织$T_2$弛豫，质子进动失去相位一致性（失相位），横向磁化矢量迅速衰减，产生自由感应衰减信号，但此时不便立即接收这个信号。为此在TE/2处施加一

个180°复相（或聚相）脉冲，剔除了主磁场不均匀造成的横向磁化矢量衰减，使失相位的质子重新聚相位，横向磁化矢量逐渐增加，达到最大值后再次失相位而衰减，在这个过程中接收回波信号，故称为自旋回波。

把SE序列中90°射频脉冲中点到获得回波信号中点的时间间隔称为回波时间，英文缩写为TE。把相邻两次90°射频脉冲中点之间的时间间隔称为重复时间，英文缩写为TR。

SE序列包括单回波SE序列和多回波SE序列。如果在90°激发脉冲后仅使用一个180°复相脉冲，获得一次回波信号，称为单回波SE序列；如果在90°脉冲后使用多次180°相位重聚脉冲，则产生多个回波信号，称为多回波SE序列。临床工作中常使用单回波SE序列获取$T_1$WI；使用多回波SE序列产生PDWI和$T_2$WI，其中使用短TE、长TR获得的第一次回波产生PDWI，使用长TE、长TR获得的第二次回波用于产生$T_2$WI。

## 二、自旋回波序列的图像特点

SE序列决定图像对比特征的回波强度不仅与受检组织的$T_1$值、$T_2$值、质子密度及流动液体等条件有关，而且还与TR、TE等成像参数有关。因而成像时通过对TR和TE值的选择，可获得不同程度的$T_1$WI、$T_2$WI及PDWI。

**1. $T_1$WI** 选用短TR（300～600ms）和短TE（10～25ms）时，得到的磁共振影像为$T_1$加权像。如选用与组织的$T_1$值接近的短TR时，在TR期间具有长$T_1$的组织纵向磁化矢量恢复的幅度低，施加下一个90°脉冲后长$T_1$组织质子群的自由感应衰减信号（FID）幅度就低，回波幅度也低，呈低信号，如脑脊液。反之，具有短$T_1$的组织在短TR时回波幅度高，呈高信号，如脂肪。另外选择短TE，这时大多数组织质子尚未来得及发生横向弛豫，采集到的信号就不会带有组织的$T_2$弛豫信息，则可忽略组织$T_2$值对回波信号的影响；又因为多数组织的质子密度差别不大，所以设置短TR和短TE时，回波信号反映的是不同组织的纵向弛豫时间的差别。不同组织在$T_1$加权像上显示的对比主要受TR影响。

**2. $T_2$WI** 选用长TR（1500～2500ms）和长TE（80～120ms）时，得到的磁共振影像为$T_2$加权像。如选用比组织$T_1$显著长的TR时，则所有组织的纵向磁化矢量已经完全恢复（$T_1$弛豫完成），下一个90°射频脉冲激发产生的横向磁化矢量中就不会带有不同组织的$T_1$弛豫差别，那么组织$T_1$弛豫对图像对比就不会产生影响。另外选择一个较长的TE去采集回波信号，这时不同组织由于$T_2$弛豫快慢不同残留下来的横向磁化矢量大小不同，所采集到的回波信号就带有不同组织的$T_2$弛豫信息。因此，TE控制着横向磁化矢量的衰减程度，从而决定着图像$T_2$加权程度（$T_2$对比）。延长TE时，长$T_2$与短$T_2$组织的对比就会增加，如果TE足够长，接近两种组织的$T_2$值时对比就会较大。随着TE延长，$T_2$加权的作用加大。

**3. PDWI** 选用长TR（1500～2500ms）和短TE（10～25ms）时，得到的磁共振影像为质子密度加权像。因为选用比受检组织$T_1$值显著长的TR时，被上一个90°射频脉冲激发的质子群在下一个周期的90°射频脉冲到来时纵向磁化矢量已全部恢复，这时回波信号的强度与组织的$T_1$无关，只与质子密度和$T_2$值有关。如果再选用比受检组织$T_2$值明显短的TE，则回波强度与组织$T_1$无关，此时回波信号的强度仅与质子密度有关，这时获得的图像即为质子密度加权像。

**4. SE序列特点** SE序列的主要优点：①序列结构比较简单，信号变化容易解释；②图像具有良好的SNR；③图像的组织对比良好；④对磁场的不均匀敏感性低，因而磁化率伪影很轻微。

SE序列的不足之处：①90°脉冲能量较大，纵向弛豫需要的时间较长，需采用较长的TR（特别是$T_2$WI），因而序列采集时间较长，$T_2$WI常需要十几分钟以上，而$T_1$WI采集时间一般也需要2～5min；②由于采集时间长，体部磁共振成像时容易产生伪影；③采集时间长，因而难以进行动态增强扫描；④为减少伪影，激励次数（number of excitation，NEX）常需要2次以上，进一步增加了采集时间。

# 三、快速自旋回波序列

**1. 快速自旋回波序列的结构和原理** 快速自旋回波（fast spin echo，FSE或turbo SE，TSE）序列是为了解决SE序列扫描时间长而设计产生，是对多回波SE序列的改良。FSE序列是在一个TR周期内发射一个90°射频脉冲，然后相继发射多个180°复相脉冲，形成多个自旋回波（图3-2-2），称为回波链。回波链中的回波数目称为回波链长度（ETL）。回波链中相邻两个回波中点的时间间隔称为回波间隙（ES）。FSE序列中两次相邻90°射频脉冲中点的时间间隔称为TR。射频脉冲激励后产生多个回波，分别填充在K空间的不同位置，把90°脉冲中点到填充K空间中央的回波中点的时间间隔称为有效TE。由于一个TR周期施加多个相位编码数据，所以在一个较短的TR周期内获得数据重建一幅图像，从而缩短了扫描时间。FSE序列扫描时间 $t$ 与扫描参数TR、NEX、ETL及相位编码数（$Ny$）的关系公式为

$$t= TR \cdot Ny \cdot NEX/ETL \tag{3-2-1}$$

上式表明，与普通SE序列相比，FSE序列扫描时间缩短了ETL倍。增加回波链长度能够显著地缩短扫描时间，不过回波链过长，将会降低SNR，典型的ETL长度为4～32个。

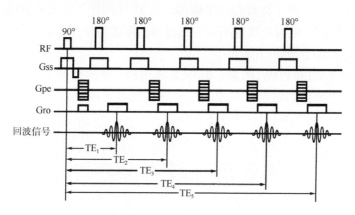

**图3-2-2** 快速自旋回波序列示意图

**2. 快速自旋回波序列图像特点** FSE序列通过TE、TR控制图像信号加权，也可获得 $T_1WI$、$T_2WI$、PDWI和重 $T_2WI$。FSE序列一个TR周期中有多个自旋回波信号产生而组成一个回波链，且每个回波信号的TE是不同的，回波链中的任何一个回波都可以填充在K空间中心（K空间中心决定图像对比）。如果把第一个回波填充在K空间中心（即选择很短的有效TE），得到的是 $T_1WI$ 或PDWI；如果把回波链中的最后一个回波填充在K空间中心（即选择很长的有效TE），得到的是重 $T_2WI$；如果在回波链中选择一个合适的回波填充在K空间中心（即选择合适长的有效TE），得到的是合适的 $T_2WI$。

与SE序列相比，FSE序列特点主要有以下几方面。

（1）实现快速成像 SE序列在90°射频脉冲激励后利用180°复相脉冲采集一个自旋回波信号，完成一条K空间线的数据采集，而FSE序列在一次90°射频脉冲后利用多次180°复相脉冲采集多个回波信号来完成多条K空间线的数据采集，使采集时间大为缩短。ETL越长，回波信号数目越多，TR次数越少，采集时间越短。

（2）ETL越长，图像对比越低 FSE序列产生的每个回波信号的TE不同，第一个回波信号TE最短，最后一个回波信号TE最长，同样每个回波信号强度也不相同，第一个回波信号强度最大，最后一个回波信号强度最小，填充到K空间各个位置的回波信号对图像对比也不同。FSE序列的组织对比随着ETL延长，图像的组织对比降低。

（3）ETL越长，图像越模糊 序列图像模糊效应：FSE序列的回波链在不同的TE采集回波信号，

回波信号的强度将逐渐下降，第一个回波信号强度最大，之后信号逐渐减弱，到最后一个回波信号强度最小。这种有强度差别的回波信号填充到K空间中傅里叶转换将发生相位错误，导致图像模糊。FSE序列中ETL越长，图像就越模糊。

（4）脂肪组织信号增高　脂肪组织在 SE $T_2$WI 上呈中等偏高信号，而在 FSE $T_2$WI 上脂肪组织信号明显高于SE序列。

（5）对磁场的不均匀不敏感　与SE序列相同，FSE序列也是利用180°复相脉冲产生回波，可以剔除主磁场不均匀，因而对磁场的不均匀不敏感。

（6）能量累积增加　FSE序列的连续多个180°复相脉冲能量很大，这些能量传递到人体组织将在短时间内积聚，SAR值增加，可引起体温升高等不良反应，这在高场强 MRI 设备中更为突出。ETL越长，ES越小，SAR值增加越明显。

## 四、自旋回波序列的临床应用

SE序列临床应用广泛，目前多用于获取 $T_1$WI。临床上常用于颅脑、骨关节、软组织、脊柱脊髓等部位的常规 $T_1$WI 序列扫描。对于体部特别是腹部，将SE序列作为常规 $T_1$WI 序列，配合呼吸补偿技术，可获得质量较高的 $T_1$WI。但对于呼吸不均匀的患者，图像容易产生运动伪影，同时由于采集时间长，不能利用SE序列进行动态增强扫描。

对自旋回波序列的 $T_2$WI 和PDWI图像，临床上常用FSE序列代替SE序列。在FSE-$T_2$WI上脂肪组织显示高信号，必要时可用脂肪抑制技术。同时还应根据不同的检查目的选择合适的ETL值，如PDWI和 $T_1$WI 时 ETL 为 2～4；$T_2$WI 时 ETL 为 5～20。

# 第3节　反转恢复序列

反转恢复序列是指一类具有180°反转脉冲的序列，包括普通反转恢复（IR）序列、快速反转恢复（fast inversion recovery，FIR）序列、短反转时间反转恢复（short inversion time inversion recovery，STIR）序列、液体衰减反转恢复（fluid attenuated inversion recovery，FLAIR）序列等。

## 一、反转恢复序列的结构和原理

**1. 普通反转恢复（IR）序列**　IR序列由一个180°反转脉冲、一个90°激发脉冲和一个180°复相脉冲组成，实际上就是在SE序列前施加一个180°反转脉冲（图3-3-1）。180°反转脉冲将纵向磁化矢量反转180°，即转至与主磁场方向（正轴）相反的方向（负轴），随后纵向磁化矢量（负轴方向）发生 $T_1$ 弛豫，逐渐向正轴方向恢复，当质子纵向磁化矢量恢复一定时间后施加一个90°射频脉冲使已恢复的纵向磁化矢量偏转为横向磁化矢量，之后再施加一个180°复相脉冲，采集回波信号。IR序列中180°反转脉冲至90°射频脉冲之间的时间间隔即为反转时间（inversion time，TI），就可以产生不同的对比，也可选择性抑制不同 $T_1$ 值的组织信号。相邻两个180°反转脉冲中点之间的时间间隔称为重复时间（TR）；90°射频脉冲中点至回波中点之间的时间间隔称为回波时间（TE）。

180°反转脉冲的特点：①由于180°反转脉冲后组织纵向弛豫过程延长（即从 $-M_z$ 向 $M_z$ 弛豫），组织间的纵向弛豫差别加大，$T_1$ 对比增加，相当于90°脉冲的2倍左右；②180°反转脉冲后，组织发生纵向弛豫，纵向磁化矢量从反向最大逐渐变小到零，而后从零开始到正向逐渐增大到最大，如果当某组织的纵向磁化矢量到零的时刻给予90°脉冲激发，则该组织由于没有纵向磁化矢量，也没有横向磁化矢量产生，该组织就不产生信号，利用这一特点可以选择性抑制某些特定$T_1$值的组织信号。

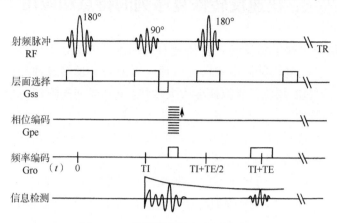

图3-3-1 普通反转恢复序列示意图

**2. STIR序列和FLAIR序列** IR序列中每种组织的纵向磁化矢量均经历从负向最大到零点、从零点到正向最大的过程。如果选取特定的TI值，当某种组织的纵向弛豫正好恢复到零点（即此时该组织纵向磁化矢量值为零）时，发射90°激发脉冲，然后采集MR信号，则该组织不会产生MR信号（图3-3-2）。组织纵向磁化矢量过零点所对应的TI值依赖于该组织的$T_1$值，组织的$T_1$值越小，需要使用的TI值越短；组织的$T_1$值越长，该TI值就越大。

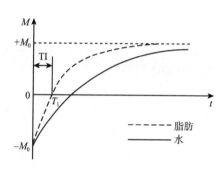

图3-3-2 短反转时间反转恢复序列示意图

脂肪组织的$T_1$值比较小，IR序列中一般采用小的TI值来抑制脂肪信号，该序列称为STIR序列，属于脂肪抑制序列。由于组织的$T_1$值具有场强依赖性，不同场强下脂肪的$T_1$值有所不同，一般选取TI值为脂肪组织$T_1$值的0.693倍，这时会获得较为满意的脂肪抑制效果。STIR序列能更好地显示被脂肪信号遮蔽的病变，并鉴别脂肪与非脂肪结构，可用于抑制骨髓、眶窝、腹部等部位的脂肪信号，并降低上述部位的运动伪影。

同理，FLAIR序列采用长TI和长TE，产生液体（如脑脊液）信号为零的$T_2$WI，是一种水抑制的成像方法。在脑部或脊髓的$T_2$WI上，选取TI为脑脊液$T_1$值的0.693倍，由于脑脊液的$T_1$值很大，使用的TI值也相对较大。一旦脑脊液信号为零，异常组织特别是含水组织周围的病变信号在图像中就会变得很突出，从而提高了病变的检出能力。目前FLAIR序列常用于脑多发性硬化、脑梗死、脑肿瘤等疾病的鉴别诊断，尤其是当这些病变与富含脑脊液的结构邻近时。

# 二、反转恢复序列的图像特点

IR序列的信号不仅与组织$T_1$值和质子密度有关，还与TR和TI有关。TR一般应选取足够长，以使纵向弛豫能够充分完成，这时IR序列图像的权重主要由TI控制。在纵向磁化矢量从负向最大向正向最大恢复的过程中，不同的时间点的不同组织间$M_z$的差别是不同的，也就是说选取不同的TI，所获图像中组织间的对比就有差别。因此，IR序列中图像对比度不是由TR决定，而是由TI决定的。

IR序列具有$T_1$对比效果好、SNR高的优点。一般设置TR在2000ms以上，故采集时间较长，扫描层面较少。临床上一般使用IR序列来获得$T_1$WI，形成重$T_1$加权像，以减轻$T_2$的影响，可精细显示解剖结构。

### 三、快速反转恢复序列的特点和应用

快速反转恢复（FIR）序列也称反转恢复快速自旋回波（IR-FSE）序列，由一个180°反转脉冲、一个90°射频脉冲和多个180°复相脉冲组成，可以理解为由180°反转脉冲与FSE序列构成。由于FIR序列中有回波链的存在，与IR相比，成像速度大大加快。FIR序列先施加一个反转脉冲，在适当时刻（TI）再施加一个90°射频脉冲，之后利用多个复相脉冲（聚相脉冲）采集多个回波，形成回波链。

FIR序列具有成像速度明显加快、$T_1$对比大、可选择不同的TI值选择性抑制脂肪和水信号的优点；但其$T_1$对比不如IR序列，且图像清晰度有所下降。

由于FIR序列的扫描速度快，可用于获得脑灰质的重$T_1$WI，$T_1$对比虽不及IR-$T_1$WI序列，但优于SE-$T_1$WI序列或FSE-$T_1$WI序列。FLAIR序列有利于鉴别脑部、脊髓$T_1$WI上靠近脑脊液的小病变。

## 第4节 梯度回波序列

梯度回波（GRE）序列是指采集梯度回波的一类脉冲序列，包括常规GRE序列、扰相GRE序列、稳态GRE序列等。

### 一、梯度回波序列的结构和原理

#### （一）梯度回波序列的结构

普通GRE序列构成与其他序列相似，均由五个部分组成，即射频脉冲、层面选择梯度场、相位编码梯度场、频率编码梯度场和MR信号（图3-4-1）。常规GRE序列把两侧相邻的小角度脉冲中点之间的间隔时间称为重复时间（TR）；小角度脉冲中点到回波中点之间的时间间隔称为回波时间（TE）。

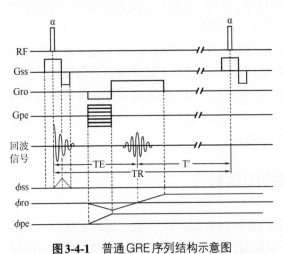

**图3-4-1 普通GRE序列结构示意图**

图中$\phi$ss、$\phi$ro、$\phi$pe分别表示选层梯度、读出梯度和相位编码梯度方向的相位差

#### （二）梯度回波序列的原理

与自旋回波一样，梯度回波也是MRI的信号，但自旋回波的产生是利用了180°复相脉冲，梯度回波的产生则与之不同。

梯度回波是在射频脉冲激发后，在读出方向即频率编码方向上先施加一个梯度场，这个梯度场与主磁场叠加后将造成频率编码方向上的磁场强度差异，该方向上质子的进动频率发生变化，加快了质子的失相位，组织宏观横向磁化矢量很快衰减到零，这个梯度场称为离相位梯度场。随后立刻在频率编码方向施加一个强度相同、方向相反的梯度场，原来在离相位梯度场作用下进动频率慢的质子进动频率加快，原进动频率快的质子进动频率减慢，这样由于离相位梯度场造成的质子失相位将逐渐得到纠正，组织宏观横向磁化矢量逐渐恢复，经过与离相位梯度场作用相同的时间后，因离相位梯度场引起的质子失相位得到纠正，组织宏观横向磁化矢量逐渐恢复至信号幅度的峰值，这个梯度场称为聚相位梯度场。此后在聚相位梯度场的继续作用下质子又发生反方向的离相位，组织宏观横向磁化矢量又开始衰减至零，这样产生一个信号幅度从零到大、又从大到零的完整回

波。由于这种回波的产生是利用了梯度场切换产生的，因此称为梯度回波。

与SE序列相比，GRE序列射频脉冲激发没有使用180°复相脉冲作用，明显缩短了MR信号的产生及采集所需时间，加快了扫描速度。

# 二、梯度回波序列的图像特点

## （一）梯度回波序列的特点

与SE序列相比，GRE序列具有以下特点。

**1. 小角度激发，成像速度快**　SE序列采用90°脉冲对组织进行激发，90°脉冲能够产生最大的横向磁化矢量，因而获得的MR信号最强，一般SE序列的采集时间（TA）很长。梯度回波采用小角度激发，具有以下优点：①脉冲能量较小，SAR值降低；②产生宏观横向磁化矢量效率较高，与90°脉冲相比，30°脉冲能量仅为90°脉冲的1/3左右，但产生的宏观磁化矢量达到90°脉冲的1/2左右；③小角度激发后，组织可以残留较大的纵向磁化矢量，纵向弛豫所需要的时间明显缩短，因而可选用较短的TR，从而明显缩短TA，这就是梯度回波序列相对SE序列能够加快成像速度的原因。

实际应用中通常称小角度脉冲为α脉冲，α角常为10°～90°。

**2. 梯度场切换技术采集回波信号，进一步加快采集速度**　GRE序列采用读出梯度场切换采集回波信号，其速度远较用180°复相脉冲快，TE明显缩短。因此与SE序列相比，GRE序列扫描时间明显缩短。

**3. 获得$T_2^*$弛豫信号**　磁共振成像原理中，射频脉冲激发使组织产生宏观横向磁化矢量，射频脉冲结束后，因组织的$T_2$弛豫和主磁场不均匀两个原因，造成质子失相位，横向磁化矢量逐渐衰减。SE序列是180°复相脉冲可剔除主磁场不均匀造成的质子失相位，从而获得真正的$T_2$弛豫信息。而在GRE序列中质子失相位除上述两个原因外，施加的离相位梯度场将造成磁场的不均匀。GRE序列的聚相位梯度场只能纠正离相位梯度场造成的质子失相位，却不能剔除主磁场不均匀造成的质子失相位，因而不能获得真正的$T_2$弛豫信息，而是$T_2^*$弛豫信号。

**4. GRE序列固有SNR较低**　GRE序列利用梯度场切换产生回波，不能剔除主磁场不均匀造成的质子失相位，因此在相同的TE下，GRE序列获得的回波幅度将明显低于SE序列。另外GRE序列常用小角度激发，所产生的横向磁化矢量本来就比SE序列小。因此，GRE序列图像的固有SNR低于SE序列。

**5. GRE序列对磁场的不均匀性敏感**　自旋回波类序列对磁场的不均匀性不敏感，因为180°复相脉冲可剔除主磁场不均匀造成的质子失相位。而GRE序列回波信号的产生依靠梯度场的切换，不能剔除主磁场不均匀造成的质子失相位，因此，GRE序列对磁场的不均匀性比较敏感。其缺点是容易产生磁化率伪影，特别是在气体与组织的交界面处；优点是可用于检出能够造成局部磁场不均匀的病变，如出血、钙化及异常金属沉积等。

**6. GRE序列中血流常呈现高信号**　详见MRA成像原理。

## （二）梯度回波序列扫描参数

**1. $T_1$WI**　与SE序列一样，利用GRE序列进行$T_1$WI也需要选择短的TE以尽量剔除$T_2$弛豫对图像对比的影响，读出梯度场切换所需的时间明显短于180°脉冲所需的时间。因此GRE序列的最短TE明显短于SE序列。$T_1$WI权重则取决于TR和激发角度（翻转角度），保持TR不变，激发角度越大，图像的$T_1$权重越重；保持激发角度不变，TR越短，图像的$T_1$权重越重。GRE序列一般选用50°～80°的激发角度时，常需要采用相对较长的TR（如100～200ms）。当TR缩短到数十毫秒甚至数毫秒时，激发角度则可减小到10°～45°。

**2. $T_2^*$WI**　与SE或FSE $T_2$WI序列相比，GRE $T_2^*$WI序列的成像参数具有以下特点：①小角度激发和相对短的TR，一般激发角度为10°～30°，TR常为200～500ms；②相对短的TE，一般为15～40ms。

**3. PDWI** GRE PDWI序列在临床上应用较少，选用与$T_2^*$WI相似的激发角度和TR、尽量短的TE可得到PDWI。

GRE序列中，翻转角度、TR决定$T_1$WI程度，翻转角度增大，TR减小，$T_1$权重增加；TE决定$T_2^*$WI程度，TE增大，$T_2^*$WI增加；设置不同的扫描参数，可分别获取$T_1$WI、$T_2^*$WI和PDWI。

# 三、扰相梯度回波序列

当常规GRE序列的TR明显大于组织的$T_1$值，组织的横向弛豫会在下一次α脉冲激发前完成，此时横向磁化矢量几乎衰减到零，下一次α脉冲激发所产生的信号将不会受到前一次小角度脉冲的影响。但当TR小于组织的$T_1$值，或不能满足TR远大于$T_2^*$值时，在下一次小角度脉冲激发前，上一次小角度脉冲激发产生的横向磁化矢量尚未完全衰减，这种残余的横向磁化矢量叠加到下一次小角度脉冲激发产生的横向磁化矢量中，出现带状伪影，且组织的$T_1$值越大、TR越短、激发角度越大，带状伪影越明显。

为消除这种带状伪影，必须在下一次小角度脉冲激发前将前一次射频脉冲激发后残留横向磁化矢量消除。采用的方法是在上一次信号采集后对质子相位进行干扰（即扰相），加快失相位，为下一次小角度脉冲激发做好准备。扰相方法有两种：①梯度扰相，即施加扰相位梯度场，是常用的一种扰相方法；②RF破坏，又称射频扰相。

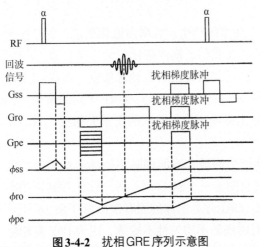

图3-4-2 扰相GRE序列示意图

## （一）扰相GRE序列的构成与原理

扰相GRE序列的构成类同常规GRE序列，只是在下一次小角度射频脉冲激发前增加一个扰相因素（图3-4-2）。一种方法是通过在层面选择、相位编码和频率编码三个方向上施加扰相梯度场以达到梯度扰相，造成磁场不均匀，使剩余的横向磁化矢量弛豫加速散相，从而消除残余的横向磁化矢量；另一种方法是通过施加任意的射频脉冲，其相位在每个发射、接收周期都发生变化，彻底扰乱剩余横向磁化矢量的相位以实现射频扰相，达到去除剩余横向磁化矢量的目的。施加扰相梯度场或扰相射频脉冲的梯度回波序列称为扰相GRE序列。

临床实际工作中不同公司的设备，扰相GRE序列名称不同，如SPGR（spoiled gradient recalled echo）、FLASH（fast low angle shot）、FFE（fast filed echo）。

## （二）扰相GRE序列临床应用

常规GRE序列与扰相GRE序列在临床上的应用比较广泛，两种序列的作用相近，但当不能满足TR＞$T_2$的条件时，临床上更多采用扰相GRE序列，以尽量消除带状伪影。扰相GRE序列临床应用序列如下。

**1. 扰相GRE $T_1$WI序列** 扰相梯度回波$T_1$WI临床应用非常广泛，已成为很多部位的常规检查序列。根据成像目的不同，其成像参数变化也比较大。

（1）腹部屏气二维扰相GRE序列扫描 为上中腹部脏器检查的常规$T_1$WI序列之一，1.5T扫描机一般TR为80～200ms，激发角度为60°～90°，选用短的TE（通常4～4.5ms），根据所选成像参数的不同，TA一般为15～30s，一次屏气常可扫描15～30层，可以覆盖肝胆胰脾和双肾。利用该序列除了可以进行常规$T_1$WI外，还可以进行动态增强扫描，配用脂肪抑制技术可以清晰显示胰腺病变，通过对TE的调整还可以进行化学位移成像。与SE $T_1$WI相比，该序列用于腹部成像的特点有：①$T_1$对比良好；②成像速度快，可以进行动态增强扫描；③对受检者屏气要求高，如屏气不好会有明显的呼吸运动伪影。

（2）腹部屏气三维扰相GRE序列扫描 该序列用于薄层扫描腹部脏器，或需要同时兼顾脏器成像和血管成像时。该序列既可作平扫$T_1$WI，也可进行动态增强扫描。1.5T扫描机上TR一般为4～8ms，选用尽量短的TE（小于3ms），激发角度一般为10°～20°，根据成像参数和扫描层数的不同，扫描时间常为20～30s。与二维扰相$T_1$WI序列相比，该序列优点有：①在层面较薄时可以保持较高的SNR；②没有层间距，有利于小病灶的显示；③可同时兼顾脏器实质成像和三维血管成像。但其软组织对比往往不及二维扰相GRE $T_1$WI。

（3）扰相GRE序列行流动相关增强MRA检查 有关流动相关增强MRA的原理见MRA章节，这里介绍扰相GRE $T_1$WI在MRA中的应用。时间飞跃（TOF）MRA及相位对比（PC）MRA、二维MRA及三维MRA均可采用扰相GRE $T_1$WI序列。1.5T扫描机上三维TOF-MRA序列的TR一般为25～45ms，TE一般为6.9ms，激发角度一般为20°～30°，TA一般为5～10min。从参数可以看出，三维 TOF-MRA实际上是一个$T_1$权重比较重的$T_1$WI，可以抑制背景静止组织信号，有效反映血液的流入增强效应，无须注射对比剂即可清晰显示血管结构。临床上三维TOF-MRA多用于头颈部的血管成像。

（4）扰相GRE序列行CE-MRA检查 一般也采用三维扰相GRE $T_1$WI序列。1.5T扫描机上TR常为3～6ms，TE为1～2ms，激发角度为25°～40°。因此，三维CE-MRA所用的扰相GRE序列也属于$T_1$WI序列，可有效抑制背景组织信号，注射对比剂后$T_1$值明显缩短的血液则呈现明显高信号。与前面介绍的腹部屏气三维扰相GRE相比，用于CE-MRA的扰相GRE $T_1$WI序列的$T_1$权重更重。因此，CE-MRA血管结构显示清晰，比流动相关增强MRA得到的信息更为可靠，可作为直径较大的血管，特别是体部和四肢血管病变的首选筛查手段。

（5）扰相GRE $T_1$WI序列用于心脏成像 扰相GRE $T_1$WI序列配合心电门控和呼吸门控（或屏气），可以进行心脏成像及心脏功能的初步分析。

（6）扰相GRE $T_1$WI序列用于关节软骨成像 利用三维扰相GRE $T_1$WI序列可很好地显示关节软骨，1.5T扫描机上TR常为10～15ms，选用尽量短的TE，激发角度为10°～15°。图像上透明软骨呈较高信号，而纤维软骨和韧带呈低信号。该序列适用于膝关节、髋关节、腕关节、颞颌关节等部位的检查。

（7）扰相GRE $T_1$WI序列用于其他部位检查 由于扰相GRE $T_1$WI序列成像速度比SE $T_1$WI序列快，临床上也可利用扰相GRE $T_1$WI序列进行脑、垂体、骨与软组织的快速$T_1$WI或动态增强扫描。

**2. 扰相GRE $T_2^*$WI序列**

（1）二维扰相GRE $T_2^*$WI序列临床应用 1.5T扫描机上二维扰相GRE $T_2^*$WI的TR常为200～600ms，TE常为15～40ms，激发角度常为10°～30°，TA通常为2～5min。目前二维扰相GRE $T_2^*$WI序列主要用于：①大关节病变的检查，常作为膝关节半月板损伤的首选检查序列；②脊柱病变特别是退行性病变的检查；③出血病变的检查，如脑出血、关节出血等，对出血病变的检查比FSE $T_2$WI序列更为敏感。

（2）三维扰相GRE $T_2^*$WI序列用于磁敏感加权成像（susceptibility weighted imaging，SWI） 临床上常用于脑微出血、小血管（静脉）畸形、脑血管病的检查。

# 四、稳态自由进动序列

## （一）GRE 序列稳态的概念

上述序列磁化矢量的弛豫过程存在两种稳态，即纵向稳态和横向稳态。

**1. 纵向稳态**  纵向弛豫的速度不是恒定不变的，宏观磁化矢量偏离平衡状态越远，纵向弛豫越快，反之纵向弛豫越慢。梯度回波序列由于施加小角度脉冲，因此射频脉冲激发后，仍残留有较多的宏观纵向磁化矢量，如果TR间期不足以使所有组织都完成纵向弛豫，则下一次脉冲激发前组织的宏观纵向磁化矢量由两部分构成：①前一次激发后残留的纵向磁化矢量；②TR间期中纵向弛豫所恢复的纵向磁化矢量。

假设梯度回波序列射频脉冲激发角度为60°，TR为150ms，某组织每一次射频脉冲激发后，残留的宏观磁化矢量为平衡状态的50%，由于每一次激发后残留的磁化矢量不同，且偏离纵向磁化矢量平衡状态越远的纵向弛豫速度越快，宏观纵向磁化矢量恢复得更多，经过数个脉冲后，在以后每一次射频脉冲激发前，组织的宏观纵向磁化矢量将基本稳定保持在约为平衡状态时的63%水平。梯度回波序列中这种经过数个射频脉冲激发，每一次TR间期后组织宏观纵向磁化矢量保持稳定的状态即为纵向稳态，可存在于任何梯度回波序列中。

**2. 横向稳态**  在梯度回波序列中当射频脉冲关闭后，组织横向磁化矢量将发生$T_2^*$弛豫，且$T_2^*$弛豫的速度与横向磁化矢量的大小有关，后者越大衰减越快，反之则衰减越慢。与纵向稳态一样，实际上经过几次小角度脉冲激发后，在以后每一个小角度脉冲激发前，组织残留的横向磁化矢量将保持稳定的状态即为横向稳态。

### （二）稳态进动成像序列

梯度回波序列中当不能满足TR远大于$T_2^*$的条件时，则选择利用扰相梯度场或扰相射频脉冲去除前一个回波采集后残留的横向磁化矢量以尽量消除带状伪影。

稳态进动成像序列则设计不去除这种残留的横向磁化矢量，而是利用它。在空间编码梯度场施加后，于层面选择方向、相位编码方向和频率编码方向各施加一个与相应空间编码梯度场大小相同、方向相反的梯度场，即聚相位梯度场，剔除空间编码梯度场造成的失相位，并发生相位重聚。这样残留的横向磁化矢量就可以最大限度地保留，并与下一次射频脉冲激励产生的回波一并采集，此时磁化矢量在纵向和横向都达到稳态，把这一类序列称为稳态进动成像序列。

如果相位梯度场仅施加在相位编码方向，称为稳态进动快速成像（fast imaging with stead-state precession，FISP），如果在层面选择、相位编码及频率编码方向上均施加聚相位梯度场，使编码梯度场造成的质子群失相位得到纠正，在纵向和横向上均达到了真正的稳态，故而得名真稳态进动梯度回波序列（true fast imaging with stead-state precession，true FISP）。

1. FISP序列目前临床上应用较少。

2. 真稳态进动梯度回波序列临床应用  真稳态进动梯度回波序列是聚相位GRE序列中常用的一种。

（1）扫描参数特点  该序列采用很短的TR、很短的TE和较大的激发角。1.5T设备中TR常小于5ms，TE小于2ms，翻转角为40°~70°。这种参数下组织的信号大小与其$T_2^*/T_1$呈正相关，因此$T_2^*$值较大的成分如脑脊液、胆汁、胃肠液、血液等均呈现高信号。

（2）序列特点

1）优点：①成像速度快，单层图像采集时间常在1s以内，因此没有明显运动伪影；②由于采用极短的TR和TE，血液流动造成的失相位程度较轻，同时由于三个方向局相位梯度的流动补偿效应，流动的血液包括心腔和血管内的血液均呈现高信号；③长$T_2^*$的液体，包括血液、脑脊液、胆汁等呈现明显高信号，液体与软组织间形成很好的对比。

2）不足：①软组织之间对比很差，常不能检出实质性脏器内部的实性病变，如肝细胞癌等；②对磁场不均匀性比较敏感，容易出现磁化率伪影。

（3）临床应用  ①配合心电门控或心电触发技术进行心脏成像，可清晰显示心脏结构，并进行心脏功能分析；②配合心电触发技术进行冠状动脉成像；③可用于大血管病变，如动脉瘤、主动脉夹层等的检查；④3D-true FISP序列水成像，主要用于内耳水成像及MR脊髓造影；⑤有助于胆道梗阻、门静脉血栓等病变的检出，但不适用于肝脏实性病变的检出；⑥可用于胃肠道占位性病变的检查。

# 第5节　平面回波成像序列

平面回波成像（EPI）技术是指准备脉冲作用后，采用EPI技术采集回波信号的一类脉冲序列，其构成是准备脉冲加EPI技术。该技术是目前采集MR信号最快的一类脉冲序列，利用单次激发EPI序列可在数十毫秒内完成一幅MR图像的采集。

## 一、平面回波成像序列的结构和原理

EPI技术是在梯度回波基础上发展而来的一种MR信号采集方式。在准备脉冲作用后，利用读出梯度场的连续正反向切换，产生多个梯度回波，因而EPI技术将采集一个梯度回波链（图3-5-1）。由于读出梯度场的连续正反向切换，采集的是一串正向和反向相间的GRE回波，其回波信号在K空间中的填充方式为迂回式填充，填充轨迹需要相位编码梯度场与读出梯度的相互配合，相位编码梯度场在每个回波采集结束后施加，其持续时间的中点正好与读出梯度切换过零点时重叠。

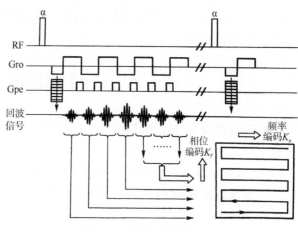

**图3-5-1** 平面回波成像序列

## 二、平面回波成像序列的分类

### （一）按射频脉冲激发次数分类

按照一幅图像需要进行射频脉冲激发的次数，EPI序列可分为多次激发EPI（multi shot EPI，MS-EPI）和单次激发EPI（single shot EPI，SS-EPI）。

**1. 多次激发EPI** 是指一次射频脉冲激发后利用读出梯度连续切换采集多个梯度回波，填充K空间的多条相位编码线，需要多次射频脉冲激发和相应次数的EPI采集及数据迂回填充才能完成整个K空间的填充。MS-EPI需要进行的激励次数取决于K空间相位编码步数和ETL。

从序列结构和数据采集特点来看，MS-EPI与FSE较为相似，两者均是在一次射频脉冲激发后采集多个回波，填充K空间的多条相位编码线，并且需要重复多次激发方能填充完整个数的K空间。两种序列不同之处在于：① FSE序列是利用180°复相脉冲采集自旋回波链，MS-EPI则是利用读出梯度场的连续切换采集梯度回波链；②FSE的K空间是单向填充，而MS-EPI的K空间是迂回填充；③梯度场连续切换比连续的180°脉冲所需的时间要短，因此MS-EPI回波链采集比ETL相同的FSE序列快数倍。

**2. 单次激发EPI** 指在一次射频脉冲激发后采集了所有数据并一次填充K空间。SS-EPI是目前采集速度最快的MR成像序列。

MS-EPI与SS-EPI比较，各有特点。后者成像速度快于前者，更适合用于对速度要求很高的功能成像；前者的图像质量一般较好、SNR更高、伪影更少。

### （二）按EPI技术准备脉冲分类

EPI本身是MR信号的采集方式，与准备脉冲组合使用才成为检查用的成像序列，故EPI序列的加权方式、权重和用途与其准备脉冲密切相关，按准备脉冲方式可将EPI序列分为梯度回波EPI（GRE-EPI）序列、自旋回波EPI（SE-EPI）序列及反转恢复EPI（IR-EPI）序列。

**1. 梯度回波EPI序列**　是最基本的EPI序列，即在90°脉冲后利用EPI技术采集梯度回波链。GRE-EPI序列通常采用SS-EPI方法采集信号，一般用作$T_2^*$WI序列。

**2. 自旋回波EPI序列**　90°射频脉冲后，TE/2时刻施加180°脉冲，产生一个自旋回波信号；然后再利用EPI技术采集一个梯度回波链，因此该序列获得的图像反映组织的$T_1$弛豫特性，临床上一般用于$T_1$WI或弥散加权成像（diffusion weighted imaging，DWI）序列。

**3. 反转恢复EPI序列**　是指在EPI采集前施加180°反转脉冲的EPI序列。可分为两种：一种是在GRE-EPI序列前施加180°反转脉冲，常采用多次激励用于超快速$T_1$WI序列，一般采用MS-EPI序列，ETL较短（4～8）；另一种是在SE-EPI序列前施加180°反转脉冲，可采用单次或多次激励，可用于FLAIR或DWI序列。

## 三、平面回波序列的图像特点

**1. 单次激发GRE-EPI序列**　1.5T扫描机上TE一般为30～50ms。单层TA仅需要数十毫秒，1s可完成数十幅图像的采集。主要用于：①MR对比剂首次通过灌注加权成像（perfusion weighted imaging，PWI）；②基于血氧水平依赖（blood oxygenation level dependent，BOLD）效应的脑功能成像。

**2. 多次激发SE-EPI序列**　该序列一般临床应用较少，激发次数常为4～16次，一般用于腹部屏气$T_2$WI。

**3. 单次激发SS-EPI序列**　临床应用较多，TR为无穷大，因此剔除了$T_1$弛豫对图像对比的影响，TE一般为50～120ms。成像速度很快，单层图像的TA在数十毫秒到100ms。临床应用主要有：①脑部超快速$T_2$WI，该序列图像质量不及FSE $T_2$WI，因此一般用于临床情况较差或不能配合检查的受检者；②腹部屏气$T_2$WI，优点是成像速度快，数秒钟可完成数十幅图像的采集，即便不能屏气也没有明显的呼吸运动伪影，但磁化率伪影较明显；③在该序列基础上施加弥散敏感梯度场即可进行DWI，主要用于超急性期脑梗死的磁共振检查。

**4. 多次激发IR-EPI序列**　临床应用较少，ETL一般为4～8，相位编码级一般为128，因此需要进行16～32次激发。该序列一般用于心肌PWI。

**5. 单次激发反转恢复SE-EPI序列**　临床应用不多，可作为脑部超快速FLAIR扫描，在此序列基础上施加弥散敏感梯度场可进行DWI。

（单春辉　张　波）

# 第4章 磁共振特殊成像技术

## 学习目标

1. **素质目标** 在职业活动中热爱岗位，确立正确的医德信念，注重对受检者的人文关怀意识；以受检者为中心，能够根据临床诊断需要及检查者不同情况选择最适合的检查技术和方法。

2. **知识目标** 掌握常用的组织抑制技术的原理，磁共振水成像技术的基本原理和临床应用，MRA技术的基本原理及基本方法，常见磁共振功能成像技术的原理，SWI相关的组织磁敏感性特点，MRS基本原理。熟悉磁共振组织抑制成像技术的基本方法，DWI中 $b$ 值选取需要考虑的因素，常见磁共振功能成像技术的临床应用，SWI临床应用，MRS代谢物含义；了解血氧水平依赖脑功能成像的具体步骤，MRS谱线。

3. **能力目标** 掌握空间饱和技术、脂肪抑制技术的临床应用；掌握磁共振水成像技术的临床应用；掌握MRA技术的临床应用及后处理技术；培养理论联系实际的能力。

## 第1节 磁共振组织抑制成像技术

磁共振成像中为了更好地显示感兴趣区，可以采用一些特殊的成像方法使局部某种组织的信号减小或消失，称为组织抑制技术。组织抑制技术包括对选定空间内组织进行抑制的空间预饱和技术，以及对某种特定组织进行抑制的特定饱和技术，如脂肪抑制技术、水抑制技术等。

### 一、空间预饱和技术

#### （一）成像原理

空间预饱和技术是最常用的饱和技术，它是在梯度场的配合下对预先选定的某个或多个区域的全部组织在成像脉冲激发前施加非选择性的90°射频脉冲，使该区域的组织被饱和，当施加成像脉冲时，这部分组织因饱和不能再吸收能量，也就无法释放能量产生信号，从而被抑制，操作时应根据成像目的来设置饱和带的位置和厚度。

#### （二）临床应用

**1. 时间飞跃法血管成像** 将饱和带放置在扫描容积非目标血管的上游层面，可以消除非目标血管的血流信号。例如，行颈部动脉MRA时需要抑制静脉的信号，则需在扫描层面远心端（即静脉血流的上游层面）施加空间预饱和带；如需显示静脉，需将饱和带施加于扫描层面近心端（即动脉血流的上游层面）。2D-TOF-MRA中的空间饱和带还可用于确定某支血管的血流方向。

**2. 黑血技术血管壁成像** 在成像层面或区域的血流上游施加空间饱和带的方法，经过一定的时间延迟，当被饱和的血液进入成像层面或区域时进行成像脉冲的施加与信号采集，流入的血液因被饱和信号明显减低，而血管壁的信号得到保留。

**3. 减少运动伪影**　行颈部或腹部扫描（包括椎体扫描）时，在咽喉部或前腹壁放置空间饱和带可明显减轻因受检者吞咽动作或腹式呼吸运动产生的伪影。

**4. 减少卷褶伪影**　当扫描视野（FOV）小于扫描层面内的组织解剖结构时会产生卷褶伪影，利用空间饱和带可以抑制FOV外组织的信号，明显减少卷褶伪影。

**5. 磁共振波谱成像**（magnetic resonance spectroscopy，MRS）　近年来，随着成像技术的进步，空间饱和技术也得到了较大提升；饱和效果明显改善的同时，饱和空间的准确性也有了很大提高。空间饱和脉冲对成像区域的干扰明显减少，饱和带更靠近感兴趣区，从而尽量减少感兴趣区外的代谢物波谱对感兴趣区波谱的影响，提高MRS谱线质量。

### （三）空间饱和带的设置

空间饱和带需要设置的参数主要包括饱和带放置的部位（包括方位）、饱和带厚度、饱和带与成像区域的距离。饱和带放置的部位和方位依据检查目的各有不同。饱和带的厚度通常为10～80mm，一般来说厚度越厚，层面内饱和效果越好。行MRA检查时，饱和带厚度及其与成像区域间的距离尤为重要，设置不当可造成非目标血流饱和不充分而影响图像质量，具体设置时应综合考虑血流速度及成像区域的大小，通常设置饱和带与成像区域间的距离为5～20mm，距离越近，饱和效果越好，但距离过近会使成像区域受饱和脉冲影响，造成信号干扰。

# 二、脂肪抑制技术

### （一）脂肪抑制的目的

脂肪组织在磁共振$T_1WI$上呈较高信号，$T_2WI$上呈较高信号，这一特性使其与周围组织形成良好的天然对比，但这同时也会降低磁共振图像质量，主要原因有：①脂肪组织引起的运动伪影。磁共振扫描过程中，被检组织的宏观运动会导致图像中出现不同程度的运动伪影，组织的信号强度越高，运动伪影越明显。例如，腹部磁共振扫描时，皮下脂肪由于腹式呼吸运动产生严重的运动伪影，同时表面线圈的使用增加了脂肪组织的信号强度，最终导致图像质量的明显降低。②水脂交界面上产生化学位移伪影，降低图像质量。③脂肪组织的信号降低了图像对比。如骨髓腔内的病变在$T_2WI$上多呈高信号，而骨髓由于富含脂肪组织同样呈高信号。又如肝细胞癌通常发生在慢性肝病的基础上，不同程度的脂肪变性导致肝脏在FSE $T_2WI$上信号偏高。肝细胞癌特别是小肝癌在$T_2WI$上通常也表现为稍高信号，脂肪组织的信号降低了病灶与肝组织间的信号对比，影响了小病灶的检出。④脂肪组织的信号降低了增强扫描效果。如眼眶内球后血管瘤行增强扫描后在$T_1WI$上呈明显高信号，球后脂肪组织同样呈高信号降低了增强扫描的图像对比效果。

磁共振检查中脂肪抑制的主要目的在于：①减少运动伪影、化学位移伪影等其他相关伪影；②抑制脂肪组织信号，增加组织间信号对比；③提高增强扫描效果；④鉴别病灶内是否含有脂肪。含蛋白的液体、出血在$T_1WI$上同样表现为高信号，通过脂肪抑制可以判断病灶是否含有脂肪组织，为鉴别诊断提供信息，如肝内易发生脂肪变性的病变多为高分化肝细胞癌或肝细胞腺瘤，肾脏内含成熟脂肪组织的肿瘤多为血管平滑肌脂肪瘤。因此，合理利用脂肪抑制技术不仅可以改善图像质量，提高病变检出率，还可为鉴别诊断提供重要依据。

### （二）脂肪抑制的机制

目前有多种技术可实现脂肪抑制，主要基于三种机制：①脂肪中氢质子与水中氢质子的化学位移现象；②脂肪与其他组织的纵向弛豫差别；③脂肪的磁化转移特征。

**1. 脂肪中氢质子与水中氢质子的化学位移现象** 如果同一原子核处于不同的化学结构时，其周围电子云的分布也存在差异，当处于同一均匀外磁场中时，由于电子云对磁性原子核的屏蔽不同，原子核所处的磁场强度存在差别，其进动频率也会出现差异，这种现象在磁共振成像学中称为化学位移。化学位移的程度与主磁场的强度成正比，场强越高，化学位移越明显。人体磁共振信号主要来源于自由水和甘油三酯。水分子（$H_2O$）中氢质子的化学键为O—H键，甘油三酯中最主要的基团是亚甲基（—$CH_2$），其氢质子的化学键为C—H键。碳原子的电子云比氧原子的电子云对氢质子屏蔽作用略强，因此自由水中氢质子所受到的磁场强度稍高，水分子中氢质子的进动频率比脂肪分子中氢质子稍快。此外，进动频率的差异还受温度影响，以"百万分之几"（parts per million，ppm）来表示，22℃时其差别约为3.5ppm，相当于150Hz/T；而体温（37℃）下其差别约为3.27ppm，相当于140Hz/T。这种进动频率差异的绝对值还随着场强的增加而加大，在1.5T场强下水中氢质子与脂肪中氢质子进动频率差异为210Hz，而在3.0T场强下两者差异为420Hz。

**2. 脂肪组织的纵向弛豫特性** 人体中脂肪组织纵向弛豫速度最快，$T_1$最短，1.5T场强下脂肪组织的$T_1$约为250ms，明显短于其他组织。此外，不同场强下组织的$T_1$值也会发生变化。

**3. 脂肪组织的磁化转移特征** 人体组织信号的产生主要来源于自由水与甘油三酯中的氢质子，其磁化转移特征截然不同。蛋白质、膜磷脂、结合水等与自由水之间存在不同程度的磁化转移效应，而这些物质与甘油三酯之间几乎不发生磁化转移现象。

### （三）常用的脂肪抑制技术

**1. 频率选择饱和法** 是最常用的脂肪抑制技术之一，该技术利用脂肪与水的化学位移效应，在施加成像射频脉冲前连续施加数个与脂肪中氢质子进动频率一致的预脉冲，使脂肪组织被连续激发发生饱和而不再接收能量，不能产生信号，从而达到抑制脂肪组织信号的目的（图4-1-1）。

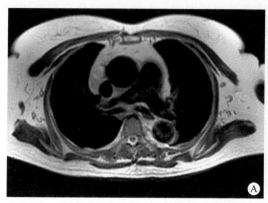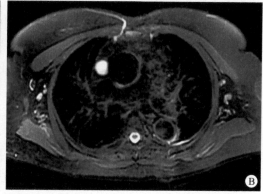

**图4-1-1 频率选择饱和脂肪抑制技术**
A. $T_2$WI非脂肪抑制像；B. $T_2$WI脂肪抑制像

该方法的优点有：①信号抑制具有高选择性和特异性。该技术利用的是脂肪与水的化学位移效应，主要抑制脂肪组织信号，对其他组织的信号影响较小。②可用于多种序列，如SE/FSE $T_1$WI或$T_2$WI序列、TR较长的常规GRE或扰相GRE序列。③简便易行。

该方法的不足有：①场强依赖性高。化学位移现象的程度与主磁场强度成正比，高场强下脂肪和水中的氢质子进动频率差别较大，选择性施加一定频率的预脉冲进行脂肪抑制效果理想。因此该方法在中高场强扫描设备上效果较好，在0.5T以下的低场强扫描设备上效果欠佳，不宜采用。②对磁场均匀度要求高。由于该技术是利用脂肪中氢质子与水中氢质子进动频率的差异成像，如果磁场不均匀，脂肪饱和预脉冲的中心频率很难与脂肪中氢质子的进动频率一致，从而严重影响脂肪抑制效果。因此在使用该技术进行脂肪抑制前，需要对主磁场进行自动或手动匀场。③FOV较大时，视野周边区域脂肪抑制效果欠佳。④由于脂肪饱和预脉冲占据了部分TR，减少了相同TR内可采集的层数，如需保证一定的扫描层数则需延长TR，从而延长扫描时间，同时影响图像对比度。

**2. 短反转时间反转恢复（STIR）技术** 是目前临床上常用的脂肪抑制技术之一，其原理见第3章第3节。

STIR技术的优点有：①场强依赖性低，在低场强磁共振设备上也能获得较好的脂肪抑制效果；②与频率选择饱和法相比，STIR技术对磁场的均匀度要求低；③大FOV扫描也能获得较好的脂肪抑制效果。对于大范围、偏中心区域的脂肪抑制而言，利用STIR技术成像能获得比较均匀的脂肪抑制效果。故STIR技术更适用于大范围或全身成像的脂肪抑制，如全身大范围背景抑制DWI，即通常所说的类PET成像。

STIR技术的不足有：①信号抑制的选择性低，若某种组织或病变的$T_1$接近脂肪，其信号会同时被抑制。②扫描时间较长，理论上如果TR无限长，TI可设置为使所有脂肪组织纵向弛豫回到零点的时间，这在实际成像过程中是不现实的。通常在给定的TI内，并非所有脂肪组织纵向弛豫都能回到零点；另外，为保证大多数脂肪组织纵向弛豫能回到零点，通常不能采用过短的TR，这必然导致成像时间延长。为保证足够的图像对比度，STIR技术只能获得质子密度或$T_2$加权像，不能获得$T_1$加权像，因此该技术不用于增强扫描。③STIR脂肪抑制技术固有SNR偏低。STIR技术在抑制脂肪信号的同时，非脂肪组织中水分子信号也会受到部分抑制。以1.5T磁共振设备行肝扫描为例，肝实质平均$T_1$为500ms，如果设置TI为150ms，根据反转恢复序列的纵向磁化矢量$M_z(t)$的计算公式可以得知，肝实质中只有约45%的氢质子恢复到纵向，这就意味着对于许多实质性脏器而言，STIR脂肪抑制技术会带来很大的信号损失，这是STIR技术固有SNR较低的主要原因。

**3. 频率选择反转脉冲脂肪抑制技术** 近年来在三维超快速梯度回波成像序列（如体部三维屏气扰相GRE $T_1$WI或CE-MRA）中，开发出频率选择反转脉冲脂肪抑制技术，该技术既考虑了脂肪的进动频率，又考虑了脂肪组织的短$T_1$特性。其方法是在成像脉冲激发前，先对三维成像容积施加带宽很窄的预脉冲，预脉冲略大于90°，其中心频率为脂肪中氢质子的进动频率，此时脂肪组织出现一个较小的反方向纵向磁化矢量。预脉冲结束后，脂肪组织发生纵向弛豫，由于预脉冲略大于90°，因此纵向磁化矢量在短时间内便可从反向到零，如果选择短TI扫描，则仅需一次预脉冲激发便能对三维扫描容积内的脂肪组织进行很好的抑制。

该技术的优点有：仅少量延长扫描时间，一次预脉冲激发即可完成三维容积内的脂肪抑制，脂肪抑制效果好。

该技术的不足有：①对场强要求高，在低场强扫描设备上不能进行；②对磁场均匀度要求高。

**4. 化学位移水脂同/反相位成像技术** 化学位移成像也称为同相位/反相位成像，该技术目前已广泛应用于临床。前面已经介绍，水分子中氢质子的进动频率比脂肪分子中氢质子快，如果某一成像区域中同时含有水和脂肪组织，两者横向磁化矢量在射频脉冲激励结束时刻应处于同相位，相位差为0；由于水分子中氢质子的进动频率比脂肪分子中氢质子快，经历一段时间后，两者进动相位在某个时刻就会出现在相反的方向上，相位差为180°，此时两种质子群的宏观横向磁化矢量相互抵消，采集的MR信号相当于两种成分信号相减的差值，称为反相位（opposed phase）成像。此刻之后，水分子中氢质子在进动方向上将逐渐接近脂肪中氢质子，两者之间的相位差逐渐缩小，经过相同的时间段，水分子中氢质子的进动相位与脂肪中氢质子完全重合，此时两种质子群的宏观横向磁化矢量相互叠加，采集到的MR信号为两种成分信号之和，称为同相位成像。水分子中氢质子和脂肪分子中氢质子的进动频率是恒定的，因此同相位/反相位将周期性地出现。

临床上化学位移成像多采用扰相GRE $T_1$WI序列，早期的同反相位成像常采用2D采集模式，目前新型MRI设备上多采用3D采集模式，3D模式能得到SNR更高且层厚更薄的图像，同时减轻部分容积效应对图像的影响。

扰相GRE $T_1$WI序列通过选择不同的TE得到同相位或反相位图像，不同场强的设备应采用不同的TE进行同相位/反相位成像，计算公式为

$$同相位TE=1000ms/[150Hz/T×场强（T）]$$
$$反相位TE=同相位TE/2$$

如1.5T MRI设备，同相位TE=1000ms/[150Hz/T×1.5T]≈4.4ms，反相位TE≈2.2ms。

同相位图像即普通的$T_1$WI，与同相位图像相比，反相位图像具有以下主要特点：①水脂混合组织信号明显衰减，其衰减程度一般超过频率选择饱和法脂肪抑制技术。②纯脂肪组织的信号没有明显衰减。如皮下脂肪、肠系膜、网膜等，因其信号来源主要是脂肪，所含水分子极少，反相位图像上，两种质子相互抵消的横向磁化矢量很少，因此信号没有明显衰减。③勾边效应。脏器信号主要来自水分子，而脏器周围组织信号主要来自脂肪，在反相位图像上脏器和周围脂肪组织各自的信号下降均不明显，但两者交界面因同时含有脏器和脂肪组织，其反相位图像上信号明显降低，从而呈现出一条黑线将脏器的轮廓勾画出来即勾边效应（图4-1-2）。

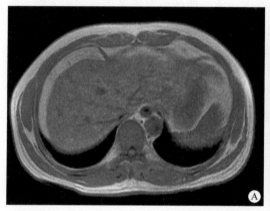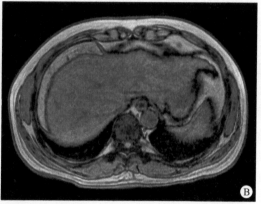

**图4-1-2　同/反相位脂肪抑制技术**
A.同相位；B.反相位

目前同/反相位成像技术多用于腹部成像，主要包括：①肾上腺病变的鉴别诊断。②脂肪肝的诊断与鉴别诊断。化学位移同/反相位成像技术对于脂肪肝的诊断敏感性超过常规磁共振检查和CT。③判断病灶局部是否存在脂肪变性。如肝脏病变中发生脂肪变性者多为高分化肝细胞癌或肝细胞核因子1-α失活型肝细胞腺瘤；肾细胞癌尤其透明细胞癌容易发生脂肪变性。④肝脏或肾脏血管平滑肌脂肪瘤等其他含脂病变的诊断和鉴别诊断。⑤其他部位含脂病变的诊断与鉴别诊断。如胸腺肿瘤与胸腺增生的鉴别，以及肺错构瘤、畸胎瘤等病变内脂肪成分的检出。

**5. DIXON技术**　同样是利用化学位移效应进行水脂分离。该技术利用水和脂肪的进动频率差，通过控制采集时间得到水中氢质子和脂肪中氢质子具有不同相位的图像后分别得到反应水和脂肪信号的图像。

假设将脂肪和水的信号强度分别定义为F和W，那么脂肪和水同相位图像的信号强度（$SI_{同}$）和反相位的信号强度（$SI_{反}$）为

$$SI_{同}=W+F \tag{4-1-1}$$
$$SI_{反}=W-F \tag{4-1-2}$$

则水和脂肪的信号强度计算公式分别为

$$W=（SI_{同}+SI_{反}）/2 \tag{4-1-3}$$
$$F=（SI_{同}-SI_{反}）/2 \tag{4-1-4}$$

这样就可以单独获得水或脂肪的图像，称为水脂分离成像。这种方法采集了0、π两个不同时间

点的图像，称为两点法DIXON技术。若采集$-2\pi/3$、0、$2\pi/3$三个时间点的信号，实现分离运算，同时能消除$T_2^*$的影响，称为三点法DIXON技术。若采集$-\pi/6$、$\pi/2$、$7\pi/6$三个时间点的信号建立图像，称为三点非对称回波水脂分离成像（iterative Dixon water-fat separation with echo asymmetry and least-squares estimation，IDEAL），该方法使水脂分离更加稳定，保证了水脂分离的完全性和结构的清晰性。

DIXON技术的优势在于不仅可以采用扰相GRE序列，也可采用SE或FSE序列，一次采集可同时获得同相位、反相位、水像、脂像四种图像。该技术被广泛应用于骨关节成像，其不足之处在于对磁场均匀度要求较高。

**6. 选择性水激励技术**　该技术同样是利用水与脂肪中氢质子的进动频率差异，选择性地只激发水中的氢质子来达到抑制脂肪的效果。

不同于频率选择饱和法，选择性水激励技术是将激发脉冲按照二项式拆分为多个子脉冲：如可以将90°脉冲拆分为2个45°脉冲；或者拆分为3个脉冲，分别为22.5°、−45°、−22.5°；或者拆分为4个脉冲，分别为11.25°、−33.75°、−33.75°、−11.25°。每个子脉冲之间有充足的时间延迟。延迟时间与水、脂肪中氢质子的进动频率差和场强有关。在不同场强下，水、脂肪中氢质子进动频率不同，则相应的子脉冲时间间隔也不一样。

下面以两个45°子脉冲为例，简要介绍该技术如何达到抑制脂肪的目的。施加射频脉冲前，水和脂肪组织的宏观磁化矢量都在$z$轴的正方向。先给予第一个45°激发脉冲，水和脂肪都会偏转到45°，此刻水和脂肪在$x$-$y$平面上的相位是一致的。脉冲结束后，由于没有新的激发脉冲，在$x$-$y$平面，由于水和脂肪中氢质子的进动频率差异，会逐渐进行散相效应（相位不一致，相位差拉大）。经过一定的时间，当水和脂肪中的氢质子处于反相位时进行第二个45°射频脉冲激发，此时水中的氢质子刚好位于$x$-$y$平面，而脂肪中的氢质子则落在$z$轴，在水平方向没有分量，不产生磁共振信号，从而达到抑制脂肪的目的。

# 三、水抑制技术

## （一）成像原理

在磁共振成像序列中，TSE序列因其获得的图像SNR高、对比度好，能够反映组织真实$T_2$，是最常用的扫描序列，但该序列也存在一些不足，如脑室内病变及脑脊液造成的部分容积效应和流动伪影使其周围（如脑室旁、皮质脑沟旁）病变显示不清。为使脑部血管性、肿瘤性、外伤性疾病及脊柱病变等显示更加清楚，需要进行水抑制。

FLAIR序列可有效抑制脑脊液信号，其原理见第3章第3节。

临床实际应用FLAIR序列时，TR必须足够长，应大于TI的3～4倍，以便脑脊液充分进行纵向弛豫，一般推荐TR为10 000～11 000ms，TI为2600～2800ms，TE为120～160ms。

## （二）临床应用

**1. 提高病灶检出率**　FLAIR序列能抑制自由水信号，减少脑脊液流动伪影及部分容积效应，能更好地显示靠近脑脊液的病灶。

**2. 对水肿敏感**　由于FLAIR序列只抑制自由水信号，组织间质中的结合水在FLAIR序列上仍呈高信号，因此该序列对水肿敏感，尤其是对脑室旁水肿的显示明显优于TSE序列（图4-1-3）。FLAIR序列可清晰显示病灶中的囊性结构，此外，对于梗死灶、脱髓鞘性病变及水肿性病变，FLAIR序列均比TSE序列显示出更为清晰的边缘，有利于病灶的观察测量。

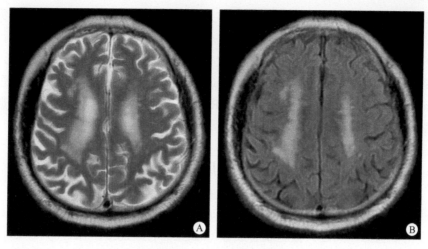

**图4-1-3** FLAIR水抑制技术

A. T$_2$WI脑室旁结合水显示不清；B. FLAIR序列脑室旁结合水显示清晰

**3. 判断病变性质** 在TSE T$_2$WI中，新鲜和陈旧性梗死灶均呈高信号，虽然T$_1$WI低信号有助于诊断陈旧性病灶，但仍有部分病灶在T$_1$WI呈等信号，FLAIR序列通过抑制自由水信号，使陈旧性软化灶呈低信号。

# 第2节 磁共振水成像技术

MR水成像（MR hydrography，MRH）又称液体成像（liquid imaging），是利用水的长T$_2$特性，采用重T$_2$加权技术（长TR和长TE），使软组织及流速快的液体呈低信号，静态或流动极缓慢的液体呈高信号，从而达到显示人体内含水器官的目的。

## 一、成像原理

人体内缓慢流动或处于停滞状态的液体如脑脊液、胆汁、尿液、滑膜液等，其T$_2$远远大于其他组织。若选择较长TE进行成像，人体内其他组织的横向磁化矢量几乎完全衰减，信号强度很低甚至几乎没有信号；而人体内静态或缓慢流动的液体仍保持较大的横向磁化矢量，使得该组织的信号强度较高而显影（图4-2-1）。

MR水成像的基本原理是利用重T$_2$加权技术，使用长TR、长TE结合脂肪抑制技术使含水器官显影。长TR主要为了获得T$_2$加权效果，长TE（如500ms以上）和脂肪抑制技术是为

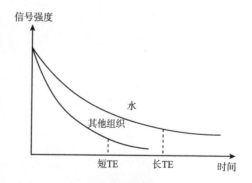

**图4-2-1** 水成像原理示意图

了更突出水的信号（水的T$_2$值为1200～2000ms），因此，选择合适的TE是MR水成像成功的关键。临床工作中使用2D或3D重T$_2$WI FSE序列加脂肪抑制技术和呼吸门控技术，可获得较高的SNR并可采集斜位平面，经最大密度投影（maximum intensity projection，MIP）处理后获得水成像图像。

早期的水成像技术多采用梯度回波序列，随着磁共振成像技术的进步，如高梯度场、高切换率、相控阵线圈及软件功能的开发，使得成像时间进一步缩短。SS-FSE技术或半傅里叶采集单次激发快速自旋回波（HASTE）技术应用超长回波链（200个左右）可将单个层面采集时间控制在2s内，且图像

无须后处理，无图像信号错位伪影，有较高的分辨力，可任意选择成像平面，同时避免了受检者长时间屏气的痛苦。

MR水成像具有以下优点：①无创性技术，检查过程简便易行；②安全可靠，无须使用对比剂，无不良反应问题；③可获得多层面多方位图像；④适应证广，凡不适于行经内镜逆行胆胰管成像（endoscopic retrograde cholangiopancreatography，ERCP）、排泄性尿路造影、逆行肾盂造影等检查的患者均可用此方法。

# 二、临床应用

近年来，随着磁共振设备硬件及软件的发展，成像时间缩短，成像速度加快，SNR提高，MR水成像技术已广泛应用于临床，如磁共振胆胰管成像（magnetic resonance cholangiopancreatography，MRCP）、磁共振尿路成像（magnetic resonance urography，MRU）、磁共振内耳膜迷路成像（magnetic resonance labyrinthography）、磁共振脊髓成像（magnetic resonance myelography，MRM）、磁共振涎管成像（magnetic resonance sialography）及磁共振输卵管成像（magnetic resonance salpingography）等。

**1. MR胆胰管成像**　是目前临床上最常用的MR水成像技术之一，具有安全、无创、检查速度快、适应证广等特点，并可多角度成像，适用于各种胰、胆管病变检查，主要包括胆道结石、胆道肿瘤、胆道炎症、胰腺肿瘤、慢性胰腺炎、胆胰管变异或畸形等。常用的MRCP检查方式有两种。

（1）2D厚层投影扫描　对厚度为2～10cm的容积进行厚层块激发和采集，一次扫描得到一幅厚层块投影图像（图4-2-2A）。此方法的优点在于扫描速度快，一幅图像仅需1s到数秒，管道结构连续性显示较好，一般不出现阶梯样伪影。不足之处在于图像不能进行后处理，不能获得薄层原始图像，容易遗漏小病变。

（2）3D容积扫描　多采用长ETL的FSE/TSE序列配合呼吸触发技术进行三维容积采集，获得多层连续的薄层图像后利用MIP进行重建（图4-2-2B）。此方法的优点在于可获得薄层原始图像，有助于管腔内小病变的显示；图像可进行后处理，且重建图像效果好。不足之处在于扫描时间相对较长，图像质量受患者呼吸运动影响较大。

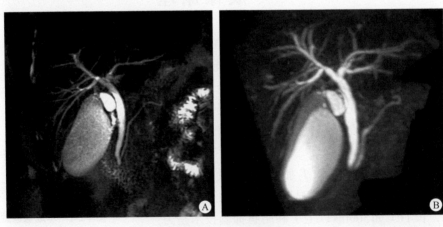

**图4-2-2**　MRCP成像
A. 2D-MRCP；B. 3D-MRCP

MRCP不足之处在于受空间分辨力和部分容积效应的影响，胆胰管轻度狭窄显示不可靠；壶腹显示困难；对梗阻的良恶性鉴别不如ERCP。

**2. MR尿路成像**　MR水成像技术用于泌尿系统即为MR尿路成像，其原理同样是通过重$T_2$加权技术突出显示泌尿系统内液体（即尿液）信号，同时抑制周围软组织的信号，在不使用对比剂和逆行插管的情况下显示尿路的情况（图4-2-3）。

虽然MRU检查受腹部运动的影响较MRCP小，但检查前仍需训练受检者呼吸，使其在平静呼吸状态下扫描或屏气扫描，也可采用呼吸门控技术。多采用3D-FSE/TSE序列或SS-FSE/HASTE序列。绝大多数患者特别是对于泌尿系统梗阻的患者，检查前只需适当憋尿即可进行。对于部分无尿路梗阻或程度较轻者可考虑使用利尿剂或在腹部使用腹带压迫，有利于输尿管的显示。

MRU对尿路梗阻性病变的梗阻部位、程度判断具有很高的敏感度和特异度，免除了注射对比剂、X线电离辐射、有创插管造影带来的损伤和不良反应，为不宜行静脉肾盂造影（intravenous pyelography，IVP）检查的肾衰竭者、年老体弱不

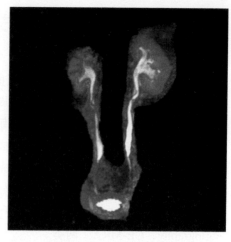

图4-2-3 MRU成像技术

能承受腹部加压者及妊娠期妇女提供了安全、准确、无创的替代方法，适用于碘过敏者、静脉肾盂造影重度积水或不显影者及某些诊断与鉴别诊断困难的患者。

MRU不足之处在于图像重建过程中部分信息丢失，可造成诊断的假阴性；对于肾盏的显示不如静脉肾盂造影清晰；对尿路梗阻性病变的诊断有一定限度，不能区分梗阻性和非梗阻性扩张，不能反映急性梗阻时肾功能改变；对造成梗阻的病因鉴别需结合常规MR等其他检查。

**3. MR内耳膜迷路成像** 内耳包括骨迷路和膜迷路，膜迷路由膜半规管、蜗半规管、椭圆囊和球囊组成，其内充满内淋巴液，外有骨迷路包绕，膜迷路与骨迷路壁之间充满外淋巴，内、外淋巴没有直接的交通。MR内耳膜迷路成像是采用3D重$T_2$加权成像技术，突出膜迷路内淋巴液和内耳道内脑脊液的信号，使之呈高信号，而骨性结构呈低信号，从而使膜迷路和内耳道显像。经MIP三维重建后还可多方向、多角度地观察细小复杂的解剖结构。由于内耳本身是微小的结构，因此成像要求进行薄层和高空间分辨力的扫描，多采用FSE/TSE双激发平衡稳态自由进动序列[流入反转恢复磁共振血管成像（FIESTA）/B-TFE/CISS]进行三维采集。

MR内耳膜迷路成像可以清晰显示内耳膜迷路与内听道的精细结构和解剖位置关系，可显示先天性发育异常，了解内耳发育不良的程度和部位，如完全性迷路发育不全（Michel畸形）、耳蜗导管扩张及耳硬化症等；MR内耳膜迷路成像可直接显示内淋巴囊，对迷路炎、迷路积水及梅尼埃病的诊断有帮助；可在术前为内耳显微外科手术提供可靠的解剖信息。不足之处是受到周围液体信号（如脑脊液）的干扰，使临床应用受限。此外，由于磁共振检查禁忌的限制，不适合电子耳蜗植入术后的复查。

**4. MR脊髓成像** 采用2D和3D重$T_2$加权FSE或SS-FSE序列，冠状位或矢状位采集源图像。MR脊髓成像可显示椎管与神经根鞘内的脑脊液形态，对于椎管梗阻范围、硬膜囊受压程度和脊髓膨出有一定诊断价值；MR脊髓成像有助于判断神经根出硬脊膜囊时的形态、与脊髓圆锥相连接的状态和马尾空间的解剖关系，可以显示椎间盘、骨赘与神经根袖和马尾之间的解剖关系，确定硬脊膜内、外病变的范围，为手术方案提供信息；此外还可用于鉴别脊蛛网膜囊肿与富含脑脊液的病变如假性脊膜膨出、神经周围囊肿等。

**5. MR涎管成像** 采用3D重$T_2$加权FSE、2D-FSE或SS-FSE序列，可显示腺体内外大部分含唾液的管道，经MIP重组后图像分辨力接近普通X线涎管造影。3D旋转显示和多平面重建（MPR）可提供理想的主涎管影像。MR涎管成像可显示涎管扩张、狭窄、脓腔、创伤性涎管损伤等，对腺体感染及涎管闭塞平面以上部分和涎管开口的显示优于普通X线涎管造影，同时避免了涎管造影出现的插管失败及并发症（如涎管撕裂、感染及对比剂过敏等）。此技术的局限性是不能鉴别结石与其他影像，如碎片或血凝块。

# 第3节 磁共振血管成像技术

磁共振血管成像（MRA）是根据血液的理化特性，选用合适的脉冲序列和相关技术，使成像血管内的血液以高信号或低信号显示，与周围组织（背景组织）产生对比的一种无创血管成像技术。MRA具有无创、无电离辐射、重复性好、敏感度高等优点，不仅可以提供血管的形态学信息，还可提供血流方向、流速和流量等定量信息，已成为磁共振检查的常规技术之一。通过不同的成像方法，MRA还可显示静脉和静脉窦，即磁共振静脉成像（magnetic resonance venography，MRV）。

MRA根据其是否使用对比剂可分为非对比增强磁共振血管成像（non-contrast enhanced magnetic resonance angiography，NCE-MRA）和对比增强磁共振血管成像（contrast enhanced magnetic resonance angiography，CE-MRA）两类。

NCE-MRA是一种完全无创的血管成像方式，根据对血液流动的依赖与否可分为血流依赖技术（flow-dependent）和非血流依赖技术（flow-independent）两类，血流依赖技术包括流入增强效应、流空效应、心动周期流速依赖技术、流速编码技术、自旋标记技术；非血流依赖技术也称弛豫对比技术，是基于血液和静止组织弛豫差异来成像，主要包括平衡稳态自由进动序列等。

由于人体内血管管径差异大，血流方向、血流速度各异，血液在血管内的流动形式多样，因此，同一序列成像时血液可显示不同的信号强度。为更好地理解MRA技术，首先需要了解血液的流动方式及流动带来的磁共振效应。

液体的流动方式可以分为平流、层流和湍流。平流是指流体中各质点的运动方向与管腔长轴平行，且管腔内不同位置的液体流速是相同的。平流是理想的流动方式，在人体中并不存在。层流是指流体中各质点沿着与管轴平行方向作平滑直线运动，质点间相对滑动，互不混合；流体的流速在管腔中心处最大，近壁处最小，管腔中心的血流速度约为平均流速的2倍，液体在管腔内低速流动时表现为此种类型。当液体流速较快时，流体中质点除了沿管腔长轴方向流动外，还在其他方向上进行快速不规则的运动，即为湍流，也称涡流，血液的层流和湍流常同时存在或交替出现。

血液的流动方式主要受以下因素影响。

雷诺数代表惯性力和黏滞度的比率，即

$$Re=\rho dv/\eta$$

式中，$Re$为雷诺数；$\rho$为血液密度；$d$为血管直径；$v$为血流平均速度；$\eta$为血液黏滞度。

从公式可以看出，管径大、血流快、低黏度容易导致湍流的产生。$Re < 2000$，血流趋于层流；$Re > 3000$，血流趋于湍流；$Re$为$2000 \sim 3000$，则血流的变化比较复杂。

血管中的其他因素如管腔狭窄，管壁粗糙，血管分叉、转弯或迂曲等因素易导致湍流的产生。

如果血流方向垂直或接近垂直于扫描层面，当施加90°射频脉冲时，扫描层面内血管中的血液和周围静止组织同时被激励，当施加180°聚焦脉冲时（TE/2），扫描层面内静止组织因位置没有移动可以接受脉冲聚焦作用，质子群发生相位重聚而产生回波；如果血流速度够快，被90°射频脉冲激励过的血液在TE/2时间内已经离开受激励层面，不能接受180°脉冲，不产生回波；而此时层面内快速流入的新血液因未经过90°脉冲激励，仅接受180°聚焦脉冲的激励而不产生回波，管腔内没有磁共振信号产生而呈现"黑色"，即为流空效应（图4-3-1）。

如果血流方向垂直或基本垂直于扫描层面，同时选用较短TR，扫描层面已部分饱和的血液因其质子群能量未完全释放，不能充分接受下一个脉冲所给予的能量，MR信号较低；同层面内静止组织的质子群因没有足够时间发生充分的纵向弛豫，出现饱和现象，不再接受新的脉冲激励，信号发生衰减。对于新流入扫描层面的血液，由于其质子群已经完全弛豫，所以能充分接受新的脉冲激励，较静止组织释放出更多的能量而呈现高信号，即静止组织在成像脉冲反复激励下处于饱和状态，血液从成像层面外流入（垂直或成角流入）成像层面内时，产生比层面内静止组织信号高的现象称为流入增强效应（图4-3-2）。流入增强效应常出现在梯度回波序列，也可以出现在自旋回波序列。

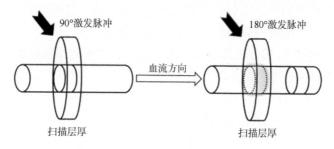

**图4-3-1** 流空效应

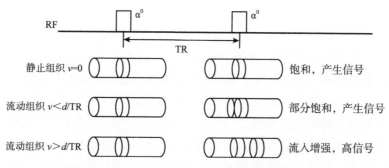

**图4-3-2** 流入增强效应（其中 $d$ 为激发层面的厚度）

血流依赖MRA技术的基本原理是利用血液的流动效应成像。在常规SE（包括TSE）序列中，高速血流由于流空效应呈明显低信号；而在大多数GRE序列中，血液因流入增强效应而呈高信号。

# 一、时间飞跃法

时间飞跃法MRA（time of flight MRA，TOF-MRA）是基于血液的流入增强效应，获得二维或三维血管影像的一种非对比增强血管成像方法，又称流入增强血管成像技术，是目前临床应用最广泛的MRA方法。

## （一）成像原理

TOF-MRA技术一般采用TR较短的快速扰相梯度回波序列进行采集，是利用梯度运动相位重聚（GMR）技术，突出流入增强效应，减少相位移动对图像影响的血管成像方法。它采用快速扫描技术，选择适当的TR与翻转角使静止组织处于稳定状态，几乎不产生MR信号；而刚进入成像层面的血流因尚未达到饱和状态，能吸收射频脉冲能量产生相对高的磁共振信号。

## （二）成像方法

TOF-MRA技术主要包括二维TOF-MRA（2D-TOF-MRA）和三维TOF-MRA（3D-TOF-MRA）。

**1. 2D-TOF-MRA** 利用TOF技术进行连续薄层采集，成像层面逐层受射频脉冲激励，然后对薄层图像进行后处理重组。2D-TOF-MRA一般采用扰相GRE $T_1$WI序列，该序列对流动敏感度高，可通过设置RF脉冲对不需显示的血管进行预饱和处理，同时还可以达到仅显示动脉或静脉的目的。

2D-TOF-MRA的优点：①扫描速度较快，采集时间短；②由于采用较短的TR和较大的翻转角，背景组织信号抑制较好，可进行大容积成像；③由于是单层采集，层面内血流的饱和现象较轻，对慢速血流敏感，有利于静脉血流的显示，对颅内小血管和矢状窦显示优于3D-TOF-MRA（图4-3-3A）。

2D-TOF-MRA的不足：①对与采集层面平行方向流动的血流不敏感，采集过程中患者运动可引起信号空间编码错位，导致过高估计血管狭窄程度；②短$T_1$物质如亚急性期血肿中的正铁血红蛋白可产生与快速流动质子相类似的高信号；③后处理效果不如三维成像；④空间分辨力相对较低，体素较大，流动失相位较明显，特别是受湍流的影响较大，容易出现假象。

**2. 3D-TOF-MRA** 将整个容积分成几个层块进行射频脉冲激励和数据采集后选用MIP处理获得图像。一般采用扰相GRE $T_1$WI序列。

3D-TOF-MRA突出的优点是容积扫描，能够实现更高的SNR和较高的成像效率（图4-3-3B）。但考虑到速度、时间和位移的相互关系，3D-TOF-MRA成像需要考虑如何避免血流的饱和效应。对于相同的扫描范围而言，如果采用单块扫描，随着扫描范围的增大，血流的饱和效应越明显，终末血管分支显示得越少。为了避免单块扫描的血流饱和效应，目前临床实际工作中更多采用的是多薄层块重叠血管成像（multiple overlapping thin slab angiography，MOTSA）。采用该技术时，应充分考虑两大因素：一是每个薄块的厚度。临床上通常采用三块或四块重叠采集，每一块的厚度对于血管显示能力有重要影响，应避免盲目增加扫描层数或增加扫描层厚；二是薄块之间的重叠比例。MOTSA采集过程中因为受血流饱和现象的影响，通常在每个薄块的流入端和流出端之间会存在着不同程度的信号差别，这种差别会随着每个薄块的厚度增加而更明显，即通常所说的百叶窗伪影。为尽量避免这种伪影，在扫描过程中采用了块与块之间的相互重叠，以补偿信号的不均匀。通常重叠部分需要控制在每块厚度的四分之一以上，重叠过多意味着总体的扫描范围变小，但盲目地减少重叠范围会导致明显的百叶窗伪影。对于相同的扫描范围而言，通常需要采用更多的块数而不是单纯地增加单块的覆盖范围。采用更多薄块的重叠可以更好地克服血流饱和效应，提升小血管的显示能力。

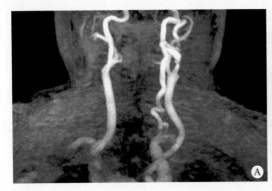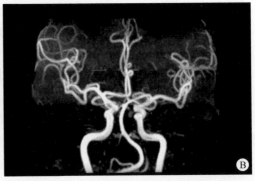

**图4-3-3** TOF-MRA技术

A. 2D-TOF-MRA；B. 3D-TOF-MRA

TOF-MRA是利用流动血液和背景组织之间的信号对比来显示血流信息，为增加信号对比以提升小血管显示能力，可以从减少血流饱和效应和加强背景抑制两个方面采取相应的措施，另外合理的翻转角范围也非常重要，下面简要介绍三类可以增加3D-TOF-MRA信号对比的特殊技术。

（1）斜坡脉冲激励技术 3D-TOF-MRA血管成像为了减少快速重复的射频激励脉冲对成像块内血流的饱和效应，设计了一个特殊的激励脉冲。此脉冲在激发过程中根据预先设定的采集方向其翻转角遵循从小到大逐渐增加的原则。采用斜坡脉冲在选择方向时应遵循血流方向，以确保流入端采用相对小的翻转角，而流出端采用相对大的翻转角。较小的翻转角可以减少流入端血液的纵向磁化矢量转化为横向磁化矢量，在下一次射频激励过程中，即使一部分血液未流出，仍保有相对高比例的纵向磁化矢量；而流出端存留的部分被饱和血液通过大翻转角激发也会有更多的纵向磁化矢量转为横向磁化矢量，从而保证了流入和流出端血流信号更均匀。

（2）磁化传递背景抑制 磁化传递脉冲是一个偏共振中心激励脉冲。理论上磁化传递脉冲不能引起有效的磁共振现象，对于血液等大多数液体中的氢质子几乎没有影响。而那些处于"固态"分子中的氢质子因其具有极短的$T_2$属性，共振频率范围更宽（某种组织的共振频率范围近似于和它的$T_2$值成反比），因此磁化传递脉冲对这些"固态"氢质子有一定的激励影响，即磁化传递脉冲和这些短$T_2$的固体大分子之间会有一定的能量传递。这些被磁化传递脉冲影响的大分子或固态物质中的氢质子又将吸收的能量和周围背景组织进行交换，真正成像脉冲施加时，吸收了能量的背景组织不能再吸收和释放能量，不能产生信号，从而达到加强背景抑制的效果。

（3）脂肪抑制　脂肪组织的高信号会影响对血管的观察，特别是在颅底层面。为了获得更好的背景抑制效果、消除脂肪信号对整体图像的影响，可以利用频率选择饱和法进行脂肪抑制。除脂肪抑制外，也可将TE设置为反相位时间，因为TOF-MRA成像是基于梯度回波序列，在反相位TE时间下可以保证水和脂肪信号相减，从而抑制背景组织和脑实质信号，提升血管的显示能力。但这种方法在导致TE时间延长的同时又导致血液中氢质子失相位造成信号丢失，磁敏感伪影加重。因此，可使用短TE结合脂肪抑制技术来获得更好的血管成像效果。

3D-TOF-MRA的优点：①信号可在更大的体积内采集，具有较高的SNR，信号丢失少；②具有较高的空间分辨力；③由于体素较小，流动失相位相对较轻，受湍流的影响相对较小，适用于显示动脉瘤、动脉狭窄等病变；④经后处理的图像质量较好。

3D-TOF-MRA的不足：①对慢速血流不敏感，不利于慢速血流的显示；②静脉解剖显示不可靠；③扫描时间相对较长；④存在过高估计血管狭窄情况，特别是迂曲血管或者存在湍流的血管狭窄处；⑤背景组织的抑制效果不如2D-TOF-MRA。

## （三）临床应用

TOF-MRA是目前临床上应用最为广泛的MRA技术，主要应用于脑部血管、颈部血管及下肢血管等。2D-TOF-MRA主要用于评估颈动脉分支部的形态、有无狭窄或闭塞；评估椎-基底动脉的形态、有无狭窄或闭塞；评估脑的静脉解剖等。当采集层面与感兴趣区血管走行方向相垂直时获得的图像最佳。3D-TOF-MRA主要用于评估脑动脉、颈动脉及分支部血管形态及闭塞性病变；评估大脑动脉环；评估颅内动静脉畸形，显示供血动脉和异常血管团；发现和评估颅内动脉瘤，对≥3mm的动脉瘤效果较好。

# 二、相位对比法

相位对比法磁共振血管成像（phase contrast MRA，PC-MRA）是利用流体的相位效应，即流动所致的宏观横向磁化矢量相位变化来抑制背景、突出血流信号的一种非对比增强血管成像方法。

## （一）成像原理

PC-MRA的基本原理是在射频激励脉冲激发之后，在层面选择梯度和信号读出梯度之间施加一组双极相位编码梯度，即两个相位大小相同，持续时间相同，方向相反的梯度场。静止组织由于第一个梯度场造成横向磁化矢量的去相位变化可以被第二个大小、持续时间均相同但方向相反的梯度场完全抵消。因此在TE采集信号的时刻，静止组织横向磁化矢量的相位变化为零。但流动的$^1$H在施加第二个相位编码梯度时已经发生了位置变化，第一个梯度场造成的横向磁化矢量相位变化不能被第二个梯度场抵消，因此在TE时刻，由于流动造成的相位变化就被保留下来，与周围背景组织的零相位形成了相位差，这种相位差即为相位对比，借此可以区分血流与静止组织（图4-3-4）。与TOF-MRA不同的是，PC-MRA图像中像素大小代表的是磁化矢量的相位或相位差，而不是组织磁化强度。

PC-MRA相位差的程度与双极梯度间血液流动的距离、梯度场的幅度和作用时间有关。血流速度

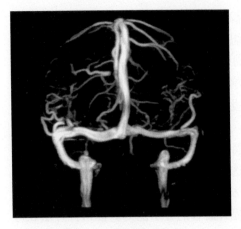

**图4-3-4** PC-MRA技术

快，流动距离大，相位差就大，相位对比就大，故快血流成像常采用较小的双极流动编码梯度，而慢血流成像则需采用较大的双极编码梯度。此外，通过改变梯度场的幅值和作用时间，可以使某种速度的血流产生的相位差达到最大，增加图像信号对比。采集前可根据所要观察的血流的速度，选择流速编码值（velocity encoding，VENC），即选定梯度场的幅值和作用时间，使得在该梯度场下血流的相位差最大，从而在图像上能突出显示该速度下的血流信号。选择VENC和实际血流速度不匹配时会造成假象，如层流状态的血液由于血管中心的血液速度最快，如果选择VENC低于该血流速度，则血管中心呈低信号，造成与实际血流状态相反的假象。因此使用相位对比法进行血管成像，应正确选择VENC。VENC选择过小，图像出现混淆失真；VENC选择过大，则敏感度下降，导致图像SNR降低。

由于系统在进行流动编码时，相位编码梯度场只能一次施加在一个方向上，血流的相位变化只反映在相应的流动编码梯度场方向上。因此要获得一幅完整的PC-MRA图像，需要分别在层面选择方向、相位编码方向和频率编码方向上单独施加流动编码梯度场。通常PCA图像可以分为幅度图和相位图，在幅度图上，血流信号仅与血流速度有关：血流速度越快，信号越高；在相位图上，血流信号不仅与血流速度有关，还具有血流方向的信息。与流动编码梯度场方向相同的血流表现为高信号，且流速越快，信号越高；与流动编码梯度场方向相反的血流则表现为低信号，流速越快，信号越低。

由于血流方向的不确定性，在实际应用中，通常需左右、前后和上下方向上各施加一个相位编码梯度。因此除了参考像外，PC-MRA需要获得左右、前后和上下方向编码的图像后通过减影的方法去除背景组织信息，经过重建获得血管图像。

## （二）成像方法

PC-MRA技术主要包括2D-PC-MRA和3D-PC-MRA。

**1. 2D-PC-MRA**　使用相位对比法显示血流，逐层获得图像后经MIP重建获得血管图像。

2D-PC-MRA的优点：①扫描时间短，并可依靠流速编码选择性显示某段血管；②信号与血流速度直接相关，可选择不同血流速度成像。

2D-PC-MRA的不足：不能提供不同角度的血管影像，采样体素大，增大了体素内的失相位。

**2. 3D-PC-MRA**　通过多个连续薄层组成的容积采集获得图像，经MIP重建获得血管图像。

3D-PC-MRA的优点：①对快速血流和慢速血流均敏感，有利于慢速血流显示，适用于静脉的检查，对血管周围静止组织信号抑制效果较好，有利于小血管显示；②经MIP处理后的图像可提供多角度血管影像，大容积成像时血管显示清晰；③相位图可评估血流方向和速度，能根据不同流速进行编码，显示动脉与静脉；④减少了体素内的失相位，图像SNR高。

3D-PC-MRA的不足：成像时间长；需要先行2D-PC-MRA确定最佳流速编码，流速值的选择直接影响血管显示效果。

## （三）临床应用

2D-PC-MRA可作为扫描定位像及行3D-PC-MRA检查的流速编码值测定，也可用于显示血管狭窄、颅内动静脉畸形和动脉瘤。2D-PC-MRA可通过不同的流速编码显示颅内动静脉畸形、动脉瘤中的快速血流和慢速血流；进行血流方向和流速定量分析；评估门静脉和肝静脉血流状态等。

3D-PC-MRA可用于评估血管狭窄、颅内动静脉畸形、动脉瘤；显示颅内静脉畸形和静脉闭塞；进行全脑大容积血管成像；评估外伤后颅内血管损伤，还可用于显示肾动脉。

# 三、对比增强磁共振血管成像

对比增强磁共振血管成像（CE-MRA）是利用顺磁性对比剂的超短 $T_1$ 效应使血液的 $T_1$ 明显缩短，在快速超短 TR 和 TE 的 $T_1$WI 中，由于对比剂尚未向组织间弥散使血液呈高信号，除血液以外的其他组织呈低信号，从而显示血管影像。

CE-MRA 与数字减影血管造影（DSA）一样，采集的是充盈对比剂后的管腔内信息，因而其效果更接近 DSA。扫描时应选用极短 TR、极短 TE 序列（通常 TR ＜ 10ms，TE 为 2～4ms）。短 TR 可更好地抑制背景组织信号，突出充盈对比剂后的血管信号，且扫描速度快；短 TE 能最大限度地减少体素内相位离散，保证了血管内信号强度，可以实现快速、高分辨力的血管成像，目前用于 CE-MRA 的序列多为三维扰相 GRE $T_1$Wl 序列。

与 TOF-MRA 不同，CE-MRA 成像平面常与血管走行方向一致（通常采用冠状面），采用这种成像方式可以在保证最大空间分辨力的情况下，增大扫描范围。全身或下肢 CE-MRA 是利用头 - 体线圈或滑动床技术快速跟踪团注对比剂到达体内目标血管的位置，并于短时间内顺序分段行 3D 成像，然后将各段血管的图像自动拼接，实现大范围动脉血管成像。

采用 K 空间共享技术实现高时间分辨力 CE-MRA，也称 4D-CE-MRA。即在 3D 成像的模式上，增加时间维度，通过高时间分辨力的动态扫描观察在一段时间内组织信号的动态变化，如随机交叉轨迹样高时间分辨血管成像技术（time-resolved angiography with interleaved stochastic trajectories，TWIST）、三维对比剂动力学时间分辨力血管成像（3-dimensional time resolved imaging of contrast kinetics；TRICKS）、匙孔采集技术。此类技术提高时间分辨力的途径都是通过在动态 4D 扫描的有限时间内，对 K 空间中心区采用较高的采样频率，而周围区采用较低的采样频率来实现的。由于 K 空间中心的数据采集次数远远多于周围空间，因此采集所需时间远少于填充完全部 K 空间所需时间。提高时间分辨力的同时需采用最短 TR、最短 TE 及并行采集技术等。时间分辨力的快速提高可以区分动静脉各期图像，从而准确观察动静脉走行及病变细节。

**1. 成像要点**

（1）对比剂的应用　通常采用细胞外非特异性离子型对比剂 Gd-DTPA 以肘前区或手背部浅静脉为入路，采用磁共振专用高压注射器或手动推注。对比剂的入路、用量和注射流率应依据不同的检查部位和要求进行相应的调整（表4-3-1）。例如，行下肢静脉、髂静脉或下腔静脉检查时多采用足背部浅静脉作为入路，利用止血带在踝部阻断浅静脉血流，使对比剂经深静脉回流，对比剂需用生理盐水稀释后经双侧足背静脉同时团注。

表4-3-1　不同扫描部位对比剂注射剂量和注射流率

| 扫描部位 | 注射剂量 | 注射流率 |
| --- | --- | --- |
| 单部位动脉成像（肾动脉） | 单倍剂量（0.1mmol/kg）或 1.5 倍剂量 | 2～3ml/s |
| 多部位动脉成像（如一次需完成腹主动脉、髂动脉和下肢动脉的检查） | 2～3 倍剂量 | 1.5～2ml/s |
| 静脉成像（肾静脉、颈静脉、门静脉） | 2～3 倍剂量 | 3～5ml/s |

（2）成像参数的选择　主要包括 TR、TE、翻转角、扫描容积厚度和层数、矩阵、FOV 等。TE 应选择最小值。由于 TR 和激发角度决定 $T_1$ 权重，如果延长 TR 则应适当增加激发角度。扫描容积厚度和 FOV 决定扫描范围，在保证覆盖目标血管的前提下，尽可能减小容积厚度的同时可缩短采集时间（acquisition time，TA）。TR、矩阵和扫描层数决定 TA，体部行 CE-MRA 时需要通过调整这些参数来缩

短TA以便屏气扫描，在颈部或下肢等受呼吸运动影响较小的部位可适当延长TA来提高空间分辨力。

（3）扫描时机的把握　确定扫描时机前需了解以下相关参数：①循环时间，即开始注射对比剂至目标血管内对比剂浓度达到峰值所需时间；②扫描序列的采集时间；③扫描序列的K空间填充方式，即K空间是循序对称填充还是K空间中心优先采集。如果K空间是循序对称填充，则K空间中心区域的信号采集是在序列启动后TA/2处进行，如果序列的采集时间为20s，则K空间最中心信号采集是在序列启动后10s进行。若为K空间中心优先采集方式，则序列启动后先采集填充K空间中心区域的信号。

由于决定图像对比度的是填充K空间中心区域的MR信号，因此确定扫描序列启动最佳时间的原则是：目标血管内对比剂浓度达到峰值时刻采集的数据正好填充K空间中心区域。

目前，临床上常用以下方法来确定扫描时机。①循环时间计算法：循环时间常通过经验估计或试注射对比剂的方法获得，即从静脉注射小剂量对比剂（一般为2ml），同时启动2D快速GRE序列对目标血管进行连续扫描。通过观察目标血管的信号变化获得对比剂达到峰值的时间，从而确定从开始注射对比剂到启动扫描序列的延迟时间。一般成人从肘静脉注射，对比剂到达腹主动脉需$12\sim20$s，平均为15s。②透视监控技术：此技术的特点是无须考虑循环时间，采用K空间中心优先采集技术，在注射对比剂的同时启动2D快速GRE序列对目标血管进行监控，当对比剂进入目标血管时立刻切换为3D CE-MRA序列并启动扫描，从切换到启动的过程一般仅需1s。③自动触发技术：此技术是通过在目标血管处设置感兴趣区，并预先设置信号强度阈值后启动2D快速GRE序列连续监测感兴趣区内信号强度变化，当信号强度达到阈值时，磁共振扫描设备将自动切换为CE-MRA序列并开始扫描。

（4）后处理技术　利用对比增强MRA得到单层的原始图像后，需经过后处理技术获得三维立体图像。目前常用的后处理技术包括MIP和MPR，也可采用仿真内镜等。

（5）抑制脂肪组织信号　虽然注射对比剂后可明显缩短血液$T_1$，但由于脂肪组织的短$T_1$特性，该序列并不能很好地抑制脂肪组织信号。若要提高CE-MRA图像质量，应尽可能抑制或消除脂肪组织信号。除了常用的频率选择饱和技术及频率选择反转脉冲序列进行脂肪抑制外（见本章第1节），还可通过减影技术达到抑制脂肪信号的效果。即在注射对比剂前、后使用相同的扫描参数分别对目标血管进行扫描，将注射对比剂后的图像减去注射对比剂前的图像，背景组织（包括脂肪组织）的信号可基本去除，便可获得注射对比剂后的目标血管影像。

**2. 技术特点**

（1）CE-MRA的优点　①由于CE-MRA主要利用对比剂的$T_1$特性实现对血管的显示，不依赖血液的流动效应成像，因此对失相位伪影不敏感，对血管腔的显示较其他MRA技术更可靠；②出现血管狭窄的假象明显减少，能比较真实地反映血管狭窄的程度；③具有较高的SNR；④一次注射可完成多部位血管的显示；⑤不易遗漏动脉瘤；⑥成像速度快。

（2）CE-MRA的不足　①需要注射对比剂，个别患者可引起不良反应；②易受采集时机的影响；③不能提供血液流动的信息。

**3. 临床应用**

（1）脑部或颈部血管　可清晰显示颅底动脉环及其分支、椎-基底动脉、颈部椎动脉、颈总动脉分叉及颈内动脉等，主要用于脑部和颈部动脉狭窄或闭塞、血管畸形动脉瘤等病变的检查（图4-3-5）。

（2）肺动脉　包括肺动脉栓塞和肺动静脉瘘等，可很好地显示亚段以上血管的栓塞；对于肺动静脉瘘可显示供血动脉和引流静脉。

（3）主动脉　主要用于主动脉夹层、主动脉瘤、主动脉畸形等病变的检查。

（4）肾动脉　主要用于肾动脉狭窄及动脉瘤等病变的检查。

（5）肠系膜血管和门静脉　主要用于肠系膜血管狭窄或血栓及门静脉高压的检查。

（6）四肢血管　主要用于四肢血管狭窄、动脉瘤、血栓性脉管炎及血管畸形等病变的检查。

# 四、其他血管成像技术

## （一）真稳态进动梯度回波序列

**1. 成像原理**　真稳态进动梯度回波序列（true fast imaging with stead-state precession，true FISP）是一个超快速的梯度回波序列，采用极短TR、TE成像，因其射频脉冲的重复时间非常短，所以在下一次射频脉冲激励时组织仍存留一定的横向磁化矢量。该序列对这种横向磁化矢量予以保留，同时通过层面选定、频率编码和相位编码三个方向的平衡梯度设计实现稳态。这种存留的横向磁化矢量在随后的射频脉冲作用下发生相位重聚，从连续的时间轴上来看有两类性质不同的回波信号：在前一次射频脉冲作用下产

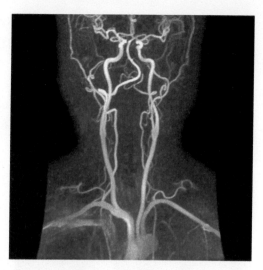

**图4-3-5**　颈部CE-MRA

生的自由感应衰减信号（SSFP-FID）和通过下一次射频脉冲聚相位作用产生的自旋回波信号（SSFP-spin echo，即steady-state free precession-spin echo）。通常情况下这两类不同性质的信号是相互分离的，在成像过程中既可以用不同性质的信号分别进行成像，也可以在特定条件下将两者融合形成一个更高的共振信号，而这种融合的信号反映的是$T_2/T_1$。这种对比度属性决定了该序列的特点，即它获得的既不是$T_2$WI也不是$T_1$WI。$T_2/T_1$高的组织在这个序列上呈高信号，因此这个序列的特点是"血亮、水亮、脂肪亮"。因其信号产生不依赖血液流动，故该技术属于非血流依赖血管成像技术。

梯度回波序列实现稳态需要下述条件：首先是相对短的TR。短TR才能保证下一次射频激励时有一部分横向磁化矢量存留；其次是组织本身具有长$T_2$属性，因为短$T_2$属性的组织在下一次射频激励时已经完成了横向弛豫。对于亮血序列，更短的TR、TE是形成稳态和维持稳态的基础。只有当TR足够短才有足够的横向磁化矢量用于稳态形成，不至于发生散相位而失去稳态。这种稳态的形成和维持是保证血流呈高信号的前提和基础。小FOV、薄层扫描和高频率编码矩阵都会导致TR、TE的延长，破坏稳态的建立和维持，导致血流信号降低或出现低信号伪影。理论上TR、TE越短越好，但在临床实际应用中很难实现，实际操作中TR应尽可能控制在5 ms以下，否则很难达到理想的亮血效果（图4-3-6）。

**2. 成像特点**　true FISP序列具有以下特点：①成像速度快，无明显运动伪影，单层图像采集时间常在1s以内；②由于采用极短的TR和TE，血液流动造成的失相位现象不明显，同时由于三个方向聚相位梯度的流动补偿效应，流动的血液包括心腔和血管内的血液均呈高信号；③长$T_2$的液体包括血液、脑脊液、胆汁等呈明显高信号，与软组织间形成良好的对比；④对磁场均匀度比较敏感，容易出现磁化率伪影。

## （二）黑血技术

黑血技术是采用快速自旋回波序列，施加双反转准备脉冲，第一个反转脉冲为非选择性反转脉冲，将区域内所有质子饱和，随后施加一个层面选择反转脉冲，将兴趣区层面去饱和，而该层面的血流由于流空效应而呈现低信号，血管和心腔内血液呈黑色低信号，与心肌信号及周围组织形成对比的心脏磁共振成像技术。黑血技术可以利用最小密度投影等技术进行重建以显示血管，多用于血管壁的显示，如颈动脉壁、颅内动脉壁及冠状动脉壁等。

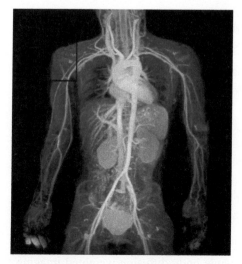

**图4-3-6**　亮血成像技术

**1. 成像原理**　第3章第2节介绍了自旋回波序列，其回波

信号产生的机制为射频脉冲和相位重聚脉冲（读出梯度）。根据自旋回波序列原理，若选择适当长TE使流动血液在经历射频脉冲激励后、施加相位重聚脉冲时已离开成像层面，管腔内没有血流信号，即可实现黑血成像（图4-3-7）。

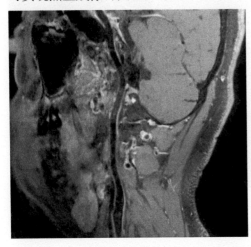

**图4-3-7 黑血技术**

使用SE或FSE序列获得理想的流空效应往往需要较薄的扫描层厚和相对快的血流速度。黑血技术直接受血流速度制约，血流速度较慢时流空效应不明显。为达到理想的黑血效果，可以在成像过程中施加一个非选择性的反转脉冲，这样流入到成像层面内的血液可能由于两种机制产生黑血效应：一种是流空效应；另一种是当被反转脉冲激励过的血液流入到成像层面时纵向弛豫刚好恢复到零。

双反转恢复（double IR-FSE）序列是黑血成像的主要序列，该序列首先施加一个非层面选择的大范围反转脉冲，使成像区域内的所有组织包括血液经历一次纵向磁化矢量反转；随后，对成像层面再施加一个层面选择性的反转脉冲，此时对于成像层面而言，在短时间内经历了两次反转脉冲后的纵向磁化矢量的宏观作用相互抵消，心肌等结构相当于未受到反转脉冲的作用。而成像层面外的血液在反转脉冲作用后，纵向磁化矢量慢慢恢复，在某个特定的时间点（回零时间），血液的纵向磁化矢量刚好恢复至零时，纵轴方向上就没有磁化矢量的存在。

**2. 临床应用**

（1）动脉血管壁病变的诊断和鉴别诊断

1）颅内动脉粥样硬化性病变：黑血技术可显示斑块的大小、分布、强化程度等特征；测量管壁厚度、管腔面积和管壁面积；分析斑块负荷、管壁重构及判断斑块易损性。

2）中枢神经系统血管炎：成像特征为单侧或双侧一个或多个血管节段的向心性管壁增厚、弥漫性强化和负性重构。

（2）静脉血栓的诊断和鉴别诊断 黑血成像技术能直接显示颅内静脉和静脉窦血栓，区分急性期、亚急性期及慢性期血栓，预测严重静脉窦血栓患者血管内治疗的疗效。

# 第4节 功能磁共振成像技术

功能磁共振成像（functional magnetic resonance imaging，fMRI）是检测和分析组织在分子水平的代谢和生理功能状态的磁共振检查。广义上包括MR弥散加权成像（DWI）、MR灌注加权成像（PWI）、血氧水平依赖脑功能成像（blood oxygen level dependent functional magnetic resonance imaging，BOLD-fMRI）和磁共振波谱成像（MRS）等。狭义上仅指血氧水平依赖脑功能成像，是近年来在常规磁共振检查基础上迅速发展起来的一种新的神经影像技术。

## 一、弥散加权成像

MR弥散成像技术属于fMRI技术的一种，可获得活体组织的微观结构信息，具有无创性、无须使用对比剂的优点，是唯一能够活体检测水分子弥散情况的无创伤影像检查技术。目前常用的MR弥散成像技术主要包括弥散加权成像（DWI）、弥散张量成像（diffusion tensor imaging，DTI）、弥散峰度成像（diffusion kurtosis imaging，DKI）和全身类弥散加权成像（whole body diffusion weighted imaging，WB-DWI）或背景抑制弥散加权成像（diffusion weighted imaging with background suppression，DWIBS）。

其中，DWI是最常用的MR弥散成像技术。

**1. 成像原理** 弥散是指分子在温度驱使下无规律且随机地相互碰撞的过程，也称布朗运动（Brownian motion），其运动方向是随机的。水分子单位时间内随机弥散运动的范围称为弥散系数$D$（diffusion coefficient），即弥散速度，单位为$mm^2/s$。在理想的均匀介质中，任何方向的$D$值均相同，这种弥散称为各向同性弥散，运动轨迹近似一个圆球体；在非均匀介质中，不同方向的$D$值存在差异，这种弥散称为各向异性弥散，运动轨迹近似一个椭球体。在人体组织内，水分子的弥散受细胞本身特征及结构的影响，其在各个方向上弥散速度即$D$值不同。各向异性弥散最典型的例子是脑白质神经纤维束，受轴突排列结构的影响，当水分子的弥散运动方向平行于神经纤维走行时，最易于弥散，运动最快；而当水分子的弥散运动方向垂直于神经纤维走行时，弥散受限，运动最慢。

常规磁共振检查成像中，水分子的弥散运动对信号的影响非常微小。DWI是在常规磁共振检查序列的基础上，在$x$、$y$、$z$轴三个互相垂直的方向上施加对弥散运动敏感的脉冲序列，从而获得反映体内水分子弥散运动状况的MR图像。其计算公式为

$$A = \exp(-bD) \tag{4-4-1}$$

式中，$A$代表弥散运动引起的磁共振信号衰减；$D$为弥散系数，表示一个水分子单位时间内随机弥散运动的平均范围，反映弥散运动的快慢；$b$为弥散敏感度，单位为$s/mm^2$。在DWI中通常不直接采用弥散系数$D$来描述组织中水分子弥散的快慢，而是采用表观弥散系数（apparent diffusion coefficient，ADC）来代替$D$。由每个体素的ADC值组成的图像为ADC图，ADC的计算公式为

$$ADC = (\ln S_1 / \ln S_2) / (b_2 - b_1) \tag{4-4-2}$$

式中，$S_1$、$S_2$分别代表两个弥散加权序列所得到的DWI信号强度；$b_1$、$b_2$分别代表两个不同的弥散敏感度。通常$b_1$值为0，$b_2$值在不同的部位有不同的选择。

将每一体素的ADC值进行自然对数运算后就得到DWI图，DWI图的信号强度与ADC值的换算公式为：ADC值是两个$b$值计算出来生成的（一个零和一个非零），ADC值剔除了DWI图像中的$T_2$穿透效应。

$$SI = SI_0 \times e^{-b \times ADC} \tag{4-4-3}$$

式中，SI为施加了弥散敏感梯度场后的组织信号强度；$SI_0$为未施加弥散敏感梯度场的信号强度（$b=0s/mm^2$）。因此同一体素在ADC图和DWI图中的信号强度通常相反，即弥散运动快的体素，其ADC值高，在DWI上呈低信号；弥散运动慢的体素，其ADC值低，在DWI上呈高信号。

在DWI中，弥散敏感度$b$值是非常重要的成像参数。$b$值与施加的弥散敏感梯度场强、持续时间和间隔、幅度、形状等因素有关，$b$值的选择决定了所施加的梯度脉冲对弥散活动的敏感性。$b$值的计算公式为

$$b = \gamma^2 \times g^2 \times \delta^2 (\Delta - \delta / 3) \tag{4-4-4}$$

式中，$\gamma$是磁旋比；$g$是弥散梯度脉冲的强度；$\delta$是弥散梯度脉冲的持续时间；$\Delta$为两个梯度脉冲起始点的间隔时间。通过该公式可以看出，要想获得更高的$b$值，可以通过以下几种途径实现：①采用更高的梯度场强；②增加每个梯度脉冲的作用时间；③延长两个梯度脉冲之间的间隔时间。显然，后面两种方式都会延长回波时间，会导致SNR降低及几何形变等问题。在DWI过程中为了保持更短的TE时间，通常会采用系统所允许的最大梯度场强，但当达到极限梯度值之后，更高的$b$值则必须通过延长梯度脉冲作用时间和延长两个梯度脉冲之间的间隔时间来实现。在临床实际工作中，选择合适的$b$值还需了解以下几个重要影响因素。

（1）$b$值大小会直接影响DWI的弥散敏感程度 高$b$值对于反映水分子弥散差别更敏感，对于检出病变更敏感，尤其在肿瘤病变如脑内转移性病变的检出时。但是高$b$值会导致图像SNR降低，在客观上需要更长的扫描时间以获得足够的SNR。同时，当$b$值过高时还会加重图像的几何形变，这些都使得高$b$值的临床应用在一定程度上受到限制。

（2）低$b$值与$T_2$透射效应　DWI图像的对比度由两种因素共同决定：一种是由$b$值决定的弥散对比；一种是由组织的$T_2$弛豫属性所决定的$T_2$对比。$b$值的高低决定了哪种对比的权重更大。$b$值越高，弥散对比所起的作用越大；反之，$b$值越低，$T_2$对比所起的作用更大。组织的$T_2$弛豫属性对DWI的影响被称为DWI过程中的$T_2$透射效应。透射效应通常会使水分增多的病灶在弥散加权图像上表现为高信号，所以在弥散加权图像上发现高信号病灶时不能盲目地将其认为弥散受限，要充分考虑到$T_2$透射效应的影响。$T_2$透射效应在诊断中也具有一定的积极意义，如对于囊性转移病灶，低$b$值DWI更敏感，另外对于肠道类病变，低$b$值弥散对于显示肠道病变也相对比较敏感。

（3）中等$b$值与冲蚀效应　$T_2$透射效应可以使那些水分增多但弥散不受限的组织或病变在弥散加权图像上表现为高信号，但在临床应用中会出现某些病变非但没有导致水分子弥散受限，反而导致水分子弥散变得更加自由。与此同时，这些病变同时会导致病变区内水分增多。这两种对比对图像信号的影响刚好是相反的：弥散对比使得病变在图像中呈低信号表现，而水分增多使得病变在图像中呈高信号改变，但两者的叠加有可能导致病变刚好因为两种信号相互抵消而无法显示。这种现象被称为DWI中的$T_2$冲蚀效应。这种现象常见于多发性硬化和脑内转移瘤受检者，此时采用更高$b$值的成像更能清晰显示弥散行为所导致的信号改变。

（4）DWI中的黑矇效应　在DWI过程中，如果因某种原因导致组织的本底信号降低，将会同时影响弥散加权图像的信号，同样也表现为低信号。例如，钙化、出血等会导致本底信号降低，而这两者同样也会影响最终DWI图像的信号。例如，在腹部行DWI成像时，如果肝脏本身已经发生明显的脂肪变性，那么在DWI中因为采用选频激发或脂肪抑制，都会导致肝实质背景信号的降低，从而影响图像的信号质量。

**2. 临床应用**　DWI在临床上最初用于急性脑缺血性病变的早期诊断，目前在中枢神经系统外的其他系统病变的应用也越来越多。

（1）缺血性脑梗死的早期诊断　DWI是最高效的明确早期脑梗死的检查方法，此技术已被临床广泛应用并取得了满意的效果。急性脑梗死早期，常规MRI检查通常为阴性，但梗死早期就存在细胞外水分子进入细胞内，导致细胞内水分子增加而细胞外水分子减少，细胞外间隙扭曲变形，引起水分子弥散下降，在DWI上可表现为高信号，ADC上为低信号。

（2）其他系统病变的应用　根据DWI信号强度和ADC值的变化可以鉴别肿瘤成分，有助于判断肿瘤囊实性。根据液体与实性组织的弥散特性之间的差异，DWI有助于肿瘤及一些囊性病变的鉴别诊断，如脓肿与肿瘤囊变坏死、胆脂瘤与蛛网膜囊肿等之间的鉴别。另外，DWI对多发性硬化、癫痫、弥漫性轴索损伤、脊髓损伤等的诊断也有一定价值。DWI也可用于鉴别椎体压缩性骨折的良恶性。良性压缩性骨折细胞外游离水分子增加，弥散加快，ADC值增高，DWI上信号强度减低；而恶性压缩性骨折细胞内水分子增加，细胞外水分子运动受限，则ADC值降低，DWI上信号强度增加。近年来，DWI在体部如前列腺疾病，肝脏弥漫性疾病，肾缺血性疾病，以及胸、腹肿瘤性病变的诊断及鉴别诊断中也有较多的应用和研究。

# 二、灌注加权成像

灌注加权成像（PWI）是获取组织微循环血流灌注信息的磁共振成像方法。PWI可反映组织中微观血流动力学信息，间接反映组织活力和功能状态，无创地评价组织的血流灌注状态。根据成像原理，PWI主要分为对比增强法和动脉自旋标记（arterial spin labeling，ASL）法两种。

## （一）对比增强法

**1. 成像原理**　对比增强法是利用团注顺磁性对比剂，观察对比剂进入、流出目标组织的过程。当血脑屏障完整时，可以认为首过的对比剂基本位于血管内而不向血管外间隙扩散，符合单室模型。此时，位于血管内的对比剂产生强大的、微观上的磁敏感梯度，引起周围组织局部磁场的短暂变化，这种局部磁场的变化可以通过MR图像上信号强度的变化测得，并以相关参数表达出来，也称为首过法PWI。在一定范围内，组织对比剂浓度与$T_2(T_2^*)$弛豫率的改变大致呈线性关系，应用快速成像技术，如GRE-EPI序列或SE-EPI序列，信号强度与横向弛豫率呈指数关系，通过公式计算可将信号强度-时间曲线转化为组织对比剂浓度-时间曲线，然后用一些灌注参数进行表达。计算公式为

$$C_t(t) = -k \cdot \log[S(t)/S(t_0)]/\text{TE} \tag{4-4-5}$$

式中，$C_t(t)$为某时间点上组织中对比剂的浓度；$S(t)$为注射对比剂后某时间点上组织的信号强度；$S(t_0)$为注射对比剂前组织的信号强度；$k$为常数；TE为回波时间。

组织的血流首过时间通常都很短，为了监测团注对比剂在组织的首过效应，PWI序列必须足够快速，临床上PWI通常采用EPI的$T_2(T_2^*)$加权序列。SE-EPI序列获得的是$T_2$加权对比，GRE-EPI序列获得的则是$T_2^*$加权对比。SE-EPI序列能减少脑组织-骨和脑组织-气交界面的伪影，对小血管（如毛细血管）中的顺磁性对比剂引起的信号变化较敏感，但对大血管（如皮质静脉）不敏感，而且SE-EPI序列需要更高剂量的对比剂，通常是标准剂量的1.5～2倍；GRE-EPI序列几乎对所有管径血管中的对比剂引起的信号变化均敏感，是目前头部首过法PWI最常用的序列。首过法PWI要求对比剂浓度高、注射流率快、扫描时间短，理论上还要求对比剂不渗出到血管外间隙，最适合脑部灌注成像。临床实际应用中，一般设定采集时间为50s，每秒采集一期，采集层厚为5mm，采集18～22层。对比剂使用Gd-DTPA 0.1～0.2mmol/kg，采用高压注射器以4ml/s流速注射。

PWI可获得的灌注参数包括：脑血容量（cerebral blood volume，CBV），即单位体积脑组织中血管腔的容积，单位为ml/100g；脑血流量（cerebral blood flow，CBF），即单位时间内流经单位体积脑组织的血液容量，代表组织的毛细血管流量，单位为ml/(1000g·min)；平均通过时间（mean transit time，MTT），即血液经不同路径自动脉端流至静脉端的平均循环时间，单位为s；达峰时间（time to peak，TTP），即注射对比剂至强化达到峰值所需时间，单位为s。

与CT灌注成像定量评价组织不同，PWI技术获得的是半定量值，参数受多种因素影响，如团注对比剂的总量、流速，对比剂的顺磁性，个体血管容量，心排血量等，定量准确性较低而且为相对性，无法进行客观绝对数据的比较等。因此，不能用于不同个体间的比较，也不适于同个体前后两次的比较。通常采用以个体内部为参照的方式获得半定量值，如病变区域与对侧正常脑组织区域对比，得到半定量的相对值，将这个相对值用于个体内及个体间的比较。

**2. 临床应用** 首过法PWI是临床应用最为广泛的灌注技术，最常用于肿瘤及缺血性脑血管疾病的评估。

（1）颅内肿瘤

1）判断胶质瘤的分级和预后：血管形态和血管化程度是评价颅内肿瘤不同类型，决定其生物学侵袭性的重要因素。局部脑血流量（rCBV）测量可描绘出肿瘤的总体血管化程度，间接反映肿瘤的血管生成。首过法PWI的rCBV图可反映肿瘤总体血管化程度及其异质性，对星形细胞瘤分级的敏感性与传统MRI相似，但具有更高的特异度和阳性预测值。星形细胞瘤常有无强化的肿瘤浸润区，强化边缘并不能准确反映肿瘤范围。首过法PWI可通过rCBV增高，显示未强化肿瘤的边界，从而协助手术方案或放疗靶区的制订。转移瘤周围水肿为单纯性血管源性水肿，而Ⅲ、Ⅳ级星形细胞瘤则为血管源性水肿及血管周围间隙肿瘤浸润的综合表现。转移瘤瘤周rCBV明显低于Ⅲ、Ⅳ级星形细胞瘤。

2）指导定位活检：增强磁共振检查或增强CT检查所示强化区是血脑屏障破坏部位而不一定是肿瘤组织学分级最高的部位。rCBV有利于引导对无强化肿瘤区的穿刺。此外，rCBV可用于鉴别放射性损伤和肿瘤复发：放射性损伤的病理学改变为广泛血管损伤和组织缺氧，而肿瘤复发则以新生血管为特征。

（2）缺血性脑血管疾病  首过法PWI可早期发现急性脑缺血病灶，区分缺血半暗带和梗死组织，帮助临床决定治疗方案。缺血半暗带组织局部脑血流量（rCBF）下降，而rCBV正常或略增高，MTT延长；梗死组织rCBF、rCBV均下降，MTT延长。扩散异常区明显小于灌注异常区也提示半暗带存在；而扩散异常区等于甚至大于灌注异常区，提示无半暗带存在。慢性缺血可用乙酰唑胺负荷试验和rCBF测量评价血流动力学应激组织，选择介入治疗适应证。

（3）其他  ①PWI可早期发现心肌缺血，结合腺苷或双嘧达莫负荷试验可推测血管病变程度，结合延迟灌注成像可预测心肌存活性；②可用于肝硬化早期诊断、肝癌与肝转移瘤鉴别及肝移植后血管并发症的监测；③与肺通气成像结合用于评价肺功能和肺栓塞、肺气肿等疾病；④可用于评价肾功能和药物疗效；⑤可用于评价癫痫、阿尔茨海默病等疾病。

## （二）动脉自旋标记法

**1. 成像原理**  动脉自旋标记法（ASL）是一种利用血液中的水分子作为内源性示踪剂，而不需要引入外源性对比剂的磁共振PWI方法。用射频反转脉冲或用预饱和技术将流向感兴趣区的动脉血中的水分子标记，作为标记血。标记血流向成像平面时，其磁化矢量按$T_1$弛豫时间常数向平衡态恢复，经过一段时间后，进入感兴趣区的标记血扩散到细胞外间隙，将从标记脉冲获得的部分能量传递给组织中的水分子，组织净磁化矢量变小，导致信号下降。此时对感兴趣区进行成像，得到标记图像，其图像对比取决于原来的静态组织和标记血的量。为了消除静态组织的信号（通常比血流灌注高），可对感兴趣区进行一次未经标记血灌注的成像，即未标记图像。将标记图像与未标记图像进行逐一像素的相减，得到仅与流入成像平面的标记血相关的差值像。需要注意的是，差值像的信号强度较弱，ASL技术获得的图像SNR非常小，通常需要多次采集标记图像及未标记图像，再进行信号平均，来获得有足够SNR的图像。

**2. 成像方法**  对动脉血进行标记的方法很多，通常分为两大类。

（1）连续式动脉自旋标记（continuous arterial spin labeling，CASL）  连续标记感兴趣区层面近端的动脉血中的质子，使被标记的质子连续流入感兴趣区，从而导致被灌注组织的磁化矢量达到稳态。在行头部CASL时，标记层面通常位于脑底动脉（Willis）环下方，应包括颈内动脉及椎动脉，且标记平面应与血流方向垂直。标记层面常由一个与血流同向的恒定梯度场和一个恒定的低功率射频场激发形成。

（2）脉冲式动脉自旋标记（pulse arterial spin labeling，PASL）  应用一选择性的射频脉冲标记成像层面近端的血液，经过一段时间，待标记的血液与组织充分混合后进行成像。不同于CASL，PASL被标记动脉血和组织发生的磁化矢量交换与动脉血通过组织的时间有关。PASL方法的优点：①射频能量蓄积较小，更适用于高场强MRI设备；②受组织磁化转移的影响小；③PASL技术相对比较简单，易于实现。PASL方法的缺点：①成像覆盖范围窄；②标记效率较低，采用同样的标记方式，PASL技术造成的组织信号改变大约只有CASL技术的一半。

ASL的准确性主要受两方面影响。首先，由于质子是在成像层面以下用一个射频脉冲来标记，会对层面造成磁化转移影响，降低SNR。但是，由于磁化转移效应在频率上是对称的，为了补偿这一效应，可以在基线状态时在成像层面上方等距离处施加另一个射频脉冲。此外，当血液从标记层面流入成像层面的过程中会由于纵向弛豫造成信号丢失。为了减少这一影响，可以通过标记后延迟，到达组织磁化的稳态；也可在距成像层面很近的下方用间断的脉冲来标记，缩短通过时间，但这种技术有敏感度低的缺点，因此低流速状态下可能难以检测。

**3. 临床应用**  ASL通常标记所有流入血，但也可以选择性地标记特定血管，显示其供血区域，目前已有研究通过ASL技术标记一侧颈内动脉来评价其供血区域的灌注状态。许多研究应用ASL测量神经活动改变引起的局部血流的变化。此外，ASL技术和应用的持续扩展使该技术除了用于脑部的PWI外，也应用于肺、肾、肝脏、骨骼肌、卵巢和乳腺的灌注研究。

# 三、血氧水平依赖脑功能成像

血氧水平依赖脑功能成像（BOLD-fMRI）是狭义的fMRI，是探讨大脑神经元活动动态模式的一种方法。

## （一）成像原理

BOLD-fMRI利用血氧水平依赖（BOLD）进行成像。脱氧血红蛋白具有顺磁性，可以缩短组织的$T_2$或$T_2^*$值，血液中脱氧血红蛋白增多将导致相应组织在T₂WI或$T_2^*$WI上信号强度降低；氧合血红蛋白则具有轻度反磁性，可延长组织的$T_2$或$T_2^*$值，血液中氧合血红蛋白增多将导致相应组织在T₂WI或$T_2^*$WI上信号强度增高。在其他因素不变的前提下，T₂WI或$T_2^*$WI上组织信号的强度取决于其血液中氧合血红蛋白与脱氧血红蛋白的比例，该比例越高，则组织的信号强度越高，这就是BOLD效应。

人体各种生理活动都受相应的大脑皮质控制，脑活动伴随着快速的神经元生理和生化变化，是大量消耗能量的过程。脑组织不能储存能量，几乎只能从葡萄糖中获取，葡萄糖通过脑灌注到达毛细血管床供给活动的神经元。当大脑某个区域脑活动增加时，局部神经元活动会明显增加，该区域脑组织的耗氧量增多，脱氧血红蛋白随之增多，但相应区域脑组织内的血流灌注量也同时增多，带来更多的氧合血红蛋白。虽然脑组织血流、血流容积及血氧消耗均增加，但增加的比例不同，血流灌注量的增加超出了耗氧量的增加，这种差异使脑活动区域的氧合血红蛋白与脱氧血红蛋白的比例增高，导致T₂WI或$T_2^*$WI上相应区域脑组织的信号增高。一般认为，脑组织被激活时其信号强度增高，而脑组织活动被抑制时其信号强度降低。通过比较执行某个刺激或任务前后脑组织信号强度的变化，从而产生BOLD对比，这就是基于BOLD效应fMRI的技术原理。

## （二）成像技术

脑功能成像需要高场强结合高梯度场及快速梯度切换率的磁共振设备，目前临床科研最常用的是3.0T磁共振设备。此外，脑功能成像还要求高性能计算机系统进行图像重建、数据传输和fMRI图像处理，同时需要选择对磁化率变化最敏感的扫描序列。目前常用序列为GRE-EPI，其优点为时间分辨力高、运动伪影少并可以获得相对较高的空间分辨力。fMRI信号强度与矩阵大小、翻转角、TR、TE和层厚等有关，选择合适的序列参数能获得脱氧血红蛋白诱发的磁化敏感的最佳对比，得到最佳的图像效果。目前常用的fMRI扫描参数为：层厚3～4mm，矩阵64×64或128×128，TR 2000～3000ms，TE 40～60ms，以便提供较强的$T_2^*$对比。

fMRI的步骤可分为确定实验系统、优化扫描序列、制订刺激方案、定位像扫描、功能像采集和数据的获取、数据处理和受激发区可视性显示等。通过有规律的外在刺激或内在执行某种认知任务与对照状态交互进行，将同一状态下反复获得的多幅图像叠加平均得到的图像，称为均值图像，两种状态下产生的均值图像进行匹配减影，获得功能图像，再应用图像动态处理功能，将功能图像叠加在解剖图像上，得到脑功能活动定位图，使解剖与功能定位达到统一。实验数据的处理和分析是fMRI研究的关键，可以使用一些软件系统来对图像进行预处理及对一个实验进行统计分析。常用的数据处理软件有统计参数图（SPM）和神经影像功能分析（AFNI）。预处理包括层面采集时间校正、运动校正、结构-功能图像对齐、空间位置标准化和空间过滤平滑处理等过程。统计分析通常包括两个步骤：对单个受试者的一般线性模型分析及根据整个实验样本对总体进行统计推论。

## （三）成像分类

血氧水平依赖脑功能成像，即基于BOLD效应的fMRI，可分为静息态脑功能磁共振成像（resting-state cerebral functional magnetic resonance imaging, rs-fMRI）和任务态脑功能磁共振成像（event-related cerebral functional magnetic resonance imaging )。

**1. 静息态 fMRI** 人脑在休息时仍需消耗大量的能量，提示即使在没有明确的外部或内部刺激条件下，人脑仍以特定方式维持其自身的活动，即静息状态下的脑活动。静息状态是指受检者平卧、清醒、闭眼、平静呼吸、最大限度减少身体主动与被动运动、尽量不做任何主动性思维活动的状态。在静息状态下进行的 fMRI 检查即为静息态 fMRI。

在成像序列和参数方面静息态 fMRI 与任务态 fMRI 相似，但扫描时相数有所不同，静息态 fMRI 通常采集 180 个或 240 个容积数据，用于后续分析。静息态 fMRI 的分析方法和指标较多，包括低频振幅（amplitude of low-frequency fluctuation，ALFF）、局部一致性（regional homogeneity，ReHo）、功能连接（functional connectivity，FC）和脑功能网络等。ALFF 是通过计算在一段时间内脑低频振荡 BOLD 信号的平均幅度值，用以反映该时期脑自发活动的强度。ReHo 是通过计算肯德尔和谐系数（Kendall's concordance coefficient），评价一个体素与其周围相邻体素在时间序列上的相关性，反映局部脑区内神经元活动的协调性。功能连接是空间上分离脑区的 BOLD 信号在时间上的相关性，通过计算种子点时间序列与其他体素（或感兴趣区）时间序列之间的相关性，反映脑区间在功能活动中的协同作用。功能连接只用于评价脑区间有无连接。脑功能网络分析方法是通过将多个脑区作为节点，将节点间的功能连接作为边，构建功能网络，并通过分析各种网络属性指标（如网络效率、聚类系数、最小路径长度等）评价脑功能状况的研究方法，这些方法目前已广泛应用于神经和精神疾病的科研之中。

静息态 fMRI 无须任务设计，具有操作简便、易于开展的特点，特别是对于不能配合完成复杂任务的受检者而言，静息态 fMRI 更具优势。静息态 fMRI 的局限性主要包括：①仅反映一定生理状态下脑活动的基线特点，没有针对性的"任务状态"，因此某些生理状态下最具特征的脑活动改变可能无法较好地显示；②对数据处理的依赖性较强，不同的数据处理方式将从不同的角度反映脑活动特点；③对数据的空间分辨力要求高于任务态 fMRI。

**2. 任务态 fMRI** 任务态 fMRI 研究通常包括以下步骤：确定实验系统、优化扫描序列、制订刺激方案、定位像扫描、结构像扫描、功能像采集、数据的获取、数据处理和受激发脑功能区的可视化显示等。

（1）任务设计 任务设计的方式可分为三类：组块设计、事件相关设计和混合设计。常用的为组块设计，此方式的优点为方便可靠，缺点为持续和重复给予相同的刺激可引起受试者注意力改变和对刺激的适应。另外，尽管此设计可用于功能定位，但不能提供脑局部的反应特点。事件相关设计可有效地避免重复适应导致的神经元反应减弱，相对提高了实验的敏感性，可获得感兴趣区局部血氧的变化曲线，但实验要求较高，采集时间较长。混合设计是前两种实验设计的混合应用。

（2）数据预处理 fMRI 信号的变化除了受到神经活动所引起的血流动力学响应的影响之外，还有很多其他因素可能导致其信号的变化，即噪声。为了更加可靠地检测任务刺激所引起的脑激活，需要在进行激活分析之前对噪声进行去除以提高数据的 SNR。针对任务态数据的激活分析，通常需要进行剔除时间点、时间校正、头动校正、空间标准化、空间平滑和时域高通滤波等预处理过程。fMRI 数据预处理的软件有很多，目前常用的有 SPM、AFNI 等。

1）剔除时间点：为避免扫描刚开始时因磁共振设备磁场不均匀，受检者对环境的不适应等因素对结果造成影响，一般剔除在扫描刚开始时数个时间点的采集数据，采用剩余数据纳入后续分析。

2）时间校正：fMRI 的图像获取是逐层进行的，在一个 TR 内完成全脑所有层面的扫描。因此，每一层对应不同的获取时间。假设每个容积图像包括 20 个层面，重复时间是 2s，那么采集每个层面需要 0.1s，第一个层面的采集是第 0～0.1s，第二个层面的采集是第 0.1～0.2s，以此类推，那么第二十个层面的采集是第 1.9～2.0s。这就导致在同一个 TR 内获取的全脑图像其不同层面在获取时间上并不完全一致。而这种不同层面在获取时间上的错位会给进一步的激活分析带来偏差，因此，需要将所有层面的信号进行校正，使其对应同一个时间点。最常用的校正方法是首先选定某一层面（例如，每个 TR 的中间时刻所对应的层面)作为参考层(即将参考层的获取时间点作为参考时间点),再对其他层面的信号通过邻近TR获取的信号值进行插值,从而估算出该层面在参考时间点上的信号值。

3)头动校正:在扫描过程中,受检者轻微的头动是很难避免的。这就导致从同一受检者获取的不同时间点的fMRI图像在空间上并不完全对应。换句话说,同一受检者不同时间点获取的图像,其同一坐标位置可能对应不同的体素。这对提取任一给定体素的fMRI信号时间曲线造成困难。为解决这一问题,所有时间点的fMRI图像需进行头部的对齐。一般采用刚体配准方法进行两步对齐:先将所有时间点的图像与第一个时间点的图像对齐,计算所有图像的平均图像;再将第一步对齐的所有时间点的图像与第一步产生的平均图像对齐,最终实现所有时间点的图像在空间上对齐。针对每个时间点的图像,刚体配准方法会产生6个头动参数:沿$x$、$y$、$z$三个坐标轴的平移及围绕$x$、$y$、$z$三个坐标轴的旋转。进而产生6条头动曲线,可以刻画实验扫描过程中受试者的头部在成像空间中位置的变化。

4)空间标准化:每位受检者的脑形态各不相同,而绝大多数研究需要对多名受检者的数据在体素水平上进行组水平统计,这就要求将个体的脑图像进行空间标准化,使不同个体脑图像中的体素建立空间对应关系。其基本思路为:首先构建一个标准脑模板,然后将每个个体脑与标准脑模板进行配准,即对个体脑进行变形使其形态及空间位置变得与标准脑一样。目前最常用的标准脑模板为MNI坐标空间模板,在各类常用fMRI数据分析软件(如SPM、FSL、AFNI等)中均有提供。随着配准技术的发展,目前最常用的空间标准化过程更充分地利用了不同脑组织结构(灰质、白质、脑脊液)的形态信息,在组织分割过程中同时考虑已分割好的标准脑灰质、白质及脑脊液模板,将$T_1$WI的组织分割过程与空间标准化过程融为一体,以实现更为精确的图像配准。

5)空间平滑:对fMRI数据进行空间平滑的主要目的是提高图像的SNR,并降低配准误差及个体间功能差异对后期的组水平统计分析所带来的不利影响。平滑后的图像中每一个体素的取值均为平滑前该体素及其相邻体素信号值的加权平均。通常采用高斯平滑核,即参与平均的体素的权重服从高斯分布。高斯平滑的另一个目的是使图像中的体素更加服从高斯分布,以满足后期对统计结果进行随机场理论校正的假设条件。高斯平滑核的大小可以用半高宽(full width at half maximum,FWHM)来表示,其决定了参与平均的体素的多少。显然,高斯平滑核越大,参与平均的体素越多,其平滑后的图像空间分辨力越低。实际应用中,平滑核的大小需要根据具体问题来选择。若与实验任务相关的脑功能区范围较大,则较大的平滑核能够更加有效地增强SNR,提高统计力度。反之,则应选择较小的平滑核,以防止平滑后空间分辨力过低而无法检测出面积较小的任务激活区。

6)时域高通滤波:很多因素可能会导致信号基线随时间而产生缓慢变化,对后期的分析产生不利影响。例如,随着扫描仪设备长时间运行,其温度的变化可能会引起信号基线的漂移。因此,在进行激活分析之前,通常需要对fMRI数据进行高通滤波(high-pass filtering)以去除基线漂移等低频噪声。常用软件对滤波阈值均设有默认值,例如,SPM默认采用1/128Hz的滤波阈值,FSL默认采用1/100Hz的滤波阈值。在实际应用中,必须根据实验设计来确定软件设定的默认滤波阈值是否合适:研究者感兴趣的与任务相关的信号变化频率必须高于滤波阈值。若阈值设置不当,可能会将数据所包含的与任务相关的信号去掉而无法检测出应有的激活脑区。

(3)数据分析 任务态fMRI关注任务对脑区活动与脑区之间联系的影响。分析方法主要包括激活分析和效应连接分析。激活分析是基于先验假设的实验任务设计(即实验刺激时间点和持续时间),并结合一般线性模型,在个体水平构建实验设计矩阵并对其进行模型估计,进而获得个体任务条件下的激活脑区分布;再通过组水平统计分析,获得群组水平该任务条件下的激活脑区分布,以得到共性结果。效应连接分析根据任务态实验获得感兴趣脑区结果,可进一步分析上述脑区间的信息流动,研究方法包括动态因果模型分析、格兰杰因果分析、基于多变量自回归模型、心理生理学交互作用分析及结构方程模型。

## （四）临床应用

fMRI通过反映血氧饱和度及血流量，间接反映脑的能量消耗，可以在一定程度上反映神经元的活动情况，因而fMRI能对神经活动进行成像。其优点是具有较高的空间、时间分辨力，无辐射损伤可以在活体上重复进行检测。目前，对脑功能的成像研究已从对感觉和运动等初级阶段发展到对思维和心理活动等高级脑功能的研究，主要包括视觉、躯体运动、躯体感觉（触觉、痛觉）、听觉和语言、认知及情绪等。

**1. 神经外科学** 最大程度切除肿瘤同时使感觉、运动、语言等重要的功能区得以保留，延长受检者的生存时间并提高生存质量是神经外科手术的最终目的。fMRI已能对辅助运动区、运动皮质、语言运动中枢等功能区进行准确定位，可显示肿瘤对功能区的侵犯及肿瘤周围功能区发生的变形和移位。可在术前行fMRI检查协助神经外科医师制订手术计划，避免术中损伤皮质。术后fMRI可显示患侧功能区残留和对侧功能区代偿情况，为判断功能恢复情况提供参考。fMRI在癫痫手术中的应用已较成熟。fMRI可发现致癫性放电时异常活动脑区，能准确定位癫痫灶和周围的功能区皮质，指导癫痫手术方式及癫痫灶的切除范围。fMRI还可应用于颅内动静脉畸形、海绵状血管瘤等颅内血管畸形和结节性硬化等手术前后功能定位。

**2. 精神病学** 目前fMRI已应用于精神病学领域，对疾病的早期诊断、鉴别诊断，皮质功能重组的观察，评估治疗，判断预后有重要意义。研究发现，精神分裂症患者完成记忆任务时额叶前部背外侧区没有激活，而顶叶有明显活动；抑郁症患者基底节、丘脑及与注意有关的大脑皮质活动受到抑制，其受抑制程度与症状的严重性有关，表明抑郁症源于皮质下神经通路受损；尼古丁、可卡因及鸦片等成瘾者静脉注射毒品后，杏仁核、扣带回、额叶等区域被激活，这些脑区的活动与成瘾性和症状有关。

**3. 神经病学** fMRI在神经病学方面研究相对较多。研究表明，多发性硬化累及顶叶运动皮质导致肢体运动障碍，受累肢体运动时双侧运动皮质活动区域增加，而神经炎患者皮质活动的范围减小。fMRI可用于评价脑卒中患者的中枢神经系统损害及功能重建情况，在指导康复治疗中起重要作用。此外，fMRI对于揭示阿尔茨海默病和帕金森病的病理生理改变具有重要价值，有助于阿尔茨海默病的早期诊断。

# 第5节 磁敏感加权成像技术

磁敏感加权成像（SWI）是一个三维采集、完全流动补偿、高分辨力及薄层重建的梯度回波序列，与传统的$T_1WI$、$T_2WI$及PDWI相比，SWI可充分显示组织之间内在磁敏感特性的差别，如显示静脉血管、出血（红细胞不同时期的降解产物）、钙化、铁沉积等。

# 一、成 像 原 理

与传统梯度回波采集技术不同，SWI运用了分别采集强度数据和相位数据的方式，在此基础上进行数据后处理，可将处理后的相位信息叠加到强度信息上，更加强调组织间的磁敏感性差异，最终形成SWI图像。

**1. 与SWI相关的组织磁敏感性特点** SWI与组织磁敏感性相关，物质的磁敏感性是物质基本特性之一，可用磁化率表示。磁化率是指该物质进入外磁场后的磁化强度与外磁场的比率，磁化率越强，物质磁敏感性越大。反磁性物质的磁化率为负值；顺磁性物质的磁化率为正值，磁敏感性较弱；铁磁性物质的磁化率为正值，磁敏感性较强。

（1）血红蛋白及其降解产物的磁敏感性特点 血液中血红蛋白氧合程度的不同表现出不同的磁特性。氧合血红蛋白因没有不成对的电子存在故呈反磁性。当氧从血红蛋白解离后形成脱氧血红蛋白时，其分子结构发生变化，带有4个不成对电子而呈顺磁性。正铁血红蛋白含有5个不成对电子呈顺磁性，但磁敏感性较弱。血红蛋白降解的最终产物含铁血黄素具有高度顺磁性。血红蛋白的四种状态中，以脱氧血红蛋白和含铁血黄素表现的磁敏感较强。

（2）非血红蛋白铁及钙化的磁敏感性 组织中另一个能引起明显磁敏感性改变的来源是非血红蛋白铁。铁在体内不同的代谢过程中可以有不同的表现形式，以铁蛋白常见，为强顺磁性。正常人随着年龄增长，铁在脑内沉积增加，但在某些神经变性疾病中，如帕金森病、阿尔茨海默病等，铁的异常沉积被认为与疾病的病理机制有关。

无论是顺磁性还是反磁性物质，只要能改变局部磁场，导致周围空间相位的改变，就能产生信号去相位，造成$T_2^*$缩短，在$T_2^*$WI图像上表现为信号减低。

**2. SWI序列采集处理及参数设置** SWI采用三维采集，空间分辨力明显提高。选择薄层采集，可明显降低背景场$T_2^*$噪声的影响。在所有方向上进行完全流动补偿，去除了小动脉的影响。SWI序列可以同时得到强度图（幅度图）、相位图、SWI图和最小密度投影（MinIP）图像，首先在采集原始数据时，将强度数据和相位数据分开重新排列，采集结束时可得到两组图像即强度图像和相位图像，之后通过数据处理，对相位图像进行高通滤波，中心矩阵常选择96×96或64×64，形成校正的相位图像，再用校正的相位图像作为相位加权因子，叠加在强度数据上最终形成SWI图像（图4-5-1）。

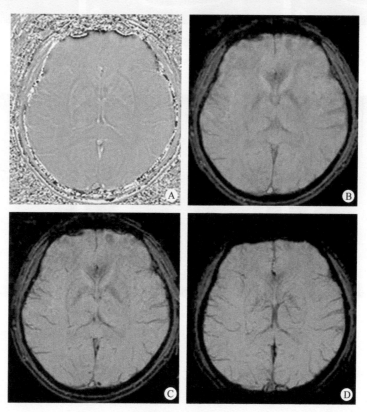

**图4-5-1 脑SWI**

A. 相位图；B. 强度图；C. SWI图；D. MinIP图

目前临床上SWI能在1.5T及3.0T的磁共振成像系统上实现，后者所获得的SWI对比好于前者。由于外磁场强度不同，在1.5T和3.0T磁共振成像系统上SWI选用的成像参数有所不同，需根据不同目的调整成像参数。

# 二、临床应用

由于SWI对脱氧血红蛋白等顺磁性成分敏感，因此在小静脉上显示有其独特优势，在临床上以中枢神经系统应用最为广泛。

**1. 创伤性脑损伤** 脑外伤后明显的出血灶CT及常规MRI均可显示，但一些小灶性出血容易漏诊，如弥漫性轴索损伤引起弥漫性脑白质损伤，常伴发小血管撕裂出血，SWI可较好地检出微小出血灶。

**2. 小血管畸形** SWI在含静脉血的小血管显示上有独到之处，对于小血管畸形如毛细血管扩张症、小静脉畸形（图4-5-2）、海绵状血管瘤（图4-5-3）等有很好的显示能力。

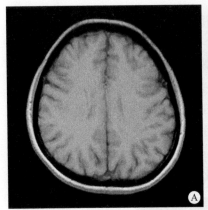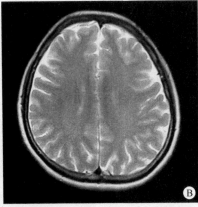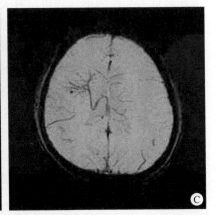

**图4-5-2** 脑小静脉畸形MR图像

A. T₁WI，右侧侧脑室体部旁条状低信号；B. T₂WI，条状低信号；C. SWIminIP，完整显示畸形的小静脉及其分支

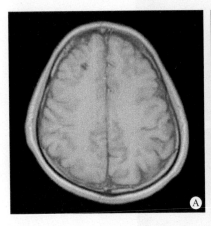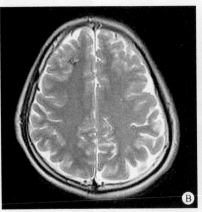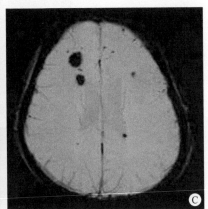

**图4-5-3** 脑多发海绵状血管瘤MR图像

A. T₁WI，右侧额叶低信号；B. T₂WI，右侧额叶点状高信号，周围环形低信号围绕；C. SWIminIP，颅内多发大小不等低信号

**3. 脑血管病** SWI可以很好地显示脑梗死并发出血及梗死区域小静脉情况，脑梗死是否并发出血对其治疗方案的确定很有意义。SWI还可以对一些脑血管病如脑淀粉样血管病、高血压性脑血管病微出血灶的发现有很好的帮助（图4-5-4）。

**4. 神经退行性病变** 一些退行性神经变性病变如帕金森病、阿尔茨海默病、多发性硬化等可以造成神经核团内铁的异常沉积，SWI对铁等矿物质沉积的显示较敏感，通过测量可以更好地了解疾病进程，还有助于预后的判断。

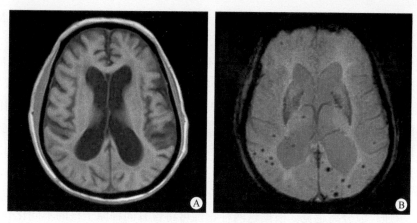

**图4-5-4 高血压性脑血管病脑内多发微小出血灶MR图像**
A. $T_1WI$，未见出血灶；B. SWIminIP，两侧枕叶多发点状低信号，为微小出血灶

**5. 脑肿瘤血管评价** 有资料表明，实性肿瘤的生长依赖于肿瘤性血管的生长，因此SWI可作为脑肿瘤磁共振检查的一个重要辅助序列，用以观察肿瘤的静脉引流、肿瘤内微血管形成及合并微小出血的情况，有助于肿瘤的分期，评估肿瘤内血管结构（图4-5-5）。

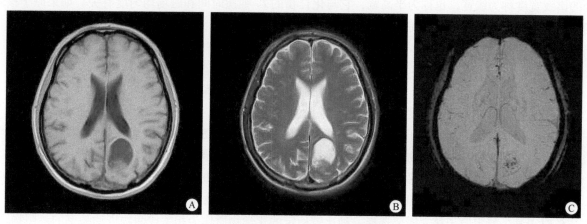

**图4-5-5 脑肿瘤内微出血MR图像**
A. $T_1WI$；B. $T_2WI$，左侧枕叶脑肿瘤；C. SWIminIP，肿瘤内多发微小出血灶

# 第6节 磁共振波谱成像技术

磁共振波谱成像（MRS）是利用质子在化合物中共振频率的化学位移现象测定化合物组成成分及其含量的检测技术。它是目前唯一无创性检测活体器官和组织代谢及生化变化的技术。

# 一、成像原理

## （一）基本原理

MRS与常规磁共振检查大致相同，都遵循拉莫尔定律，即不同的具有奇数质子的原子核具有不同的磁旋比，在外加静磁场中其进动频率不同，如$^1H$、$^{31}P$、$^{23}Na$、$^{13}C$、$^7Li$等均可以产生MRS信号，在众多质子中氢质子（$^1H$）的磁旋比最大（42.58MHz/T），且在生物体内含量最多，因此产生的MRS信号最强，在临床上应用最广泛、成熟。MRS需要良好的磁场均匀性，要求短的射频脉冲以激励原子核需要一段采集信号的时间，再将收集到的自由感应衰减信号通过傅里叶变换成波谱。MRS的基本原理是依据化学位移和自旋耦合两种物理现象。

化学位移现象是MRS的重要理论基础。由于不同化合物之间存在着频率差别，MRS才可将不同的化合物分辨开来，且随着静磁场的场强不同化合物之间的频率差也不同，如在1.5T场强中水和脂肪内氢质子进动频率差别为225Hz，而在3.0T场强中为450Hz，不同化合物的频率之间的绝对差值难以记忆，且因外加静磁场的不同而不同。而当以"百万分之几"（ppm）来表示时，则化合物之间的频率差别是恒定的。以氢质子为例，水分子中的氢质子与在脂肪中的氢质子的共振频率相差3.5ppm，在任何外加磁场中均是如此。

自旋耦合或J-耦合现象是原子核之间存在共价键的自旋磁矩的相互作用形成自旋耦联，以J为常数，J值越大耦合越强，波分离越宽。根据这两种物性可将含有同种原子核的不同化合物或将同一化合物中不同的分子在频率轴上区分开来。化学位移和自旋耦合两种物理现象形成了波谱的精细结构。

### （二）MRS谱线

MRS谱线的横轴代表化学位移，即频率，可探测到的不同化合物表现为一个或几个特定频率上的峰。纵轴是化合物的信号强度，其峰高度及峰下面积与该化合物的浓度成正比。化合物最大峰高一半处的谱线宽度称为线宽，也称为半高宽，它与化合物的 $T_2^*$ 弛豫时间和磁场均匀度有关。如果原子核之间存在共价键，其自旋磁矩之间的相互作用形成J-耦联。

### （三）MRS特点

1. 得到的是代谢产物信息，通常以谱线和数值来表示，而非解剖图像。

2. 对磁场强度和磁场均匀度要求较高。

3. 外加磁场强度升高有助于MRS质量的提高，不仅可以提高SNR，还可以使各种代谢产物的化学位移增大，更好区分各种代谢物。但随着磁场强度的升高，可能导致波谱成像时出现定位错误。

4. 信号较弱，常需要多次平均才能获得足够的SNR，因此检查时间较长。

5. 得到的代谢产物含量是相对的，常用两种或以上的代谢物含量比来反映组织的代谢变化。

6. 对于某一特定原子核，需要选择一种比较稳定的化学物质作为相关代谢物进动频率的参照物。

# 二、临床应用

MRS中常见代谢物的含义如下。

**1. N-乙酰天门冬氨酸**（N-acetyl aspartate，NAA） NAA峰是脑 ¹H MRS最高峰，波峰在2.02ppm处，主要存在于神经元及其轴突，是神经元内标志物，其含量多少反映神经元功能状况。NAA含量降低表示神经元受损。

**2. 胆碱**（choline，Cho） Cho波峰位于3.20ppm处，反映脑内胆碱储备量，是细胞膜磷脂代谢的成分之一，参与细胞膜的合成和代谢。Cho峰的高低可作为肿瘤细胞增殖的指标，是评价脑肿瘤的重要峰值之一，几乎所有脑肿瘤中Cho峰均升高。

**3. 肌酸**（creatine，Cr） Cr波峰位于3.05ppm处，是脑组织能量代谢的提示物，在脑组织中浓度比较稳定，因此常用其他代谢产物与Cr的比值反映其他代谢产物的变化。

**4. 乳酸**（lactic acid，Lac） Lac波峰位于1.33～1.35ppm处，呈双峰。正常情况下脑 ¹H MRS无明显Lac峰，Lac峰的出现提示正常细胞有氧呼吸被抑制，是无氧糖酵解的终产物。在脑缺血缺氧或恶性肿瘤时，糖无氧酵解加强，Lac含量升高。

**5. 肌醇**（myo-inositol，ML） ML波峰位于3.56ppm处，是星形细胞中神经胶质的标志物，髓鞘溶解时升高，肿瘤时多下降。

**6. 谷氨酸和谷氨酰胺**（glutamate acid，Glu/glutamine，Gln，称为Glx） Glx波峰位于2.1～2.4ppm处，脑组织缺血缺氧及肝性脑病时升高。

**7. 脂质**（lipid，Lip） Lip波峰位于0.9～1.3ppm处，是细胞坏死的提示物。

目前MRS在颅脑、前列腺、乳腺等部位的诊断与鉴别诊断中起到重要的参考作用。在颅脑肿瘤方面有助于鉴别脑内肿瘤与脑外肿瘤，有助于判断星形细胞瘤的分型及恶性程度；对颅内囊性病变、癫痫等也有较大的应用价值（图4-6-1、图4-6-2）。在前列腺中通过观察枸橼酸盐的含量来鉴别癌和非癌组织。在乳腺中可通过观察胆碱的含量来鉴别肿瘤的良恶性。

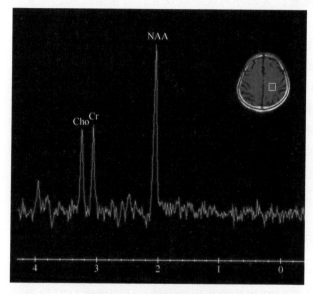

图4-6-1 正常脑MRS谱线

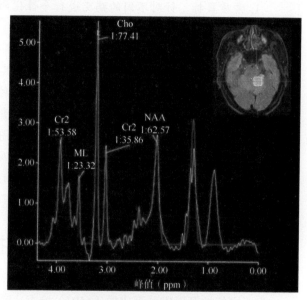

图4-6-2 异常脑MRS谱线

小脑胶质瘤病例：MRS谱线示NAA峰下降，Cho峰升高

（吕 旻 曹希明 胡劲松）

# 第5章
# 人体各部位磁共振检查技术

🎯 **学习目标**

1. **素质目标** 针对不同的病变进行个性化的检查；常用序列及参数设置；图像后处理；检查中注意人文关怀；培养 MRI 规范检查意识。

2. **知识目标** 掌握 MRI 检查原则及注意事项；MRI 对比增强原理；MRI 检查步骤；各部位 MRI 检查适应证、成像中心、常用扫描序列及其定位技术。熟悉 MRI 检查禁忌证；各部位射频线圈的选择及其扫描参数的设置；增强检查使用对比剂剂量、扫描序列、延迟时间及扫描期相；各部位图像质量要求；各部位相关疾病的 MRI 检查策略。了解各部位 MRI 检查的注意事项；特殊部位 MRI 检查技术；功能 MR 序列及参数设置；图像后处理。

3. **能力目标** MRI 检查适应证、射频线圈及成像中心的确定；能选择磁共振增强扫描方式；扫描技术、图像质量要求、注意事项；各部位相关疾病 MRI 检查策略。

## 第 1 节　磁共振检查技术概述

为了更好地开展磁共振成像（MRI）检查，除具备 MRI 相关的基础知识外，还应熟悉 MRI 检查的适应证与禁忌证，掌握 MRI 检查原则及方法，并熟练掌握 MRI 检查步骤。

## 一、适应证与禁忌证

### （一）适应证

MRI 检查能对人体几乎所有部位的肿瘤性、感染性、血管性、代谢性、先天性、外伤性等疾病进行诊断、疗效评估。MRI 检查在各部位的优势又有所不同。

**1. 中枢神经系统**

（1）MRI 是颅脑软组织、颅底、颅后窝、颅颈交界区、椎管及脊髓等病变的首选影像学检查方法。

（2）MR 功能成像可对视觉、功能皮质、白质纤维束走行、脑功能活动定位和脑组织生化分析进行研究。

**2. 头颈部**

（1）MRI 对眼眶、内耳、鼻咽部、甲状腺及颈部软组织、淋巴结病变的诊断有较高的临床价值。

（2）头颈部 MRA、内耳膜迷路水成像、血管壁成像、斑块成像等特殊技术也是对疾病诊断的重要检查方法。

**3. 胸部**

（1）纵隔内脂肪的高信号特点及血管的流空效应，使纵隔磁共振图像形成良好对比。MRI 对纵隔、肺门淋巴结肿大和占位性病变的诊断具有较高的价值，但对肺内钙化及小病灶的检出不敏感。

（2）运用心电门控技术，MRI 可显示心脏、大血管，可对心肌病变、心包病变、某些先天性心脏病、心脏大血管的形态学与血流动力学进行无创检查。心脏的MR功能成像、灌注成像、延迟增强成像等的应用，可以显示心脏功能、心肌局部运动、心肌活性等情况，使得磁共振检查在对心血管疾病的诊断方面具有良好的应用前景。

（3）MRI对乳腺良、恶性肿瘤的诊断和鉴别诊断，对乳腺癌分期、疗效评估及术后随访有重要临床诊断价值。

**4. 腹盆部**

（1）多参数技术在消化、泌尿、生殖系统疾病的诊断和鉴别诊断中具有重要价值：①通过$T_1WI$、$T_2W1$和DWI等多序列成像可以对胃、肝、肾、胰腺、肾上腺、前列腺、腹壁等病变进行诊断与鉴别诊断；②MRCP对胰胆管病变的显示具有独特的优势；③磁共振泌尿系成像可显示尿路，对输尿管狭窄、梗阻极具诊断价值。

（2）MR多方位成像可清晰显示盆腔结构，尤其对直肠、肛管及盆腔疾病有重要诊断价值，能较容易地鉴别血管及淋巴结，是盆腔肿物、炎性病变、血管异常等疾病的最佳无创性影像学检查手段。

**5. 骨与关节**

（1）MRI对四肢骨髓炎、软组织内肿瘤及血管畸形具有较好的显示效果。

（2）MR关节成像可清晰地显示软骨、关节囊、关节液及关节韧带，对关节软骨及韧带损伤、关节积液等病变的诊断有较大优势。

## （二）禁忌证

由于MRI具有的强磁场和射频场特点，可能造成电子设备失灵，也易使体内金属植入物移位，在射频脉冲作用下，体内的金属还会因热效应而造成周围组织损伤。磁共振检查具有绝对禁忌证和相对禁忌证。

**1. 绝对禁忌证** 是指受检者进入磁体室扫描区域后，出现生命危险或伤害的情况。

（1）装有非磁共振兼容心脏起搏器、心脏磁性金属瓣膜、血管夹及其他铁磁性异物者。

（2）植入电子耳蜗者。

**2. 相对禁忌证** 是指受检者进入磁体室扫描区域后，可能会出现潜在伤害，但通过调整扫描序列、缩短扫描时间、采用低场强模式等特殊处理后可以进行MRI检查，但是存在一定风险，如果病情需要，可以在做好风险收益评估、受检者和家属知情的情况下进行MRI检查。

（1）扫描野内或附近含有铁磁性物品：①检查部位有金属植入物（如血管夹、人工关节、固定钢板等）；②有金属义齿者慎行鼻咽、口腔检查；③有宫内金属节育器者不能做盆腔及下腰椎检查。

（2）神经刺激症、幽闭恐惧症患者。

（3）妊娠3个月以内的早孕受检者。

（4）不能平卧10min以上、神志不清、严重缺氧、烦躁不安需要抢救的患者。

（5）高热受检者。

（6）带有非磁共振兼容呼吸机及心电监测设备的危重症受检者。

# 二、磁共振检查安全

MRI检查安全包括MRI检查相关的安全和MRI检查操作的安全，详见第2章第2节。针对MRI检查的安全性，磁共振技师一定要高度重视。检查前必须详细询问受检者，明确是否存在禁忌范围，以确保人身安全及图像质量。

如果患者体内植有磁共振兼容的心脏起搏器，需要在检查前由心内科医生将起搏器调置到磁共振兼容模式后再进行磁共振扫描，尽量在1.5T设备上进行检查，并且采用低SAR模式进行检查。

如果患者病情危重且需要输液泵、呼吸机支持时，需要采用磁共振兼容的输液装置和呼吸机设备，需要将输液泵装进磁共振兼容的输液装置中方可进入磁体间。即便如此，磁共振兼容的呼吸机和输液装置也有一定的安全距离，尽量将其置于5高斯线外。

# 三、磁共振增强原理与临床应用

医学影像图像不同组织间的对比度越高，区分正常与病变组织就越容易。磁共振图像具有较强的软组织分辨能力，依靠组织的弛豫时间成像，多数情况下人体各组织间固有的生物化学差异在$T_1$和$T_2$加权图像上能产生良好的对比。但当两种组织本身生化特性差别不大、组织间弛豫时间值有覆盖交叉时，难以获得足够的对比，致分辨组织困难。这时需引入磁共振对比剂开展增强扫描，在发现平扫未显示的病变、进一步明确病变范围、病变的鉴别诊断、术后评估及血管病变的检查等方面具有重要价值。

磁共振增强扫描是静脉注入MRI对比剂后，按照预定序列参数进行扫描的方法。

**1. MRI对比剂增强原理** 磁共振图像的亮度和对比度取决于被检组织的质子密度和弛豫时间（$T_1$或$T_2$），MRI对比剂通过改变组织磁环境，影响质子的弛豫时间，间接改变组织信号强度，达到增强对比度的目的。

（1）顺磁性对比剂增强原理 具有顺磁性的金属原子如钆、锰等具有数个不成对的电子，弛豫时间长，有较大的磁矩。在磁共振成像过程中促进被激励的质子之间及质子与周围环境之间的能量传递，使组织的质子弛豫时间变短，缩短了$T_1$或$T_2$值，从而实现了增强图像对比度的目的。

影响顺磁性对比剂缩短组织弛豫时间的因素如下。

1）顺磁性对比剂的浓度：对比剂浓度较低时主要缩小组织的$T_1$值，随着对比剂浓度的增加，特别是超过常规浓度值时主要缩小组织的$T_2$值。

2）顺磁性对比剂的磁矩：其磁矩大小与不成对电子数的数量成正比，不成对电子数越多，磁矩就越大，顺磁性作用越强，对组织的弛豫时间影响就越大。

3）顺磁性对比剂结合水的分子数：顺磁性物质所含结合水的分子数越多，顺磁性作用就越强。

此外，磁场强度、环境温度等也将影响组织的弛豫时间。

顺磁性物质有多种，其中钆（$Gd^{3+}$）的顺磁性最强，电子自旋弛豫时间相对较长。因游离的钆离子对肝、脾和骨髓有毒性作用，须将其形成螯合物后使用。钆螯合物可分为离子型和非离子型，常见的离子型对比剂为Gd-DTPA，非离子型对比剂有Gd-HP-DO3A、Gd-DTPA-BMA。从化学结构角度钆螯合物有线性和大环形螯合物，Gd-DTPA、Gd-DTPA-BMA属线性螯合物，Gd-HP-DO3A属大环形螯合物。

含钆对比剂均为低分子量的亲水性物质，引入人体后很快从血管内扩散到细胞外间隙，当在血管内和细胞外间隙达到平衡时即失去了对比特性。

（2）超顺磁性和铁磁性对比剂增强原理 此两类对比剂的磁化率比顺磁性对比剂及人体组织高得多。被磁化后造成局部组织磁场的不均匀性增加，加速水分子的质子横向磁化失相位，缩小了$T_2$或$T_2^*$值，强化后的组织呈低信号，与非强化组织呈现鲜明的对比。

以超顺磁性氧化铁为例，其磁化后的磁矩约为Gd-DTPA的100倍，在$T_2WI$和$T_2^*WI$图像上表现为低信号，增加图像的对比度，可用于心肌或脑组织等灌注成像。此类对比剂又称为阴性对比剂。

**2. 磁共振对比增强扫描临床应用方式** 增强检查中目前临床上最常采用的对比剂是Gd-DTPA。在使用常规剂量范围内引起的组织弛豫率变化与其剂量呈线性正比，可明显缩短局部组织的$T_1$弛豫时间，$T_1WI$呈高信号，故临床上主要用于在$T_1WI$上观察兴趣组织的强化，不采集$T_2^*WI$图像。

（1）常规增强扫描 注射对比剂一定时间后，被检部位的组织被强化，缩小$T_1$值，此时进行序列扫描，获得图像增强的效果，即为常规增强扫描。这种方式对于注射对比剂后扫描的延迟时间没有严格的要求，因此不要求团注对比剂。

常规增强扫描可用于全身各部位。临床上广泛用于中枢神经系统，静脉注射Gd-DTPA，当血脑屏障受损时，Gd-DTPA从血管内渗出进入组织间质液体内，其浓度在正常脑组织、水肿和肿瘤、炎症等病变之间出现差别，组织$T_1$弛豫时间缩短而强化，实现鉴别诊断的目的。

常规增强扫描的强化程度与对比剂的浓度、血管结构、局部血流灌注状况和血脑屏障的完整性有关。

（2）动态增强扫描　磁共振对比剂常规增强扫描不用连续采集注射对比剂后不同时间点的信息，为了增加腹部脏器、乳腺及垂体等软组织病变更多的诊断信息（如获得时间-信号强度曲线），需选择磁共振对比剂动态增强的检查方式。

1）基本原理：注射对比剂延迟一定时间后，对比剂浓度在到达被检部位的峰值段内，连续采集不同时间点的强化信息，获得动态增强图像。为获得对比剂浓度峰值段有限时间内更多的强化信息，扫描序列需采用快速$T_1WI$序列，首选扰相GRE序列，腹部扫描的同时需采用屏气扫描方式。

2）延迟时间：指注射对比剂到启动扫描的时间，它是获得各期时相图像的关键，为更好地控制延迟时间，临床上采用高压注射器团注法注射对比剂。

如肝脏磁共振动态增强扫描，团注对比剂后20～25s通过血液循环到达肝动脉，欲获得动脉期图像，扫描时机的最佳设置应是采集K空间中心区域的信号，如不使用K空间中心优先采集技术，那么需将对比剂在肝动脉浓度达到峰值时刻与扫描序列中点时刻设置为一致。计算注射对比剂后至启动扫描的延迟时间公式为

$$延迟时间 = 循环时间 + 对比剂注射时间/2 - 序列扫描时间/2$$

也可采用小剂量预试验测量循环时间的方法或采用智能触发技术启动扫描。各期相的时间掌握还应根据被检者个体及疾病的不同，调整个性化设置。还可采用快速扫描序列进行连续动态扫描，获得兴趣区时间-信号强度曲线，通过该曲线细致观察组织结构在注射对比剂后信号强度随时间变化的特征。

3）采集时期：常规为动脉相、血池相和细胞外相。动脉相是对比剂到达动脉期的图像，在上腹部一般是开始注射对比剂（团注）后20～30s采集的图像，在高端设备上采用快速序列可采集动脉早、中、晚期图像。临床上常通过重建后处理（如MIP）获得MRA图像，实现一次使用对比剂同时获得CE-MRA图像的双重效果。血池相在上腹部称为门静脉相，一般在团注对比剂后50～70s采集图像，常用于腹部肿瘤的诊断与鉴别诊断。细胞外相是指对比剂大量进入组织间隙内的图像，又称为平衡期，在上腹部团注对比剂后3～5min采集的图像，有助于观察明显强化的病灶。

（3）血管成像　静脉注射磁共振对比剂，缩小血液$T_1$值，血液信号增加，快速序列采集，获得CE-MRA图像。与常规MRA相比，具有成像速度快、多时相显示、伪影少、显示细小血管、不受血管走向及血液流速影响、可根据扫描要求获得动静脉图像等优点。详见本书第4章第3节。

（4）血流灌注成像　采用快速成像序列（如EPI-$T_2^*WI$）采集对比剂首次通过时的信号快速成像，获得组织或器官的血流灌注情况。如PWI在脑缺血诊断及临床治疗指导方面具有非常大的价值。详见本书第4章第4节。

## 四、磁共振检查原则

MRI检查时，为了安全、快速地获得优质MR图像，必须遵循MRI检查原则。这些原则包括基本原则、受检者检查体位的选择原则、射频线圈的选择原则、磁共振成像中心的选择原则、检查平面的选择原则、扫描序列的选择及相位编码方向的设置原则等内容。

### （一）磁共振检查基本原则

**1. 以受检者为中心**　关心受检者的感受，以受检者安全、疾病检出为中心，重视受检者检查过程中的舒适性。

**2. 全过程规范**　检查准备、检查流程、检查序列的规范。

**3. 个性化检查**　特殊患者，应采用特殊流程。如不合作患者，优先扫描对疾病诊断、鉴别诊断价值大的序列。

### （二）受检者检查体位的选择原则

**1. 选择原则**　合理设计磁共振检查体位是磁共振技师的基本要求。磁共振检查时受检者体位多采用仰卧位、俯卧位、左侧或右侧卧位等。由于磁共振检查时间较长，应以受检者舒适、能配合检查为原则。具体体位要求是既要保证受检者舒适，又要让被检查部位贴近线圈、位于线圈成像范围以内，并尽量靠近磁场中心。

**2. 具体设置**　在大多数部位进行磁共振检查时，我们均以标准解剖姿势将受检者置于检查床上，并保持检查部位或脏器的长轴与静磁场方向平行。这样能得到更好的图像质量，并有助于减少图像伪影。

### （三）射频线圈的选择原则

**1. 射频线圈对图像质量的影响**　射频线圈的形状、大小、敏感性及检查部位与线圈间的距离均能影响其SNR。线圈的SNR越高就越有利于增加MR图像的分辨力，或提高系统的成像速度。

（1）射频线圈的大小对图像质量的影响　大线圈，能检测大区域部位，但图像SNR较低，成像过程中可能产生更多的伪影；小线圈，检测部位的区域较小，但图像SNR较高。线圈的穿透深度大约为线圈直径的一半，线圈越小，SNR越佳，但覆盖率和（或）穿透深度越小。

（2）线圈的分类及其特点　线圈分接收线圈和发射/接收线圈，在实际应用中常见的有正交线圈、表面线圈、相控阵线圈、一体化线圈等。由于体线圈包含的组织体积大，产生的噪声量也大，同时成像组织与线圈之间的距离较大，减弱了信号强度，所以它的SNR最低。各种表面线圈尺寸比较小，距离检查部位又较近，能最大限度地接收MR信号，表面线圈的SNR最高。

**2. 选择原则**　在选择线圈时，要考虑受检者的体位，应充分考虑检测范围、检测深度与图像SNR的关系，应用大小、通道数合适的线圈以提高图像SNR。对于一些特殊脏器必须选择专用表面线圈，如乳腺线圈。

### （四）磁共振成像中心的选择原则

磁场强度在主磁场的磁体中心直径50cm的球形内最均匀，越远离中心，磁场均匀度越差，采集的信号也越弱。所以，体位设计时要注意将被检查部位的中心与线圈中心重合，并放置于主磁场中心。

### （五）磁共振检查平面的选择原则

1. MRI可以任意方向成像，在磁共振检查时一般要求选择相互垂直的两个以上扫描平面。

2. 选择方法

（1）扫描平面应符合观察习惯、便于显示解剖结构，其中横断面扫描是大部分脏器最常用的扫描平面。

（2）当病变位于脏器边缘部分时，为辨认两者的解剖关系，扫描平面必须垂直于病变与脏器的接触界面，并确保MR图像能显示病变及相应的正常组织。

（3）为显示长条状或管状脏器结构的全貌，扫描平面应尽量平行于脏器走向。

（4）为了显示管腔内液体的流动效应，扫描平面应尽量垂直于液体的流动方向。

（5）当两个扫描平面都能清晰显示病变时，则应选择扫描时间较短的平面。

### （六）磁共振扫描序列的选择及相位编码方向的设置原则

适当的成像序列和图像信号的加权参数是获取良好图像质量的基本条件。

**1. 成像序列的选择** 在典型成像平面方向上，我们应根据具体的检查目的和检查部位选择两个或两个以上的扫描序列。这些序列包括：①能显示脏器解剖结构、信号特征的序列；②必要时，还要有能提供组织血流动力学特点的序列（如增强序列、CE-MRA序列等），以尽可能多地显示组织特性参数；③一些特殊的扫描序列如PWI序列、MRS序列、SWI序列、DTI序列等技术对特定的疾病影像诊断价值较大；④在扫描过程中，可以根据设备、患者情况灵活选用扫描序列，对于危重症、婴幼儿受检者，可以选择扫描速度快的序列，对于婴幼儿、镇静受检者可以选择静音序列，保障能够扫描出可诊断的图像。

**2. 相位编码方向的设置** 由于相位编码数与扫描时间存在正相关关系，因此，在磁共振扫描序列选择时，还应正确设置相位编码方向。

设置原则是为减少卷积伪影，采用矩形FOV缩短扫描时间，选择解剖径线较短的方向为相位编码方向。同时，还应充分考虑减少伪影对影像的影响。由于运动伪影出现在相位编码方向上，当解剖径线与伪影对图像的影响产生矛盾时，优先选择减少伪影的方向为相位编码方向。

## 五、磁共振检查方法

在MRI中，常用的磁共振检查方法有定位扫描、常规扫描、增强扫描和特殊扫描等。

### （一）定位扫描

定位扫描是采用快速成像序列，同时获得冠状、矢状、横断面定位图。在定位图上，确定扫描基线、扫描方法和扫描范围。

### （二）常规扫描

**1. 定义** MR常规扫描又称MR平扫。是按定位图上确定的成像方向和扫描范围，在预设扫描参数后，操作序列"扫描开始"指令所完成的扫描方法。

**2. 常规序列** 一般采用$T_1WI$序列、$T_2WI$序列检查。根据组织或病变的$T_1WI$、$T_2WI$的信号特点判断组织特性。例如，脑脊液或囊性病变具有长$T_1$、长$T_2$特性，$T_1WI$呈低信号、$T_2WI$呈高信号；脂肪组织在$T_1WI$和$T_2WI$均表现为高信号。一般来讲，$T_1WI$显示组织器官的解剖结构，$T_2WI$显示病变及其内部的信号变化，有利于发现病变。

**3. 常用序列及其参数**

（1）用于$T_1WI$的序列有SE序列、FSE序列、SPGR序列等。由于SE序列成像速度慢、MR图像又存在运动伪影及其所致的部分容积效应，所以不能用于动态增强扫描。目前，除了在旧机型或对MR图像对比度噪声比（contrast to noise ratio，CNR）要求较高、本身受运动影响又较小的器官外，现在很少应用该序列。因FSE序列能够进行快速成像，且对磁场的不均匀敏感度不高，故它常用于除胸、腹部以外的大多数器官MRI检查的$T_1WI$首选序列。

（2）用于$T_2WI$的序列有SE序列、FSE序列、FRFSE序列、HASTE序列、SE-EPI序列、true FISP序列等。现在常用FSE序列作$T_2WI$序列。由于true FISP序列（也称FIESTA序列或Balance-FFE序列）

软组织对比较差，一般不用于实性病变的检出，但可以作为结构序列显示胆管、血管的情况。

（3）运动器官及其解决方案　对于受呼吸运动影响较大的部位，如胸部、腹部、盆腔等，在磁共振检查时应尽量减少呼吸运动所致的MR图像伪影。减少其影响的途径有两条：训练受检者呼吸；提高成像速度。因SPGR序列成像速度快、图像CNR高，并能用于动态增强扫描，现在该序列作为受呼吸运动影响较大器官磁共振检查的$T_1$WI首选序列。在选择该序列时，需要注意受检者的配合及成像方式对图像质量的影响。除了动态增强扫描序列外，应用2D成像方式优于3D成像方式，前者的CNR大于后者。如果受检者不能很好地配合，我们应用$T_1$准备超快速GRE序列。该序列属单层成像，采集速度更快，且无运动伪影，但CNR差，只能用于前述序列的补充。

此外，在MR常规扫描时，我们还应根据受检器官的解剖、生理、病理特点，选择相应的脉冲序列。例如，颅脑检查时，为将$T_2$WI中自由水（脑脊液）高信号抑制掉，除了选择$T_2$WI序列外，通常还应选择$T_2$_FLAIR序列。它能敏感检测脑白质病变，如多发性硬化、腔隙性脑梗死、脑肿瘤及炎性病变。肝脏检查时，肝脏还有的脂质成分在MR图像上呈高信号而掩盖某些肝脏疾病。因此，我们在进行肝脏磁共振检查时，常规应用脂肪抑制技术。

### （三）增强扫描

磁共振增强扫描原理与临床应用方式上面已介绍。工作中增强扫描的价值有：一是增加病变信息，提高小病灶的发现率；二是增加病灶与周围组织对比，使病灶显示更加清晰；三是有利于病灶定量与定性诊断，在随访观察中对病灶治疗后疗效的观察提供定量和客观的评价；四是对比增强血管成像可以提高血管的信号强度，增强血管和背景组织的对比，有助于小血管和静脉系统的显示，尤其有助于对引流静脉的判断。临床工作中应注意以下两点。

**1. 对比剂及其应用**　除肝脏MR增强因特殊鉴别诊断需要外，均使用细胞外间隙对比剂Gd-DTPA。通常注射速度为1.5～3.0ml/s，剂量为0.1mmol/kg。

**2. 增强扫描序列设计**　应兼顾空间分辨力和时间分辨力两方面的要求。高空间分辨力有利于显示病变结构，尤其适用于发现小病变；高时间分辨力能更准确地评价动态增强扫描前后病灶的时间-信号强度曲线变化。

动态增强检查多采用3D快速成像序列，进行薄层（＜3mm）无间距扫描。根据受检器官及病灶特点、结合MRI序列数据采集方式设置恰当的扫描时机。

### （四）特殊扫描

MR特殊扫描包括MRA、PWI、DWI、MR各向异性DTI、MRS、SWI及基于BOLD法的fMRI等。它们仅用于对特定组织器官、特定疾病的成像，是定性诊断的重要补充。其中，有些序列尚处于临床研究和探索阶段，它们对疾病的诊断价值还无定论。我们可以在实践中依据需要和可能逐步探索。

## 六、磁共振检查前准备

MRI检查成像时间长、相关影响因素多。为了获得优良的影像质量、发挥磁共振设备的最佳性能，并保证检查过程中受检者的配合，在检查前必须进行充分准备。

### （一）MRI设备的准备

**1. 环境温度湿度要求**　磁共振设备对环境温度、湿度有严格规定：温度要保持在18～22℃，湿度应控制在60%左右，不超过70%。

**2. 设备监测与维护**　保证磁共振设备处于完好运行状态，并定期做好磁共振设备的预防性维护。

定期监测液氦水平、计算机内存空间状态等。

### （二）受检者的准备

**1. 认真阅读检查申请单** 仔细阅读检查申请单，了解病史、体征及相关生化检查，明确检查目的及要求。

**2. 确认受检者无检查禁忌证**

（1）详细询问病史，询问体内是否有植入物、植入物类型及植入时间等。如果无法确定植入物是否安全而且病情需要MR扫描时，应尽量在磁场强度较低的磁共振设备上进行扫描，以减少风险。

（2）询问受检者有无禁忌证，并嘱其认真阅读磁共振检查注意事项，按要求准备。

**3. 与受检者充分沟通交流**

（1）告知受检者检查所需时间及扫描时系统噪声，提供耳塞或耳机，消除其恐惧心理。

（2）着重向受检者介绍检查过程中如遇不适时，医患对讲系统的使用方法，增强扫描患者应常规手捏报警球。

（3）认真训练受检者 按检查部位要求，认真训练受检者呼吸状态，并要求患者检查过程中不能移动体位，尽可能取得受检者配合并减少运动伪影。规律的呼吸是影响呼吸门控序列图像质量的关键因素，检查前，嘱患者调节呼吸频率。而呼吸屏气幅度应尽量保持一致，确保每次屏气方式和吸气量相当。

（4）确保磁体室安全 进入磁体室前要求患者摘除所有金属物品（发夹、钥匙、小刀、钢笔、硬币、耳饰、项链、戒指、义齿、带拉链或金属纽扣的衣物，女性患者应脱下带金属的内衣等）、磁性物品及电子器件（磁卡、手表、照相机及手机等）。陪同家属如需进入磁体室，同样需要除去随身携带的任何金属物品。

**4. 特殊受检者的处理**

（1）对于增强受检者，必须做好增强检查前准备，包括高压注射器和被检者静脉通道的准备等。

（2）对于婴幼儿、烦躁不安及幽闭恐惧症受检者，为提高检查成功率，应由医生给予适量的镇静剂或麻醉药。

（3）对于急危重受检者，确需做磁共振检查时，应由临床医师陪同观察。所有抢救器械、药品备齐在磁体室外。一旦发生紧急情况，应迅速将受检者移至磁体室外抢救。

**5. 其他相关特殊准备** 某些部位磁共振检查前常需要一些特殊准备。如MRCP检查前需要求受检者空腹，并禁食、禁水4～6h以上，必要时口服胃肠道阴性对比剂以突出胰胆管信号，达到良好的胰胆管成像效果。

## 七、磁共振检查步骤

**1. 认真校对磁共振检查申请单** 了解受检者病史及相关检查资料，明确检查目的和要求。

**2. 选择合适的线圈** 按照不同的检查部位、检查范围和不同的检查目的应用相应的线圈。

**3. 受检者的定位** 根据受检者的舒适度、检查部位与线圈的关系来确定。大多数磁共振检查时采用仰卧位，一些特殊部位则采用其他体位，如乳腺磁共振检查时采取俯卧位。

**4. 扫描方案的确定** 在确定具体扫描方案时，影像技术人员需要注意以下几点。

（1）在选择受检者的定位方式时，必须按照其标准解剖姿势输入受检者的真实体位和进床方向。

（2）在选择扫描序列和检查平面时，必须遵循磁共振检查原则，做到既能显示正常、异常结构，又能反映病变特点。

（3）在设置扫描序列时，必须选择实际连接的线圈。

（4）在修改扫描参数时，注意从所选脉冲序列兼容的成像中选择对应选项，使SNR、空间分辨力、层数达到最优化，并减少运动伪影。

**5. 扫描**

（1）预扫描　其目的是优化每个受检者和受检区域的系统发射和接收增益，改进磁场均匀性，在MR扫描前必须进行预扫描。

预扫描分为自动预扫描和手动预扫描两种。前者用于大多数有效、精确和一致的预扫描，通过自动预扫描自动调节中心频率、发射增益和接收增益；目前大多数设备都采用自动预扫描。如果自动预扫描发生故障、信号过强或过弱而超出系统的自我调节能力时，就需要通过手动预扫描设置中心频率、发射增益和接收增益。

（2）MR扫描　在预扫描完成后则按照检查计划进行MR扫描。在扫描过程中，必须密切关注受检者的检查情况和MRI设备的工作状态：①对于生命体征不稳定的、注射对比剂后的受检者尤要注意观察，并保持与受检者通话畅通；可以在检查时给受检者加上呼吸、心电监测，随时关注其生命体征；还可让患者手捏报警球，在不适时及时呼救。②还需倾听扫描时磁体室的各种声音。在确认达到相应的检查要求后，结束扫描。

**6. 扫描后处理**

（1）定义　扫描后处理是利用MR后处理工作站将获得的原始图像或数据进行重组或重建的过程。

（2）目的　①将不同的后处理方法应用于图像处理中以便获得更多的信息；②去除不需要的信息，将有用的信息更好地显示出来；③更形象直观地了解病变及其比邻结构。

**7. 帮助受检者离开检查床并安全撤离磁体室**　如果受检者保持卧位姿势时间较长，起来后可能出现头晕的情况，因此，在受检者离开检查床时，磁共振检查技术人员及家属须提供帮助，此时特别要注意患者坠床风险，家属须去掉金属物品方可进入检查室。检查结束需告知受检者及家属注意事项，比如对比剂注射后需在留观区观察20min无不适后再拔套管针，拔针后方可离开；注射对比剂后须多饮水、排尿，以便加快体内存留对比剂的排泄。

# 第2节　颅脑磁共振检查技术

**案例 5-1**

　　患者，男，68岁，不明原因导致突发意识不清、言语不清、左侧肢体无力3h，血压184/97mmHg，心率85次/分，神清，构音障碍，对光反射灵敏，眼动充分，面部感觉无异常，无下颌偏斜；既往疾病包括高血压、冠心病；发病前处理个人事务不需要他人帮助，能独立行走。

**问题：** 1. 诊断主要考虑什么疾病？

　　　　2. 建议进行何种MRI检查？

## 一、颅脑磁共振检查

### （一）适应证

1. 颅脑外伤，尤其适用于CT检查阴性者。

2. 脑血管性疾病，如脑梗死、脑出血、脑血管畸形。

3. 颅内占位性病变，如良恶性肿瘤、囊肿。

4. 颅内感染与炎症。

5. 神经退行性病变。

6. 脑白质病变。

7. 颅脑先天性发育异常、脑积水、脑萎缩。

8. 颅骨骨源性疾病等。

## （二）扫描前准备

磁共振扫描禁忌证、检查前准备及安全相关内容参考第5章第1节，无禁忌证者方可进行磁共振扫描。

## （三）摆位

**1. 体位** 受检者取仰卧位，身体长轴与床面长轴一致，头先进，双臂置于身体两侧，双手不交叉，肩部紧贴线圈，左右居中，头部切勿左右旋转；同时使用楔形软垫固定头部或佩戴降噪耳机；尽量让受检者处于舒适的体位，必要时膝后可放置软垫，驼背患者可在腰部放置软垫。

**2. 线圈** 采用头部正交线圈、头部多通道相控阵线圈或头颈部联合线圈，摆放时线圈应覆盖整个头颅。

**3. 定位** 成像中心定在眉间，尽量使其与线圈中心重合。

## （四）扫描技术

### 1. 扫描方位

（1）横轴位 平行于胼胝体膝部与压部的连线（或前后联合的连线），扫描范围自小脑下缘至颅顶，覆盖全脑（图5-2-1）。

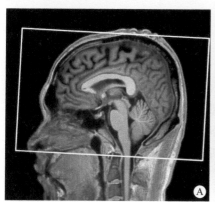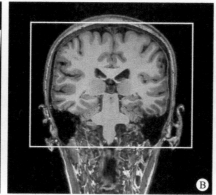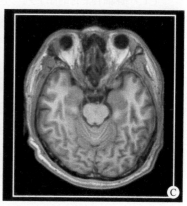

**图5-2-1 颅脑磁共振横轴位定位像**

A. 横轴位定位像在矢状位上的角度与范围；B. 横轴位定位像在冠状位上的角度与范围；C. 横轴位定位像在横轴位上的角度与范围

（2）冠状位 平行于脑干的走行，扫描范围包全被检部位，尤其注意包全病变（图5-2-2）。

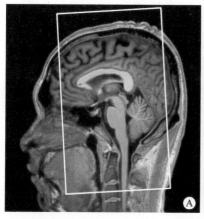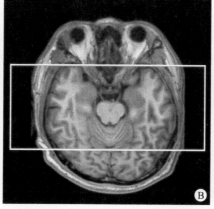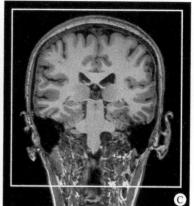

**图5-2-2 颅脑磁共振冠状位定位像**

A. 冠状位定位像在矢状位上的角度与范围；B. 冠状位定位像在横轴位上的角度与范围；C. 冠状位定位像在冠状位上的角度与范围

（3）矢状位　垂直于两侧颞叶底部连线或平行于大脑纵裂，扫描范围包全被检部位，尤其注意包全病变（图5-2-3）。

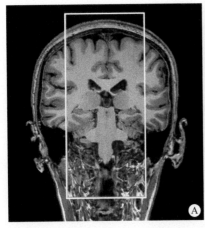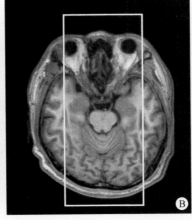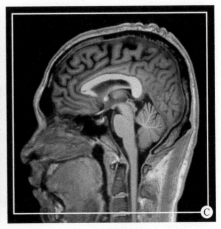

**图5-2-3　颅脑磁共振矢状位定位像**

A.矢状位定位像在冠状位上的角度与范围；B.矢状位定位像在横轴位上的角度与范围；C.矢状位定位像在矢状位上的角度与范围

**2. 扫描序列**

（1）横轴位的扫描序列　包括$T_1WI$、$T_2WI$、$T_2\_FLAIR$。

（2）矢状位的扫描序列　包括$T_1WI$或$T_2WI$。

（3）增强序列　横轴位、矢状位和冠状位$T_1WI$序列，推荐在1～2个方位上采用脂肪抑制$T_1WI$序列。

（4）附加序列　横轴位DWI序列（$b=0$和$1000$ s/mm$^2$），可显示不同病变之间的弥散特征差异，有助于鉴别良恶性病变，详见本章第2节；横轴位SWI序列，有助于观察颅内静脉异常、微出血灶等。

**3. 增强扫描对比剂注射方式**　颅脑MR常规增强扫描对钆对比剂的流速要求不高，可选择手推或高压注射器团注方式，以1.5～2.5ml/s的速度静脉注射，注射完对比剂后随即等速注射15～20ml生理盐水。

**4. 推荐颅脑MR扫描序列及参数**　见表5-2-1。

**表5-2-1　颅脑MR扫描序列及参数（3.0T）**

| 脉冲序列 | 成像方位 | TR/TE（ms） | 翻转角（FA） | 层厚（mm） | 层间隔（mm） | FOV（mm） | 矩阵 | 平均采集次数（NEX） | 有无脂肪抑制 |
|---|---|---|---|---|---|---|---|---|---|
| $T_1WI$ | 矢状位/横轴位 | 300～700/1～15 | 90° | 5 | 1 | 24×24 | 256×224 | 1～2 | 无 |
| $T_2WI$ | 矢状位 | ≥3500/90～120 | 90° | 5 | 1 | 24×24 | 260×210 | 1～2 | 无 |
| $T_2WI$ | 横轴位 | ≥3500/90～120 | 90° | 5 | 1 | 24×24 | 256×224 | 1～2 | 无 |
| $T_2\_FLAIR$ | 横轴位 | ≥8000/90～120 | 90° | 5 | 1 | 24×24 | 256×224 | 1～2 | 有 |
| DWI | 横轴位 | ≥2000/最短 | 90° | 5 | 1 | 24×24 | 160×160 | 1～2 | 有 |
| SWI | 横轴位 | 26.7/20 | 15° | 3 | — | 24×24 | 153×352 | 1～2 | 无 |
| $T_1WI+C$ | 横轴位/矢状位/冠状位 | 300～700/1～15 | 90° | 5 | 1 | 24×24 | 256×224 | 1～2 | 可选 |

## （五）图像质量要求

**1. 扫描范围**　符合影像学诊断需求。

**2. 伪影**　无明显运动伪影、无设备或体外金属等原因所致的图像伪影。

**3. 图像显示**　T₁WI图像上颅脑组织结构显示清晰；T₂WI图像上灰白质对比分明、脑脊液高信号、可疑病灶显示清晰；T₂_FLAIR图像上脑脊液信号得以抑制，可疑病灶清晰显示（脂肪抑制可选）；DWI的$b=1000s/mm^2$图像和ADC图像显示清晰，无明显变形；SWI图像上清晰显示颅内小静脉、出血、铁沉积等；增强扫描图像上脑实质与血管结构对比度增强，无明显搏动伪影。

## （六）注意事项

**1. 饱和带的施加**　T₁WI和T₂_FLAIR扫描时可在足侧施加平行饱和带以饱和流入的动脉，减少成像区的血管搏动伪影（图5-2-4）。

**2. 增强后搏动伪影**　增强扫描T₁WI通常采用快速自旋回波序列，在第四脑室附近易受到搏动伪影的影响，若影响病灶的显示，可替换成梯度回波序列以抑制该搏动伪影（图5-2-5）。也可采用流动补偿技术，或者施加预饱和带抑制该伪影。

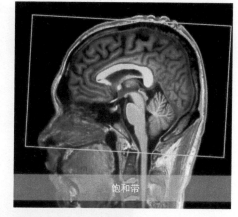

图5-2-4　饱和带的施加

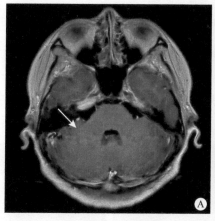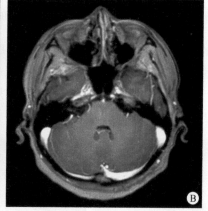

**图5-2-5　增强后搏动伪影**
A. 快速自旋回波序列；B. 梯度回波序列

**3. 运动校正技术**　T₂WI扫描对运动敏感，可使用运动校正技术（如风车技术、刀锋技术等）校正层面内运动伪影（图5-2-6）。

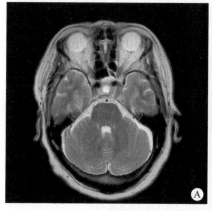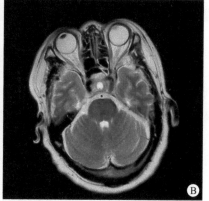

**图5-2-6　运动校正技术在T₂WI上的应用**
A. 未使用运动校正技术；B. 使用运动校正技术后

**4. 金属异物所致图像伪影** 临床上常遇见患者佩戴不可拆卸或不易拆卸的金属配饰和金属植入物（如商标、义齿、女性内衣的金属扣等），若它们靠近头部位置，可干扰局部磁场的均匀性，导致脂肪抑制效果不佳、DWI和SWI序列局部变形等（图5-2-7）。

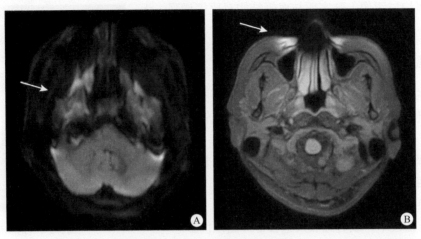

**图5-2-7 金属异物所致图像伪影**

A. DWI的$b$=1000s/mm²图像因义齿所致局部图像变形；B. T₂_FLAIR图像因鼻部皮下铁屑导致局部磁场均匀性下降，脂肪抑制效果不佳

**5. 3D序列的应用** 以往临床常规扫描均以2D序列为主，随着成像技术的不断发展，1mm×1mm×1mm各向同性的3D_T₁WI、3D_T₂WI、3D_FLAIR等在临床上应用前景越来越广泛，尤其是在神经系统MR成像方面，3D序列已经可以取代2D序列应用于常规颅脑MR成像，3D序列通过MPR后处理可得到任意层面的重建图像（图5-2-8）。

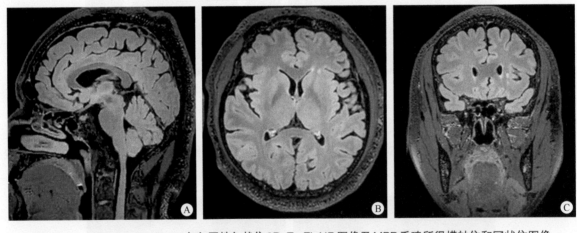

**图5-2-8 1mm×1mm×1mm各向同性矢状位3D_T₂_FLAIR图像及MPR重建所得横轴位和冠状位图像**

A. 矢状位原始图像；B. 横轴位重建图像；C. 冠状位重建图像

**6. 增强序列脂肪抑制** 以往颅脑增强扫描推荐横轴位T₁WI、矢状位T₁WI、冠状位T₁WI均采用脂肪抑制序列；根据目前临床经验，推荐只在1~2个方向上进行脂肪抑制即可，扫描时可根据实际应用场景适当调整。

**7. 编码方向** 横轴位及冠状位采用左右方向，矢状位采用前后方向。

# 二、颅脑磁共振血管检查技术

## （一）适应证

1.脑血管性疾病，如脑梗死、脑出血、脑血管畸形。

2. 颅内占位性病变，如颅内肿瘤。

3. 颅内感染与炎症。

4. 颅脑外伤。

5. 颅脑先天性发育异常。

6. 神经系统疾病等。

## （二）扫描前准备

MR扫描禁忌证、检查前准备及安全相关内容参考第5章第1节，无禁忌证者方可进行磁共振扫描。

## （三）摆位

与颅脑磁共振检查摆位方式相同。

## （四）扫描技术

**1. 时间飞跃法磁共振血管成像**（time of flight MRA，TOF-MRA）

（1）扫描方位　以横轴位扫描为主，在矢状位图上使扫描层面平行于胼胝体膝部和压部连线或前后联合连线，在冠状位图上调整左右角度，使扫描层面垂直于正中矢状缝；扫描顺序为由下向上，扫描范围自枕骨大孔至胼胝体上缘（图5-2-9）。

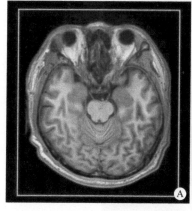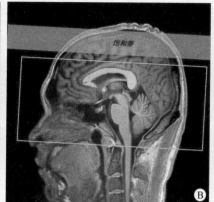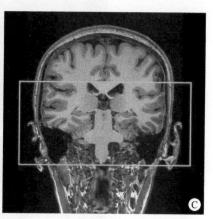

**图5-2-9　颅脑TOF-MRA横轴位定位像**

A. TOF-MRA横轴位定位像在横轴位上的角度和范围；B. TOF-MRA横轴位定位像在矢状位上的角度和范围；C. TOF-MRA横轴位定位像在冠状位上的角度和范围

（2）扫描序列　横轴位TOF-MRA序列。

**2. 相位对比法**（phase contrast，PC）**磁共振血管成像**（PC-MRV）

（1）扫描方位　以矢状位扫描为主，在横轴位图和冠状位图上调整左右角度，使扫描平面平行于正中矢状缝；在矢状位图上调整上下、前后范围（图5-2-10）。

（2）扫描序列　矢状位PC-MRV序列。

**3. 对比增强血管成像技术CE-MRA和CE-MRV**

（1）扫描方位　以矢状位扫描为主，在横轴位图和冠状位图上调整左右角度，使扫描平面平行于正中矢状缝；在矢状位图和血管定位图上调整扫描范围，包全颅脑动脉或静脉血管，其中颅脑CE-MRA定位方式如图5-2-11所示。

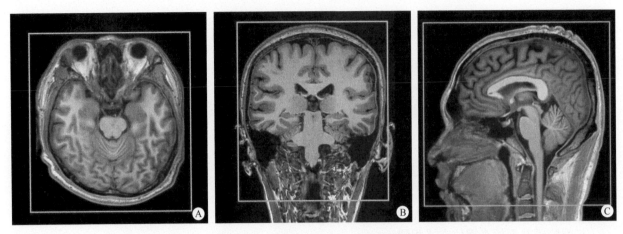

**图5-2-10 颅脑PC-MRV矢状位定位像**

A. PC-MRV矢状位定位像在横轴位上的角度和范围；B. PC-MRV矢状位定位像在冠状位上的角度和范围；C. PC-MRV矢状位定位像在矢状位上的角度和范围

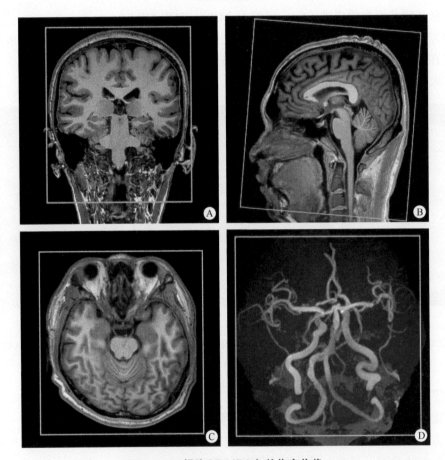

**图5-2-11 颅脑CE-MRA矢状位定位像**

A. CE-MRA矢状位定位像在冠状位上的角度和范围；B. CE-MRA矢状位定位像在矢状位上的角度和范围；C. CE-MRA矢状位定位像在横轴位上的角度和范围；D. CE-MRA矢状位定位像在血管二次定位图上的角度和范围

（2）扫描序列

1）血管成像序列：可选，粗略显示颅内血管，主要作用是二次定位。

2）高时间分辨力血管增强成像序列，如TWIST序列或TRICKS序列等。

（3）增强扫描

1）对比剂用量：对于Gd-DTPA，临床常规按照剂量0.2～0.4ml/kg（0.1～0.2mmol/kg）执行；若

采用高浓度对比剂，可参照说明书确定用量。

2）对比剂注射方式与速度：高压注射器团注方式，以2～3ml/s速度静脉注射，注射完对比剂后随即等速注射15～20ml生理盐水。

**4. 推荐血管MR扫描序列及参数**　见表5-2-2。

**表5-2-2　血管MR扫描序列及参数（3.0T）**

| 脉冲序列 | 成像平面 | TR/TE（ms） | 翻转角（FA） | 层厚（mm） | 层间隔（mm） | FOV（mm） | 矩阵 | 平均采集次数（NEX） | 有无脂肪抑制 |
|---|---|---|---|---|---|---|---|---|---|
| TOF-MRA | 横轴位 | 20/3 | 90° | 0.7 | 0.7 | 23×23 | 416×256 | 1～2 | 有 |
| PC-MRV | 矢状位 | 9/3.5 | 90° | 0.9 | 0 | 24×24 | 320×192 | 1～2 | 有 |
| TWIST序列 | 矢状位 | 2.5/0.9 | 25° | 1×1×1 | — | 25×25 | 256×256 | 1 | 无 |

### （五）图像质量要求

（1）扫描范围　符合影像学诊断需求。

（2）图像伪影　无明显呼吸、运动、设备或体外金属等原因所致的图像伪影。

（3）图像显示　TOF-MRA序列的MIP图像可清晰显示颈内动脉和椎动脉的颅内段，大脑前动脉A1～A3段，大脑中动脉M1～M3段，大脑后动脉P1～P3段，以及部分小分支；PC-MRV的MIP图像可清晰显示上矢状窦、下矢状窦、直窦、横窦、乙状窦及其部分小分支；CE-MRA图像可清晰显示颅内动脉及其分支，且静脉污染较少或动静脉对比分明；CE-MRV图像可清晰显示颅内静脉及其分支，且动脉污染较少或动静脉对比分明。

### （六）注意事项

**1. 饱和带的施加**　TOF-MRA扫描时将饱和带置于扫描野上方，以抑制静脉信号；PC-MRV扫描时将饱和带置于扫描野下方，以抑制动脉信号（图5-2-12）。

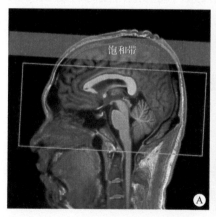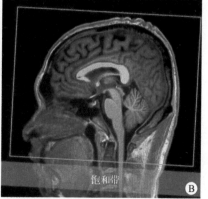

**图5-2-12　饱和带的施加**
A. TOF-MRA扫描时饱和带上置；B. PC-MRA扫描时饱和带下置

**2. TOF-MRA定位角度的选择**　TOF-MRA在扫描时，为了增加流入增强效应，应尽量使血流垂直地流入扫描层面，当定位的扫描层面与相应血流平行时，由于饱和效应会导致相应的血流信号减弱，不利于小血管及终末血管的显示，此时可在矢状位定位图上适当调整扫描角度（图5-2-13）。

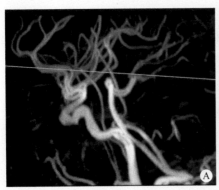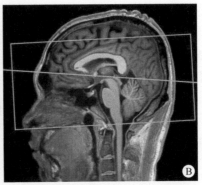

**图5-2-13　定位角度调整**

A.黄色线条平面的远端分支显示较差；B.调整定位角度，使远端分支血管穿行扫描平面

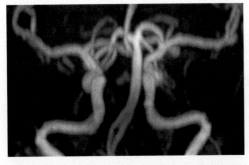

**图5-2-14　TOF-MRA血管迂曲处质子群失相位所致假阳性**

**3. TOF-MRA假阳性**　3D-TOF-MRA对血流状态的依赖性较大，如遇血流的突然加快、减慢、涡流、湍流等，此处的质子群失相位可导致假阳性的发生（图5-2-14）。

**4. PC-MRV的流速编码**　流速编码是影响PC-MRV成像效果的重要指标之一，其单位是cm/s，设置原则是尽量接近目标血管的实际流速，因此颅内MRV扫描时一般设置为15cm/s或12cm/s，若进行颈部MRV成像，一般设置为80cm/s。

**5. 高时间分辨力血管增强成像**　为了完整显示颅内血管的动脉和静脉循环过程，每个时相扫描时间应控制在3～5s，总扫描时间1.5min左右；首先扫描蒙片，然后注射对比剂开始血管增强扫描。

**6. 增强血管MR扫描其他方案**　除了高时间分辨力血管增强成像之外，可选择以透视跟踪方式进行对比增强血管成像CE-MRA和CE-MRV的扫描。这种扫描方式对钆对比剂的注射与启动扫描时间的准确把控要求严格，一般在对比剂即将流入颈内动脉颅内段时启动CE-MRA扫描；在对比剂即将流入上矢状窦时启动CE-MRV扫描，应注意，过早或过晚采集均会出现较为严重的动静脉相互污染。

# 三、蝶鞍磁共振检查

## （一）适应证

蝶鞍磁共振检查主要适用于蝶鞍区的占位性病变的诊断，包括鞍区胶质瘤、颅咽管瘤、鞍上皮样囊肿、垂体腺瘤、垂体瘤卒中、空蝶鞍、鞍结节脑膜瘤、鞍旁海绵状血管瘤等。

## （二）扫描前准备

MR扫描禁忌证、检查前准备及安全相关内容参考第5章第1节，无禁忌证者方可进行磁共振扫描。

## （三）摆位

与颅脑磁共振检查摆位方式相同。

### （四）扫描技术

**1. 扫描方位**

（1）矢状位　在横轴位图和冠状位图上使扫描层面与大脑纵裂平行，扫描范围覆盖双侧海绵窦内侧壁，如有必要可扩至双侧外侧壁（图5-2-15）。

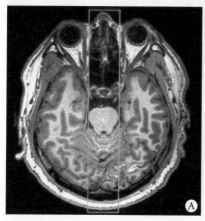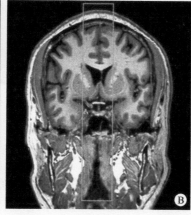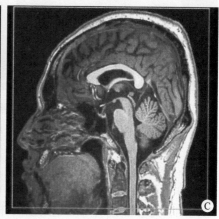

**图 5-2-15　蝶鞍磁共振矢状位定位像**

A.矢状位定位像在横轴位上的角度和范围；B.矢状位定位像在冠状位上的角度和范围；C.矢状位定位像在矢状位上的角度和范围

（2）冠状位　在矢状位图上扫描层面应平行于垂体柄的走行或垂直鞍底，多数患者垂体柄倾斜角度不大，定位线可以平行垂体柄，可清晰显示垂体、垂体柄和视交叉的关系；部分患者垂体柄倾斜角度过大，应该垂直鞍底，更有利于垂体的观察。扫描范围覆盖前后床突或包全病变（图5-2-16）。

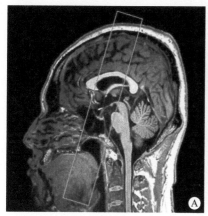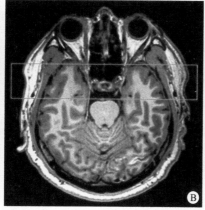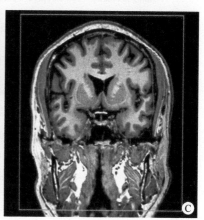

**图 5-2-16　蝶鞍磁共振冠状位定位像**

A.冠状位定位像在矢状位上的角度和范围；B.冠状位定位像在横轴位上的角度和范围；C.冠状位定位像在冠状位上的角度和范围

（3）横轴位　在矢状位图上扫描层面平行于胼胝体膝压部（或前后联合）之间的连线，扫描范围包全被检部位，尤其是注意包全病变（图5-2-17）。

**2. 扫描序列**

（1）矢状位的扫描序列　　包括$T_1WI$、$T_2WI$。

（2）冠状位的扫描序列　　包括$T_1WI$、$T_2WI$。

（3）增强序列　矢状位和冠状位$T_1WI$序列。

（4）附加序列　①横轴位$T_1WI$、$T_2WI$、DWI；②斜冠状动态增强序列，主要用于观察垂体病变。

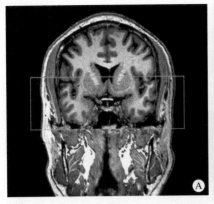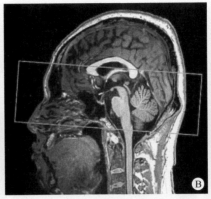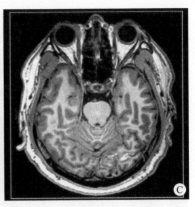

**图5-2-17 蝶鞍磁共振横轴位定位像**

A.横轴位定位像在冠状位上的角度和范围;B.横轴位定位像在矢状位上的角度和范围;C.横轴位定位像在横轴位上的角度和范围

**3. 增强扫描**

(1) 对比剂用量 对于Gd-DTPA,临床常规按照剂量0.2ml/kg(0.1mmol/kg)执行;若采用高浓度对比剂,可参照说明书确定用量。怀疑垂体微腺瘤的检查,推荐进行垂体动态扫描,为防止增强程度较明显的垂体组织掩盖小的垂体瘤,对比剂使用剂量减半。

(2) 对比剂注射方式与速度 常规蝶鞍区MR增强扫描对对比剂流速要求不高,可选择手推或高压注射器团注方式,注射速度一般为1～3ml/s,注射完对比剂后随即等速注射15～20ml生理盐水;行动态增强扫描时,建议使用高压注射器团注方式,如无高压注射器也可采用手推方式快速给药,注射速度为2～3ml/s。

**4. 推荐蝶鞍区MR扫描序列及参数** 见表5-2-3。

**表5-2-3 蝶鞍区MR扫描序列及参数(3.0T)**

| 脉冲序列 | 成像平面 | TR/TE(ms) | 翻转角(FA) | 层厚(mm) | 层间隔(mm) | FOV(mm) | 矩阵 | 平均采集次数(NEX) | 有无脂肪抑制 |
|---|---|---|---|---|---|---|---|---|---|
| T$_1$WI | 矢状位/冠状位/横轴位 | 300～500/1～15 | 90° | 2～3 | 0.2～0.3 | 17×17 | 256×192 | 1～2 | 无 |
| T$_2$WI | 矢状位/冠状位/横轴位 | ≥3000/80～120 | 90° | 2～3 | 0.2～0.3 | 17×17 | 256×192 | 1～2 | 无 |
| DWI | 横轴位 | ≥2000/最短 | 90° | 2～3 | 0.2～0.3 | 19×19 | 160×160 | 1～2 | 有 |
| 动态序列 | 冠状位 | 300～500/1～15 | 90° | 2 | 0 | 19×19 | 256×180 | 1～2 | 无 |
| T$_1$WI+C | 矢状位/冠状位/横轴位 | 300～500/1～15 | 90° | 2～3 | 0.2～0.3 | 19×19 | 256×192 | 1～2 | 可选 |

**(五)图像质量要求**

**1. 扫描范围** 符合影像学诊断需求。

**2. 伪影** 无明显呼吸、运动、设备或体外金属等原因所致的图像伪影。

**3. 图像显示** 矢状位和冠状位图像上蝶鞍区的组织结构显示清晰,无明显伪影,增强可见垂体柄及垂体强化。

**(六)注意事项**

**1. 饱和带的施加** 各层面扫描时可施加平行饱和带以饱和流入的动脉,减少成像区的血管搏动伪影(图5-2-18)。

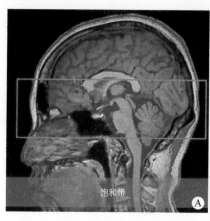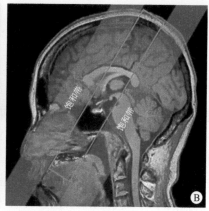

**图 5-2-18 饱和带的施加**

A. 横轴位扫描时饱和带施加方式；B. 斜冠位扫描时饱和带施加方式

**2. 层厚与层数** 各层面均采用薄层扫描（2～3mm），便于对比观察垂体及鞍旁结构，若遇垂体或鞍区邻近结构病变时，应适当扩大成像范围，适当增加层厚和层数。

**3. 序列的选择** 平扫部分，根据实际病灶情况，可增加$T_2\_FLAIR$和DWI的横轴位扫描；增强扫描时，若不观察垂体微腺瘤，可按照常规矢冠轴$T_1WI$增强序列进行扫描，若观察垂体微腺瘤，可省略横轴位$T_1WI$，但是建议增加冠状位动态增强扫描序列。

**4. 动态增强扫描** 垂体微腺瘤强化速度较慢，对时间分辨力要求不高，一般每期动态控制在15～30s即可，兼顾空间分辨力与SNR；通常采用快速自旋回波$T_1WI$序列进行动态扫描，层数一般设置为5～8层，动态期数建议7～10期，扫描时间建议在2min以上；第一期扫描为蒙片，第二期开启注射造影剂；造影剂用量0.1ml/kg（半剂量）。

**5. 垂体动态增强后处理** 可得到时间-信号强度曲线与一系列参数比值，反映病灶强化特点，其中最大增强斜率，表示峰值强度$S_1$与$S_0$的差值，反映造影剂流入的快慢；流入速度，表示$T_0$与峰值强度$T_1$之间的最大斜率，反映对比剂流入的快慢；流出速度，表示峰值强度$T_1$与末期强度之间最大斜率的绝对值，反映对比剂快进快出的程度（图5-2-19）。

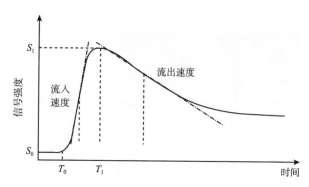

**图 5-2-19 垂体动态增强后处理所得时间-信号强度曲线**

# 四、颅脑弥散加权成像

## （一）适应证

1. 脑血管性疾病，如脑梗死、脑出血。
2. 颅内占位性病变，如良恶性肿瘤、囊肿。
3. 脑白质病变。
4. 颅内感染与炎症。
5. 脑部退行性病变等。

## （二）扫描前准备

MR扫描禁忌证、检查前准备及安全相关内容参考第5章第1节，无禁忌证者方可进行磁共振扫描。

### （三）摆位

与颅脑磁共振检查摆位方式相同。

### （四）扫描技术

**1. 扫描定位** 以横轴位扫描为主，扫描层面平行于胼胝体膝部与压部的连线（或前后联合的连线），扫描范围包括全脑或全部病灶组织（图5-2-1）。

**2. 扫描序列**

（1）矢状位的扫描序列 包括3D_$T_1$WI 或 横轴位2D_$T_1$WI。

（2）横轴位的扫描序列 包括DWI序列（$b$=0和1000 s/mm$^2$）。

（3）附加序列 横轴位DTI、DKI序列。

**3. 推荐颅MR扫描序列及参数** 见表5-2-4。

表5-2-4 颅脑MR扫描序列及参数（3.0T）

| 脉冲序列 | 成像平面 | TR/TE（ms） | 翻转角（FA） | 层厚（mm） | 层间隔（mm） | FOV（mm） | 矩阵 | 平均采集次数（NEX） | 有无脂肪抑制 | $b$值数 | 方向数 |
|---|---|---|---|---|---|---|---|---|---|---|---|
| 3D_$T_1$WI | 矢状位 | 最小/最小 | 9°～10° | 1 | — | 23×25 | 230×250 | 1～2 | 无 | — | — |
| 2D_$T_1$WI | 横轴位 | 300～700/1～15 | 90° | 5 | 1 | 24×24 | 256×224 | 1～2 | 无 | — | — |
| DWI | 横轴位 | ≥2000/最短 | 90° | 5 | 1 | 24×24 | 160×160 | 1～2 | 有 | 2 | 4 |
| DTI | 横轴位 | ≥2000/最短 | 90° | 2～4 | 0 | 24×24 | 120×120 | 1～2 | 有 | ≥2 | ≥24 |
| DKI | 横轴位 | ≥2000/最短 | 90° | 2～4 | 0 | 24×24 | 120×120 | 1～2 | 有 | ≥3 | ≥48 |

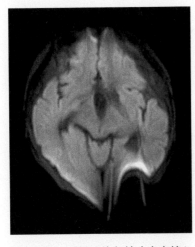

**图5-2-20** 磁场不均匀性（患者植入引流管）导致高$b$值图像明显变形

### （五）图像质量要求

**1. 扫描范围** 符合影像学诊断需求。

**2. 伪影** 无明显呼吸、运动、设备或体外金属等原因所致的图像伪影。

**3. 图像显示** DWI的$b$值图像和ADC图像显示清晰，无明显变形；DTI和DKI可清晰地重建出FA图和颅内纤维束图像。

### （六）注意事项

**1. 磁场不均匀所致图像伪影** 弥散加权图像易受到磁场不均匀性的影响，如遇到金属植入物，易使得图像出现局部变形等（图5-2-20）。

**2. SNR** 弥散加权图像一般采用EPI模式，可适当增加平均次数以提高图像SNR。

**3. $b$值与方向数** 增加弥散敏感梯度方向，可使得纤维束边界显示更清晰，但是扫描时间延长；应根据临床需求设置合理的$b$值个数、$b$值大小和弥散梯度的方向。

**4.** DWI扫描时间较短，受运动伪影的影响较小；DTI和DKI扫描时间普遍较长，扫描时嘱患者头部保持不动，避免或减缓运动伪影的干扰。

**5.** DWI扫描结束后一般可自动生成DWI图像和ADC图像；DTI和DKI图像扫描结束后，需借助后处理软件计算FA值，并重建纤维束，同时可与$T_1$WI图像进行融合显示与分析（图5-2-21）。

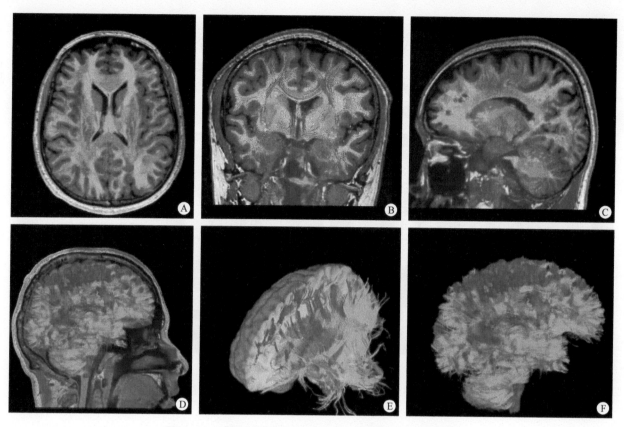

**图 5-2-21**　颅内纤维束与 3D_T₁WI 结构像融合显示示意图

A. 横轴位显示纤维束与T₁WI融合；B. 冠状位显示纤维束与T₁WI融合；C. 矢状位显示纤维束与T₁WI融合；D. 矢状位显示3D纤维束与T₁WI融合；
E. 3D纤维束与脑区 VR 截面融合显示；F. 全脑3D纤维束

# 五、磁共振颅脑波谱成像

## （一）适应证

1. 颅内占位性病变，如脑肿瘤。
2. 脑血管性疾病，如急慢性脑缺血性改变。
3. 癫痫。
4. 退行性脑病，如痴呆。
5. 儿童脑发育异常，如先天性代谢缺陷、新生儿缺氧。
6. 肝性脑病等所致的代谢改变等。

## （二）扫描前准备

MR扫描禁忌证、检查前准备及安全相关内容参考第5章第1节，无禁忌证者方可进行磁共振扫描。

## （三）摆位

与颅脑磁共振检查摆位方式相同。

## （四）扫描技术

**1. 扫描方位**　MRS扫描可分为单体素扫描和多体素扫描两种。

（1）行单体素扫描时　建议扫描两次：第一次波谱定位框包括被检组织，第二次波谱定位框包括对侧正常组织。

（2）行多体素扫描方式时 FOV及VOI的中心重合，VOI尽量包全病灶。

无论是单体素还是多体素扫描，波谱定位框尽量远离空腔（如额窦、鼻窦、耳蜗附近等），以提高匀场质量，同时扫描层面应尽量远离头皮脂肪和骨性组织，以减少脂肪干扰，若病灶靠近头皮等脂肪含量较高的区域，需添加饱和带抑制脂肪信号（图5-2-22）。

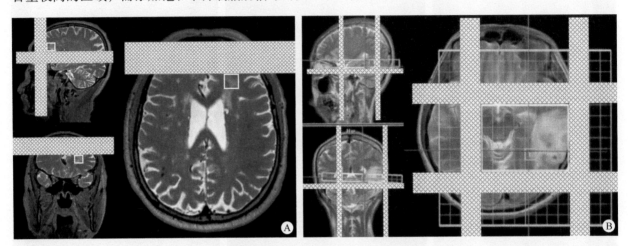

**图5-2-22 颅脑MRS定位示意图**

A. 单体素定位图，白色方框为定位框，白色栅格条为饱和带；B. 多体素定位图，大外框为FOV，白色栅格条为饱和带，饱和带包围的内框为VOI，单个小方框为VOI内的单个体素

**2. 扫描序列**

（1）横轴位的扫描序列 包括$T_2WI$。

（2）矢状位的扫描序列 包括$T_2WI$。

（3）冠状位的扫描序列 包括$T_2WI$。

（4）单体素或多体素MRS序列。

（5）附加序列 横轴位$T_2\_FLAIR$序列，必要时可在MRS序列之前加扫$T_2\_FLAIR$序列，以更好地发现病灶。

**3. 推荐颅脑MRS扫描序列及参数** 见表5-2-5。

表5-2-5 颅脑MRS序列推荐参数（3.0T）

| 脉冲序列 | 成像平面 | TR/TE（ms） | 翻转角（FA） | 层厚（mm） | 层间隔（mm） | FOV（mm） | 矩阵 | 平均采集次数（NEX） | 有无脂肪抑制 |
|---|---|---|---|---|---|---|---|---|---|
| $T_2WI$ | 矢状位/冠状位/横轴位 | ≥5000/100～120 | 90° | 5 | 1 | 20×23 | 234×336 | 1～2 | 无 |
| $T_2\_FLAIR$ | 横轴位 | ≥8000/90～120 | 90° | 5 | 1 | 24×24 | 256×224 | 1～2 | 有 |
| 单体素MRS | 横轴位 | ≥2000/30～35 | 90° | 20 | 1 | 20×20 | 160×160 | 2～8 | — |
| 多体素MRS | 横轴位 | ≥1500/144 | 90° | 15 | — | 15×15 | 153×352 | 2 | — |

## （五）图像质量要求

**1. 扫描范围** 符合影像学诊断需求。

**2. 伪影** 无明显呼吸、运动、设备或体外金属等原因所致的图像伪影。

**3. 图像显示** 颅脑MRS图像需经后处理得到稳定的谱线及代谢物统计表。

## （六）注意事项

**1. 单体素和多体素MRS序列的选择原则** 多体素MRS扫描的优势在于覆盖区域大、空间分辨力高和后处理方便，因此临床常规扫描时推荐首选多体素MRS扫描；但是多体素MRS扫描对含有不同磁敏感成分的较大体积很难进行很好的匀场和水抑制，且多体素MRS得到的任何体素的波谱都会受到邻近体素的影响，因此，在一些组织交界（如颅底等）处推荐采用单体素MRS扫描。

**2. 饱和带的施加** 为保证局部磁场均匀性，获得良好的谱线质量，感兴趣区须避开颅骨、空气、硬脑膜、脂肪、大血管、坏死区、钙化灶、脑脊液等干扰组织，必要时可添加饱和带抑制或减少干扰信号。

**3. 影响MRS图像质量的关键因素**

（1）匀场 波谱反映的是局部磁场的瞬间变化，任何导致局部磁场均匀性变化的因素，都可引起谱线增宽或重叠，造成MRS的SNR和分辨力下降。

（2）水抑制 水的浓度是代谢物的数千数万倍，如不抑制，代谢物将被掩盖。

（3）线宽 谱线峰高一半时的宽带，又称半高宽（FWHM），反映谱线分辨力，线宽越窄峰越尖，谱线分辨力越高，推荐单体素MRS扫描时FWHM＜20Hz，多体素MRS扫描时FWHM＜30Hz。

**4. 后处理技术** MRS扫描所得图像无法直接观察，需要经过后处理才能显示谱线。建议至少分析Cr、Cho、NAA等代谢物，并留意病变组织和正常组织的对比。

# 六、多模态颅脑磁共振成像

## （一）适应证

1. 颅脑外伤。
2. 脑血管性疾病。
3. 颅内占位性病变。
4. 颅内感染与炎症。
5. 神经退行性病变。
6. 脑白质病变。
7. 颅脑先天性发育异常、脑积水、脑萎缩。
8. 颅骨骨源性疾病等。

## （二）扫描前准备

MR扫描禁忌证、检查前准备及安全相关内容参考第5章第1节，无禁忌证者方可进行磁共振扫描。

## （三）摆位

与颅脑磁共振检查摆位方式相同。

## （四）扫描技术

**1. 扫描定位**

（1）横轴位 扫描层面平行于胼胝体膝部与压部的连线（或前后联合的连线），扫描范围自小脑下缘至颅顶，覆盖全脑（图5-2-1）。

（2）矢状位 扫描平面平行于大脑正中矢状位，扫描范围覆盖全脑（图5-2-3）。

**2. 扫描序列**

（1）矢状位的扫描序列 包括3D_$T_1$WI、3D_$T_2$WI、3D_$T_2$_FLAIR序列。

（2）增强扫描　包括矢状位3D_T₁WI序列。

（3）附加序列　包括横轴位氨基质子转移（amide proton transfer，APT）、BOLD、QSM、ASL、PWI序列。

**3. 增强扫描对比剂注射方式**　与颅脑磁共振检查的对比剂注射方式相同。

**4. 推荐多模态颅脑MR扫描序列及参数**　见表5-2-6。

表5-2-6　多模态颅脑MR扫描序列及参数（3.0T）

| 脉冲序列 | 成像平面 | TR/TE（ms） | 翻转角（FA） | 层厚（mm） | 层间隔（mm） | FOV（mm） | 矩阵 | 平均采集次数（NEX） | 有无脂肪抑制 |
|---|---|---|---|---|---|---|---|---|---|
| 3D_T₁WI | 矢状位 | 最小/最小 | 8° | 1×1×1 | — | 25 | 256×256 | 1 | 无 |
| 3D_T₂WI | 矢状位 | 3000/408 | 可变 | 1×1×1 | — | 25 | 256×256 | 1 | 无 |
| 3D_T₂_FLAIR | 矢状位 | 5000/581 | 可变 | 1×1×1 | — | 25 | 256×256 | 1 | 有 |
| APT | 横轴位 | 3000/17 | 120° | 2.8 | 0 | 22 | 151×151 | 1～2 | 有 |
| BOLD | 横轴位 | 2000/36 | 80° | 2.2 | 0 | 22 | 100×100 | 1 | 有 |
| QSM | 横轴位 | 40/7.2, 13.9, 20.6, 27.3 | 15° | 1.5 | 0.3 | 20 | 220×202 | 1 | 无 |
| ASL | 横轴位 | 5000/352 | 180° | 3 | 1.5 | 20 | 64×64 | 1 | 有 |
| 3D_T₁WI+C | 矢状位 | 最小/最小 | 8° | 1×1×1 | — | 25 | 256×256 | 1 | 无 |
| PWI | 横轴位 | 1580/30 | — | 5 | 1.5 | 22 | 130×130 | 1 | 有 |

### （五）图像质量要求及颅脑3D磁共振图像

**1. 图像质量要求**

（1）扫描范围　符合影像学诊断需求。

（2）伪影　无明显呼吸、运动、设备或体外金属等原因所致的图像伪影。

（3）图像显示　3D_T₁WI、3D_T₂WI和3D_T₂_FLAIR图像清晰显示颅内解剖结构，灰质、白质和脑脊液对比分明。

**2. 颅脑3D磁共振图像**　见图5-2-23。

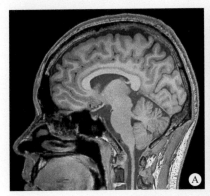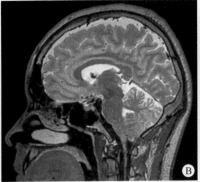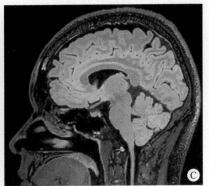

**图5-2-23**　颅脑3D_T₁WI、3D_T₂WI和3D_T₂_FLAIR矢状位图像

A. 矢状位3D_T₁WI图像；B. 矢状位3D_T₂WI图像；C. 矢状位3D_T₂_FLAIR图像

### （六）注意事项

**1. 3D序列相比2D序列的优劣**　①3D序列可实现各向同性和高分辨力成像；同时可实现MPR，即

一次扫描支持多方位任意重建，可提高微小病变检出和病变定位准确性（图5-2-24）。②3D各向同性成像可实现多模态后处理和融合功能，如脑体积分割（图5-2-25）。③3D序列扫描时间往往较长，可配合使用并行采集、压缩感知技术和人工智能加速技术等实现快速采集。

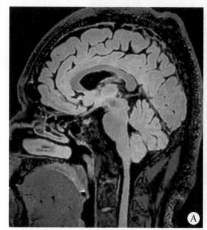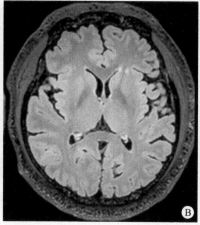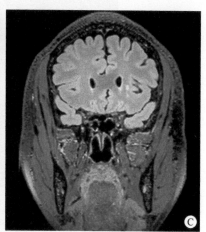

**图5-2-24** 颅脑3D_T$_2$_FLAIR图像MPR示意图

A.矢状位；B.横轴位；C.冠状位

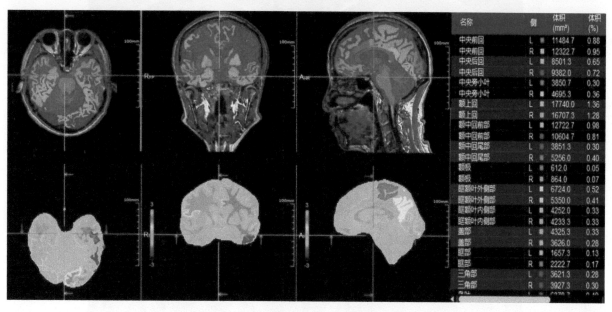

**图5-2-25** 颅脑3D_T$_1$WI图像进行智能体积分割示意图

**2. APT序列** ①APT扫描易受到$B_0$场均匀性、射频场均匀性及饱和效率等因素的影响；②APT扫描全脑时间较长，推荐局部扫描，包全病灶；③APT图像需进行后处理，以伪彩图直观地显示病变部位信息（图5-2-26）。

**3. BOLD序列** ①依据扫描要求，可进行静息态BOLD和任务态BOLD扫描，其中，静息态BOLD扫描时应嘱患者静止不动，尽可能避免不必要的身体活动、思维活动等；任务态BOLD扫描时，建议配合使用专用刺激器进行任务的指示，扫描前务必进行任务训练。②推荐TR设置为2000～3000ms，即扫描一期的时间为2～3s，扫描最少60期，开始10期为静息态，随后10期为任务态，一动一静为一组，最少扫描3组。③扫描图像需进行后处理，以实现统计参数图的计算、感兴趣区的显示、时间-信号强度曲线的显示、图像的融合等（图5-2-27）。

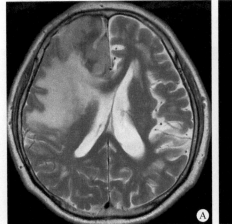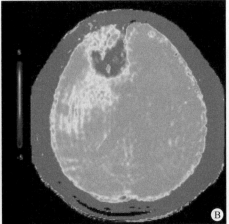

**图5-2-26** APT后处理示意图（男，69岁，右侧额叶胶质瘤）

A.横轴位T₂WI图像，可见右侧额叶胶质瘤；B.横轴位APT后处理图

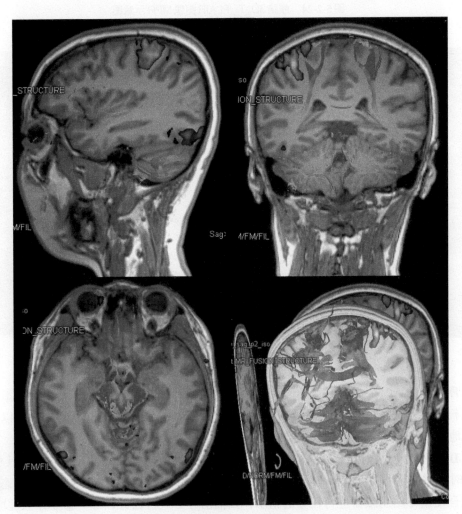

**图5-2-27** BOLD序列图像与3D_T₁WI图像、DKI纤维束的融合处理

女，38岁，左右手运动的BOLD皮质表达（图中不规则团块状伪彩色）示意图

**4. QSM序列**　①临床实际扫描中QSM的分辨力并无统一的标准，有文献推荐3.0T MRI设备空间分辨力可设置为0.5mm×0.5mm×2mm，但是需注意分辨力越高，扫描时间越长；②QSM通常采用多次回波方式，常规建议回波数为4～8个；③QSM扫描后图像，除了得到磁敏感幅值图和相位图外，还可借助第三方软件得到定量图，用于测量局部磁场的偏移，偏移幅度用ppm（百万分率）或ppb（十亿分率）表示（图5-2-28）。

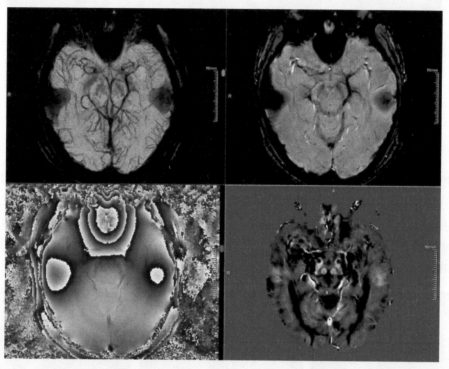

图5-2-28　QSM扫描后所得MIP图（左上）、幅值图（右上）、相位图（左下）和定量图（右下）

**5. ASL序列**　①三维ASL成像通过射频脉冲来标记血管，采集两次数据（标记像和对照像），扫描前一定嘱患者保持不动；②标记后延迟时间（post label delay，PLD）与血液组织的$T_1$值和所标记血液到达脑组织的时间相关，推荐采用1500～2000ms；③标记平面应垂直于两侧颈动脉的走行，建议位于AC-PC线下方8～9cm处，可以MRA图像作为参考定位像；④扫描后经后处理可得到CBF图（图5-2-29）。

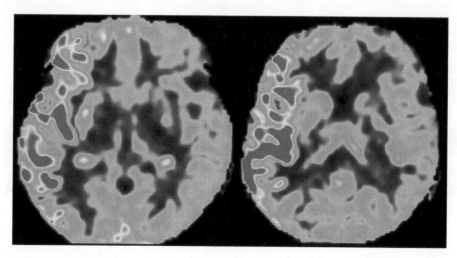

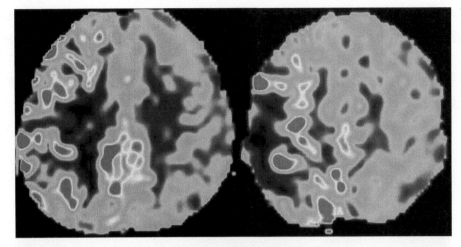

**图 5-2-29**　ASL扫描后处理所得CBF图

**6. PWI序列**　①PWI灌注对时间分辨力要求较高，每期时间应控制在2s以内，即TR＜2000ms，时间越短，分析结果越准确；②团注对比剂通过大脑约需要10s，通常1min后在体内达到平衡，因此建议至少扫描40期动态，总时间大于1min；③扫描时，建议在注射对比剂后3～5s后开始扫描；④对比剂速度要求4～5ml/s，剂量0.2ml/kg，等量生理盐水冲管；⑤扫描图像需进行后处理得到CBF、CBV、MTT和TTP图像（图5-2-30）。

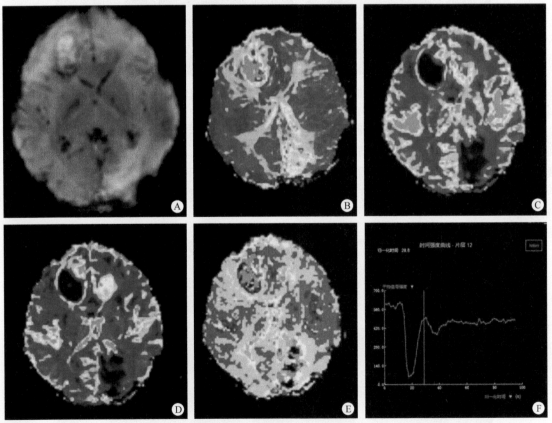

**图 5-2-30**　PWI图像后处理示意图

A. 原始图；B. CBF图；C. CBV图；D. MTT图；E. TTP图；F. 时间-信号强度曲线

# 七、相关疾病磁共振检查策略

## （一）颅神经扫描技术

**1. 适应证** 颅内 12 对神经的 MR 检查。

**2. 扫描平面** 以横轴位扫描为主，以三叉神经扫描为例，扫描平面平行于三叉神经的走行（因三叉神经颅内段走行可认为与视神经平行，故可使定位线平行于视神经）。扫描范围包全感兴趣的神经（图 5-2-31）。

**3. 扫描序列**

（1）横轴位 3D 重 $T_2$ 序列。

（2）横轴位 3D-MRA 或 3D $T_1$ 水脂分离（3D_$T_1$_DIXON）序列。

**4. 推荐颅脑神经 MR 扫描序列及参数** 见表 5-2-7。

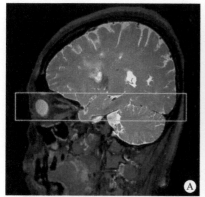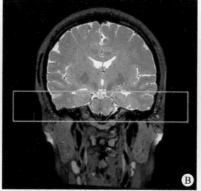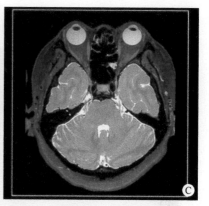

**图 5-2-31 三叉神经 MR 横轴位定位像**

A. 横轴位定位像在矢状位上的角度与范围；B. 横轴位定位像在冠状位上的角度与范围；C. 横轴位定位像在横轴位上的角度与范围

**表 5-2-7 颅脑神经 MR 扫描序列及参数（3.0T）**

| 脉冲序列 | 成像平面 | TR/TE（ms） | 翻转角（FA） | 体素（mm） | FOV（mm） | 矩阵 | 平均采集次数（NEX） | 有无脂肪抑制 |
|---|---|---|---|---|---|---|---|---|
| 3D_$T_2$WI | 横轴位 | 1500/160 | 120° | 0.5×0.5×0.5 | 16×16 | 320×320 | 1～2 | 无 |
| 3D-MRA | 横轴位 | 36/3.7 | 18° | 0.5×0.5×0.5 | 15×15 | 300×300 | 1～2 | 无 |
| 3D_$T_1$_DIXON | 横轴位 | 25/4.9 | 25° | 0.4×0.4×0.8 | 18×18 | 450×450 | 1～2 | 无 |

**5. 图像质量要求**

（1）扫描范围 符合影像诊断需求。

（2）图像伪影 无明显呼吸、运动、设备或体外金属等原因所致的图像伪影。

（3）图像显示 重 $T_2$ 序列可清晰显示颅神经，3D-MRA 或 $T_1$ 水脂分离序列可清晰显示颅神经周围的血管走行。

## （二）海马扫描技术

**1. 适应证** 癫痫、震颤等。

**2. 扫描平面**

（1）横轴位 扫描基线平行于海马前后长轴线，注意若倾斜角度过大，图像会呈现冠状位（图 5-2-32）。

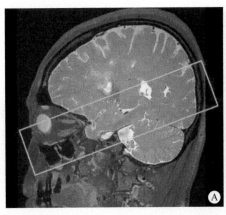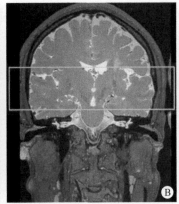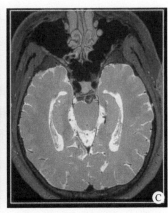

**图5-2-32　海马磁共振横轴位定位像**

A.横轴位定位像在矢状位上的角度与范围；B.横轴位定位像在冠状位上的角度与范围；C.横轴位定位像在横轴位上的角度与范围

（2）冠状位　扫描基线垂直于海马前后长轴线（图5-2-33）。

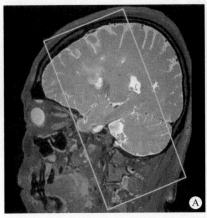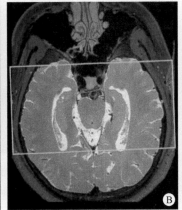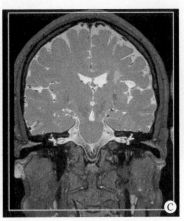

**图5-2-33　海马磁共振冠状位定位像**

A.冠状位定位像在矢状位上的角度与范围；B.冠状位定位像在横轴位上的角度与范围；C.冠状位定位像在冠状位上的角度与范围

**3. 扫描序列**

（1）矢状位的扫描序列　包括$T_2WI$。

（2）横轴位的扫描序列　包括$T_1WI$、$T_2WI$。

（3）冠状位的扫描序列　包括$T_2WI$。

（4）辅助序列　包括冠状位$T_1WI$、$T_2\_FLAIR$序列。

**4. 推荐海马MR扫描序列及参数**　见表5-2-8。

**表5-2-8　海马MR扫描序列及参数（3.0T）**

| 脉冲序列 | 成像平面 | TR/TE（ms） | 翻转角（FA） | 层厚（mm） | 层间隔（mm） | FOV（mm） | 矩阵 | 平均采集次数（NEX） | 有无脂肪抑制 |
|---|---|---|---|---|---|---|---|---|---|
| $T_2WI$ | 矢状位 | 4900/120 | 90° | 5 | 1 | 24×24 | 320×320 | 1~2 | 无 |
| $T_1WI$ | 横轴位 | 120/2.1 | 90° | 3 | 0 | 24×16 | 320×210 | 1~2 | 无 |
| $T_2WI$ | 横轴位 | 4900/120 | 90° | 3 | 0 | 24×16 | 320×210 | 1~2 | 无 |
| $T_2WI$ | 冠状位 | 4900/120 | 90° | 3 | 0 | 24×24 | 256×224 | 1~2 | 无 |
| $T_2\_FLAIR$ | 冠状位 | 8500/95 | 90° | 3 | 0 | 24×24 | 256×224 | 1~2 | 有 |
| $T_1WI$ | 冠状位 | 127/2.1 | 90° | 3 | 0 | 24×24 | 256×224 | 1~2 | 无 |

**5. 图像质量要求**

（1）扫描范围 符合影像学诊断需求。

（2）图像伪影 无明显呼吸、运动、设备或体外金属等原因所致的图像伪影。

（3）图像显示 $T_1WI$序列可清晰显示海马、颞叶结构，$T_2WI$或$T_2\_FLAIR$可排除颅内其他器质性病变和观察海马病变情况。

## （三）高分辨力血管壁扫描技术

**1. 适应证** 颅内血管狭窄、动脉瘤等。

**2. 扫描平面** 以矢状位扫描为主，扫描范围包全感兴趣血管，也可包全脑（图5-2-34）。

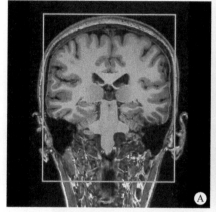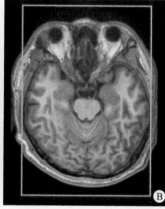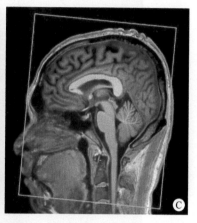

**图5-2-34 高分辨血管壁MR成像矢状位定位像**

A. 矢状位定位像在冠状位上的角度与范围；B. 矢状位定位像在横轴位上的角度与范围；C. 矢状位定位像在矢状位上的角度与范围

**3. 扫描序列**

（1）TOF-MRA序列。

（2）矢状位的扫描序列 包括$3D\_T_1WI$、$3D\_T_2WI$。

（3）增强扫描 包括矢状位$T_1WI$序列。

（4）附加序列 包括冠状位SNAP序列。

**4. 对比剂注射方式** 与颅脑磁共振检查的对比剂注射方式相同。

**5. 推荐高分辨力血管壁MR扫描序列及参数** 见表5-2-9。

**表5-2-9 高分辨力血管壁MR扫描序列及参数（3.0T）**

| 脉冲序列 | 成像平面 | TR/TE（ms） | 翻转角（FA） | 体素（mm） | FOV（mm） | 矩阵 | 平均采集次数（NEX） | 有无脂肪抑制 |
|---|---|---|---|---|---|---|---|---|
| TOF-MRA | 横轴位 | 20/3.7 | 10° | 0.6×0.6×0.6 | 20×18 | 330×300 | 1～2 | 无 |
| 3D_T$_1$WI | 矢状位 | 最短/最短 | 可变 | 0.6×0.6×0.6 | 20×20 | 330×330 | 1～2 | 无 |
| 3D_T$_2$WI | 矢状位 | 1300/122 | 可变 | 0.7×0.7×0.6 | 23×17 | 320×280 | 1～2 | 无 |
| SNAP | 冠状位 | 12/3.7 | 10° | 0.9×0.9×2 | 16×16 | 176×176 | 1～2 | 无 |
| 3D_T$_1$WI+C | 矢状位 | 最短/最短 | 可变 | 0.6×0.6×0.5 | 20×20 | 330×330 | 1～2 | 无 |

**6. 图像质量要求**

（1）扫描范围 符合影像学诊断需求。

（2）图像伪影 无明显呼吸、运动、设备或体外金属等原因所致的图像伪影。

（3）图像显示 矢状位扫描图像可清晰显示血管壁结构及可疑斑块、斑块内出血等情况。

**7. 注意事项**

（1）颅神经MRI　为方便三叉神经定位，定位图一般采用单激发T₂WI序列，扫描结束后注意观察图像，矢状位图和横轴位图要看到视神经结构，如有必要可采用"双定位"法；3D_T₁水脂分离序列和MRA均可直接观察神经与血管的关系；扫描后可进行后处理，从不同角度观察颅神经的结构与走行（图5-2-35）。

（2）海马MRI　横轴位扫描可选择平行于海马体走行进行薄层扫描（2～3mm），也可按照常规颅脑平扫序列进行扫描；可采用3D序列扫描，如3D_T₂WI、3D_T₁WI或3D_FLAIR等，图像经MPR后处理得到海马结构不同角度的显示。

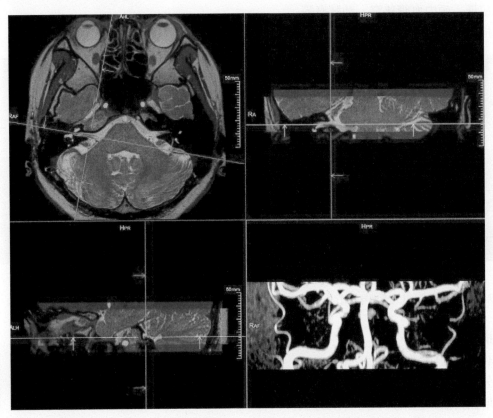

**图5-2-35**　右侧面听神经MPR处理，以及与MRA血管图像融合显示示意图

（3）高分辨血管壁MRI　除了矢状位外，还可选择冠状位T₁和T₂扫描，以MRA图像为定位图；序列扫描时间长，对患者静止配合要求高；图像需进行MPR处理，以得到局部血管壁的最佳显示（图5-2-36）。

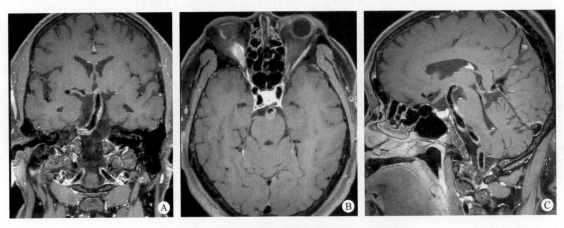

**图5-2-36**　基底动脉斑块MPR后处理显示示意图

A.后处理得到冠状位图；B.后处理得到横轴位图；C.后处理得到矢状位图

# 第3节　五官和颈部磁共振检查技术

**案例** 5-2

　　患者，男，40岁，主诉右眼视物模糊1年余，CT平扫检查示右侧眼球后肌锥内间隙占位性病变，MRI检查示：右侧眼球后肌锥内间隙可见类圆形长 $T_1$ 长 $T_2$ 信号影，边界较清，大小约25mm×22mm，邻近眼外肌及视神经受压改变（图5-3-1），其余未见明显异常，考虑海绵状血管瘤可能。

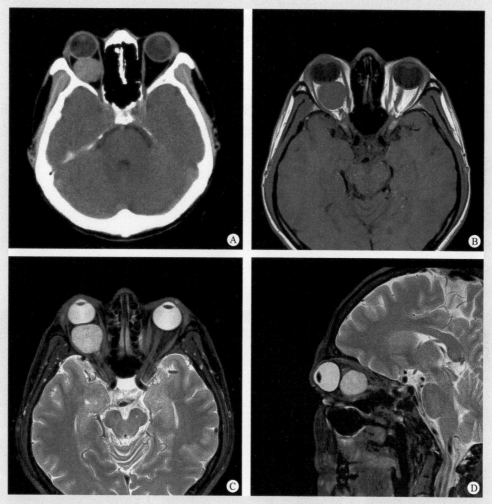

**图5-3-1　眼眶内占位病变案例**
A.眼部CT平扫；B.眼部轴位 $T_2$WI；C.眼部轴位脂肪抑制 $T_2$WI；D.眼部斜矢状位脂肪抑制 $T_2$WI

**问题：** 1.眼部MRI定位原则及技术要点是什么？
　　　　2.此受检者是否需要做眼部MRI增强扫描？

# 一、眼部磁共振检查

## （一）适应证

1.眶部肿瘤，包括眼球、视神经与眶内其他肿瘤。

2.眼肌疾病，如Graves眼病等。

3.血管性病变，包括眶内静脉曲张、血管畸形、颈内动脉海绵窦瘘等。

4.眼部外伤。

5.非金属性眼内和眶内异物。

6.眶内炎症包括炎性假瘤与眶内感染。

### （二）扫描前准备

眼部磁共振检查无须特殊准备，常规准备及安全调查无禁忌证者即可进行扫描。在检查前及摆放受试者体位过程中应告知受检者检查的全过程，嘱受检者保持平静呼吸，闭目以减少眼球自主性运动。这不但可以缓解其紧张心理，还可使其更好地配合检查。

### （三）摆位

受检者体位及成像中心为仰卧位、头先进，线圈中心及定位中心对准鼻根。射频线圈使用头部正交线圈或环形表面线圈，使用环形线圈时应尽量将线圈贴近眼部，但不能使线圈和受检者皮肤直接接触。

### （四）扫描技术

#### 1.扫描方位

（1）横断面　在矢状面、冠状面定位像上设定扫描层面，使层面在冠状面定位像上平行两侧眼球晶状体中点连线，在矢状面定位像上平行并经过视神经长轴，成像范围包括眼眶上下缘，相位编码方向采用左右方向（图5-3-2）。

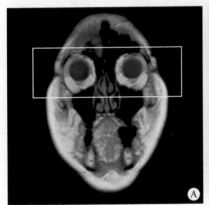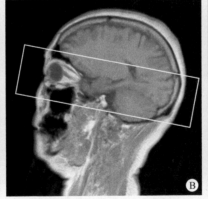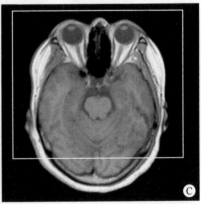

**图5-3-2　眼眶横断面定位图**

A.横断面定位像在冠状面上的角度与范围；B.横断面定位像在矢状面上的角度与范围；C.横断面定位像在横断面上的角度与范围

（2）冠状面　扫描方向由前至后，覆盖范围由眼球至视交叉，在横断面定位像上平行两侧眼球晶状体连线，在矢状面定位像上垂直视神经长轴，冠状面图像上调整观察视野，相位编码方向采用左右方向（图5-3-3）。

（3）斜矢状面　扫描方向由右至左，成像范围包括眼眶左右缘，在横断面定位像上调整角度使层面平行并经过该侧视神经长轴，矢状面像上调整观察野，相位编码方向采用前后方向（图5-3-4）。

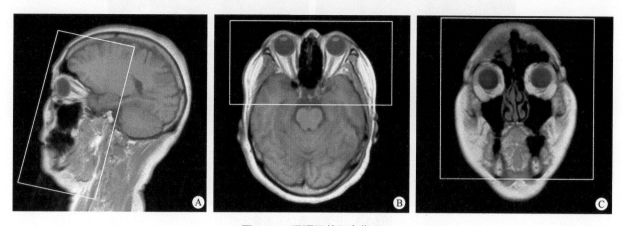

**图5-3-3　眼眶冠状面定位图**

A.冠状面定位像在矢状面上的角度与范围；B.冠状面定位像在横断面上的角度与范围；C.冠状面定位像在冠状面上的角度与范围

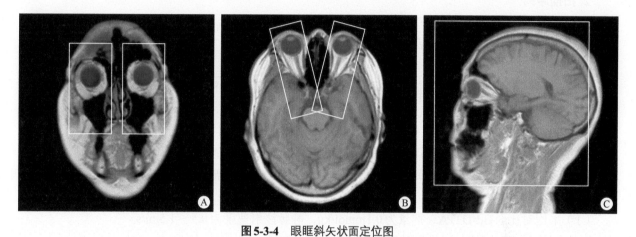

**图5-3-4　眼眶斜矢状面定位图**

A.矢状面定位像在冠状面上的角度与范围；B.矢状位定位像在横断面上的角度与范围；C.矢状面定位像在矢状面上的角度与范围

　　眼部以横断面、斜矢状面为主。扫描序列包括FSE-$T_1$WI序列、FSE-$T_2$WI序列，辅以冠状面$T_1$WI序列或$T_2$WI序列成像，眼部MRI扫描需要使用脂肪抑制技术，常用短$T_1$的反转恢复序列（STIR）和频率选择预饱和技术（化学饱和法）。扫描层厚不大于3mm的薄层扫描，间距控制在层厚的20%以内，采集矩阵在256×224左右。添加上下饱和带减轻血管搏动伪影（图5-3-5）。

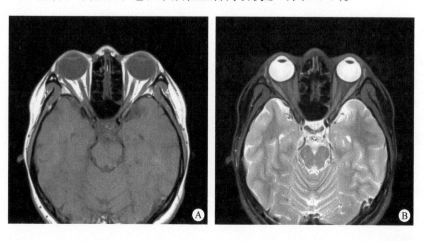

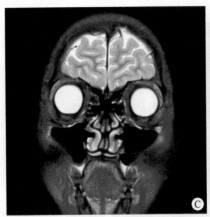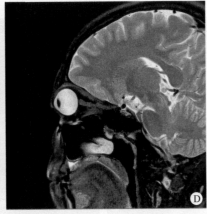

**图5-3-5 正常眼眶MRI图像示例**

A.眼眶轴位T₁WI；B.眼眶轴位脂肪抑制T₂WI；C.眼眶冠状位脂肪抑制T₂WI；D.眼眶斜矢状位脂肪抑制T₂WI

**2.扫描序列**

（1）轴位的扫描序列　包括FSE-T₁WI、脂肪抑制FSE-T₂WI。

（2）冠状位的扫描序列　包括FSE-T₁WI、脂肪抑制FSE-T₂WI。

（3）斜矢状位的扫描序列　包括脂肪抑制FSE-T₂WI。

（4）增强序列　轴位、冠状位、斜矢状位脂肪抑制FSE-T₁WI，根据病变情况在注射对比剂前先行至少一个成像平面的抑制T₁WI。

（5）附加序列　①三维快速扰相梯度回波（3D-FSPGR）序列：3D-FSPGR没有层间距，有利于小病灶的显示，而且在层面较薄时也可以保持较高的SNR，成像速度快，可以用于动态增强扫描。②DWI序列可以显示不同病变之间的弥散特征差异，有助于鉴别良恶性病变。

**3.增强扫描**

（1）采用对比剂Gd-DTPA，剂量为0.1mmol/kg，静脉注射速度为0.5～1.5ml/s。

（2）扫描时刻和期相：注射完对比剂后即开始增强扫描。

**4.推荐眼部MR扫描序列及参数**　见表5-3-1。

表5-3-1 眼部MR扫描序列及参数（3.0T）

| 脉冲序列 | 成像平面 | TR/TE（ms） | 翻转角（FA） | 层厚（mm） | 层间隔（mm） | FOV（mm） | 矩阵 | 回波链长度（ETL） | 平均采集次数（NEX） | 有无脂肪抑制 |
|---|---|---|---|---|---|---|---|---|---|---|
| FSE-T₁WI | 横断面 | 600/6.4 | 150° | 3 | 0.6 | 180 | ≥256×256 | 2 | 2 | 有 |
| FSE-T₂WI | 横断面 | 4200/86 | 160° | 3 | 0.6 | 180 | ≥320×320 | 21 | 2 | 有 |
| FSE-T₁WI | 冠状面 | 600/6.4 | 150° | 3 | 0.6 | 180 | ≥256×256 | 2 | 2 | 有 |
| FSE-T₂WI | 冠状面 | 4200/86 | 160° | 3 | 0.6 | 180 | ≥320×320 | 21 | 2 | 有 |
| FSE-T₂WI | 斜矢状面 | 4200/86 | 160° | 3 | 0.6 | 180 | ≥320×320 | 21 | 2 | 有 |
| FSE-T₁WI增强 | 横矢冠面 | 600/9 | 150° | 3 | 0.6 | 180 | ≥320×320 | 2 | 2 | 有 |

**（五）图像质量要求**

1.两侧眼眶对称显示，扫描范围包括眼眶上、下缘，斜矢状面完整显示视神经走行。

2.眼球及眼眶内组织对比良好，眼肌和视神经清晰显示。

3.无明显眼球伪影，无明显其他伪影。

**（六）注意事项**

1.扫描前应告知受检者大致扫描时间，嘱其闭眼，切莫转动眼球，必要时训练。

2. 眼部扫描容易受眼球或眼皮不自主运动产生运动伪影，必要时可采用螺旋桨技术以减轻运动伪影对图像质量的影响。

3. 左右眼眶矢状面成像分两次扫描完成，避免交叉干扰伪影。

4. 鉴别眼肌病变时，不需施加脂肪抑制技术；鉴别黑色素瘤时，$T_1WI$脂肪抑制与非脂肪抑制序列对照。

# 二、鼻咽部、口咽部、颌面部磁共振检查

## （一）适应证

1. 鼻咽、口咽部肿瘤。
2. 副鼻窦、口咽部炎症。
3. 舌部、唾液腺、腮腺、颌下腺病变。
4. 颌面部、颅颈部疾病。

## （二）扫描前准备

鼻咽部、口咽部、颌面部磁共振检查无须特殊准备，常规准备及安全调查无禁忌证者即可进行扫描。嘱受检者吞咽动作在MRI扫描序列切换间隙中进行，以减少运动伪影。一般情况下，需要受检者意识清醒能配合检查，如为婴幼儿受检者，需要使用水合氯醛镇静；带有活动义齿的受检者，需要将义齿取掉。

## （三）摆位

受检者取仰卧位，头先进，双肩部尽量向下。鼻咽部、颌面部扫描定位中心对准鼻尖，口咽部扫描定位中心对准口部。射频线圈采用头颅正交线圈或头颈联合线圈。

## （四）扫描技术

### 1. 扫描方位

（1）横断面　以三平面做定位像，在矢状面定位像上，定位线以硬腭的平行线作为扫描基线，在冠状面定位像上，调整定位线与大脑中线垂直，并在横断面上调整视野大小及位置。鼻咽部扫描应包括垂体下缘至第3颈椎；颌面部扫描范围上至前额，下至下颌软组织下缘；口咽部成像范围应根据具体疾病范围，如舌部肿瘤扫描范围应包括硬腭至口底下缘，腮腺病变应包括整个腮腺范围（图5-3-6）。

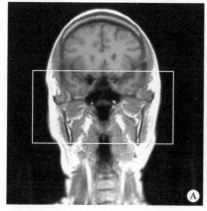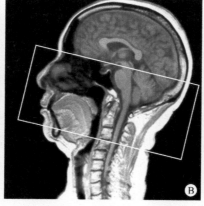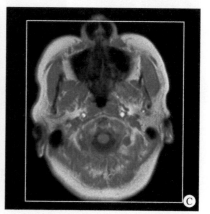

**图5-3-6　鼻咽横断面定位图**

A.横断面定位像在冠状面上的角度与范围；B.横断面定位像在矢状面上的角度与范围；C.横断面定位像在横断面上的角度与范围

（2）冠状面　以三平面做定位像，在横断面定位像上，定位线与大脑中线结构连线垂直，在矢状面上，定位线与硬腭的平行线垂直，并在冠状面上调整视野大小及位置，鼻咽部扫描在矢状面定位像上硬腭的垂直线作为扫描基线，扫描范围从上颌窦后缘至颈椎后缘；颌面部扫描垂直于颌面部正中矢状线，范围从鼻尖到下颌骨后缘；口咽部成像范围应根据疾病范围，如舌部肿瘤扫描范围应包括舌部前后缘，腮腺应包括整个腮腺前后缘（图5-3-7）。

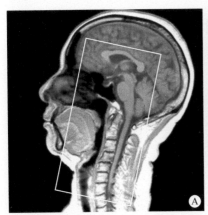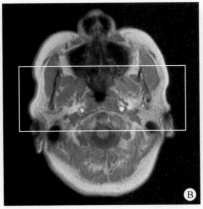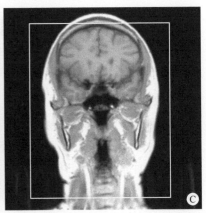

**图5-3-7　鼻咽冠状面定位图**

A.冠状面定位像在矢状面上的角度与范围；B.冠状面定位像在横断面上的角度与范围；C.冠状面定位像在冠状面上的角度与范围

（3）矢状面　以三平面做定位像，在横断面定位像上以大脑中线结构的平行线作为扫描基线，在冠状面定位像上，以大脑中线的平行线作为扫描基线，并在矢状面上调整视野大小及位置，扫描范围以大脑中线为中心包括病变范围，颌面部范围包含颌面部两侧外缘；口咽部扫描范围以病变为中心包括整个病变范围（图5-3-8）。

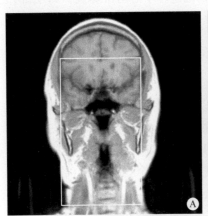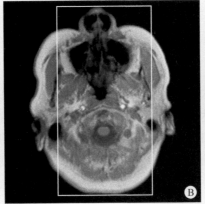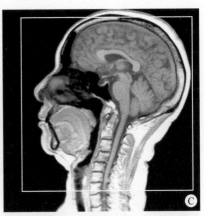

**图5-3-8　鼻咽矢状面定位图**

A.矢状面定位像在冠状面上的角度与范围；B.矢状面定位像在横断面上的角度与范围；C.矢状面定位像在矢状面上的角度与范围

（4）以横断面FSE-T$_1$WI序列、FSE-T$_2$WI序列为主，配合矢状面FSE-T$_1$WI序列或FSE-T$_2$WI序列、冠状面脂肪抑制FSE-T$_2$WI序列，冠状位图像对于观察颈部淋巴结的转移状况是一个非常重要的手段，必须保证足够的覆盖范围。扫描层厚不大于5mm，层间隔控制在层厚的20%以内，视野大小200～250mm，采集矩阵256×224左右（图5-3-9）。

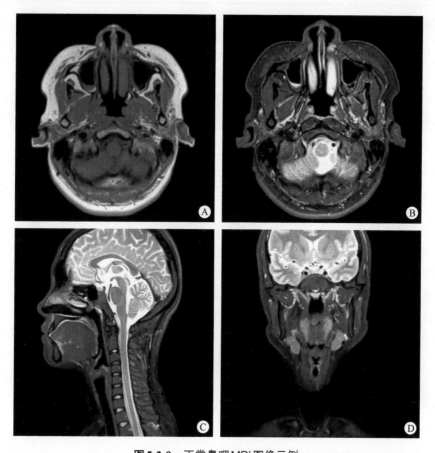

**图 5-3-9　正常鼻咽 MRI 图像示例**

A. 鼻咽轴位 $T_1WI$；B. 鼻咽轴位脂肪抑制 $T_2WI$；C. 鼻咽矢状位脂肪抑制 $T_2WI$；D. 鼻咽冠状位脂肪抑制 $T_2WI$

### 2. 扫描序列

（1）轴位的扫描序列　包括 FSE-$T_1WI$、FSE-$T_2WI$-STIR。

（2）冠状位的扫描序列　包括 FSE-$T_2WI$-STIR。

（3）矢状位的扫描序列　包括 FSE-$T_2WI$-STIR。

（4）增强序列　需要包括轴位、冠状位、矢状位的 $T_1WI$ 脂肪抑制序列。

（5）附加序列　DWI 序列测定病灶区和正常对照区的表观弥散系数，有利于判断病变的性质。

### 3. 增强扫描

（1）对比剂剂量和速度　采用对比剂 Gd-DTPA，剂量为 0.1mmol/kg，静脉注射速度为 0.5～1.5ml/s。

（2）扫描时刻和期相　注射完对比剂后即开始增强扫描。

### 4. 推荐鼻咽部、口咽部及颌面部 MR 扫描序列及参数　见表 5-3-2。

**表 5-3-2　鼻咽部、口咽部及颌面部 MR 扫描序列及参数（3.0T）**

| 脉冲序列 | 成像平面 | TR/TE（ms） | 翻转角（FA） | 层厚（mm） | 层间隔（mm） | FOV（mm） | 矩阵 | 回波链长度（ETL） | 平均采集次数（NEX） | 有无脂肪抑制 |
|---|---|---|---|---|---|---|---|---|---|---|
| FSE-$T_1WI$ | 横断面 | 700/11 | 160° | 4 | 0.8 | 200 | ≥256×256 | 3 | 2 | 有 |
| FSE-$T_2WI$-STIR | 横断面 | 4000/90 | 160° | 4 | 0.8 | 200 | ≥256×256 | 3 | 2 | 有 |
| FSE-$T_2WI$-STIR | 冠状面 | 5000/37 | 160° | 4 | 0.8 | 240 | ≥256×256 | 12 | 2 | 有 |
| FSE-$T_2WI$-STIR | 矢状面 | 5000/37 | 160° | 4 | 0.8 | 240 | ≥256×256 | 12 | 2 | 有 |
| FSE-$T_1WI$-DIXON 增强 | 横矢冠面 | 670/11 | 150° | 4 | 0.8 | 240 | ≥260×260 | 4 | 2 | 有 |

### （五）图像质量要求

1. 层厚不大于5mm，层间隔控制在层厚的20%以内，视野大小200～250mm，采集矩阵256×224左右。

2. 两侧组织对称显示，鼻咽部扫描包括垂体下缘至软腭上缘，口咽和颌面部扫描包括全部病变范围。

3. 无明显吞咽运动伪影，无明显其他伪影。

4. 各组织间隙对比度良好，组织层次显示清晰。

### （六）注意事项

1. 扫描前应告知受检者大致扫描时间，嘱其在序列扫描期间尽量避免吞咽口水、咳嗽。

2. 由于鼻咽部、口咽部、颌面部解剖形态不规则，并有空气骨骼影响，扫描脂肪抑制技术使用频率法容易出现脂肪抑制不均匀，建议使用STIR脂肪抑制法或DIXON法。

3. 口咽部疾病较复杂，扫描范围应依据病变情况作相应的调整。

4. 在扫描FOV下方施加饱和带以抑制颈部血管搏动伪影。

# 三、喉部、颈部磁共振检查

## （一）适应证

1. 咽喉及颈部良恶性肿瘤，包括咽旁、颈动脉间隙等部位的肿瘤。

2. 颈部血管性疾病，如血管畸形、血栓形成等。

3. 咽喉部的囊肿性病变。

4. 颈部的肉芽肿性病变。

5. 颈部的淋巴结肿大。

6. 甲状腺肿大等。

## （二）扫描前准备

喉部、颈部磁共振检查无须特殊准备，常规准备及安全调查无禁忌证者即可进行扫描。嘱受检者吞咽动作在MRI扫描序列切换间隙中进行，以减少运动伪影。一般情况下，需要受检者意识清醒能配合检查，如为婴幼儿受检者，需要口服水合氯醛镇静；戴有活动义齿的受检者，需要将义齿取下。

## （三）摆位

受检者取仰卧位，头先进，双肩部尽量向下。扫描定位中心对准喉结或下颌下缘。射频线圈采用头颈联合线圈或颈部表面线圈。

## （四）扫描技术

### 1. 扫描方位

（1）横断面　扫描层面垂直咽喉及气管长轴，方向为由上至下，以病灶为中心，在矢状面定位像上调整上下扫描范围，横断面上调整视野，冠状面上调整角度，相位编码方向采用左右方向（图5-3-10）。

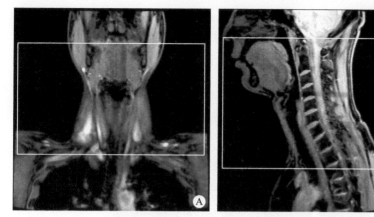
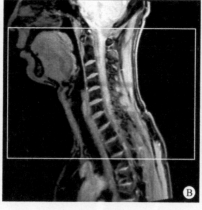
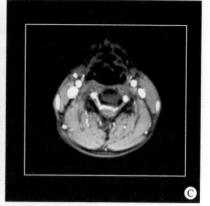

**图5-3-10 颈部横断面定位图**
A.横断面定位像在冠状面上的角度与范围；B.横断面定位像在矢状面上的角度与范围；C.横断面定位像在横断面上的角度与范围

（2）冠状面 扫描层面平行于气管长轴，方向为由前至后，覆盖颈前软组织，当病变范围较大时，需要包括整个颈部软组织，冠状面上调整视野，矢状面上调整角度，相位编码方向采用左右方向（图5-3-11）。

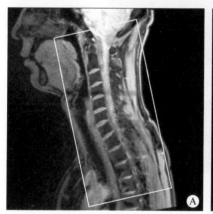
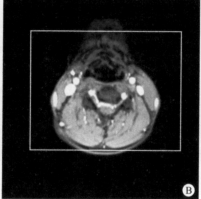
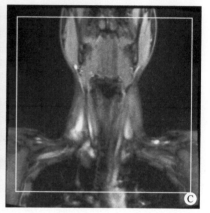

**图5-3-11 颈部冠状面定位图**
A.冠状面定位像在矢状面上的角度与范围；B.冠状面定位像在横断面上的角度与范围；C.冠状面定位像在冠状面上的角度与范围

（3）矢状面 扫描层面平行于气管长轴，方向为由右至左，扫描范围根据病变来决定，矢状面上调整视野，冠状面上调整角度，相位编码方向采用前后方向（图5-3-12）。

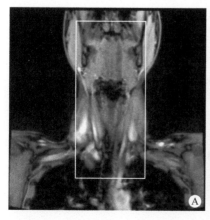
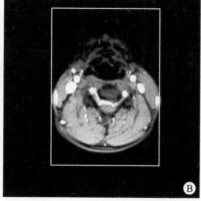
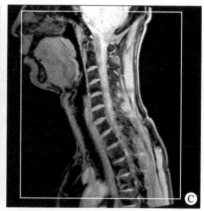

**图5-3-12 颈部矢状面定位图**
A.矢状面定位像在冠状面上的角度与范围；B.矢状面定位像在横断面上的角度与范围；C.矢状面定位像在矢状面上的角度与范围

常规做横断面、冠状面FSE-T₁WI、脂肪抑制FSE-T₂WI扫描，必要时加做矢状面脂肪抑制T₂WI扫描。咽喉部的扫描层厚一般不应大于3mm，间隔为0.5mm；如果扫描重点为颈部淋巴结或者颈部肌肉、软组织等，层厚可以采用5mm，以保证全颈部的覆盖范围。由于颈部血管丰富，常规在上下两个方向施加空间预饱和带（图5-3-13）。

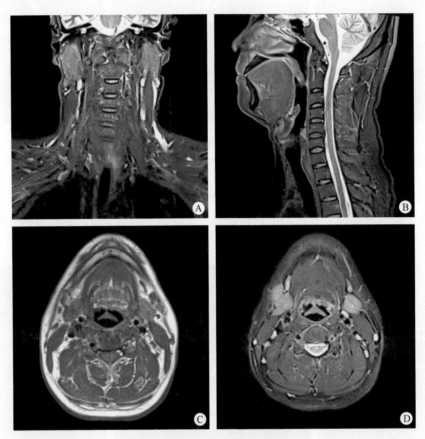

**图5-3-13** 正常颈部MRI图像示例

A.颈部冠状位脂肪抑制T₂WI；B.颈部矢状位脂肪抑制T₂WI；C.颈部轴位T₁WI；D.颈部轴位脂肪抑制T₂WI

**2. 扫描序列**

（1）轴位的扫描序列　包括FSE-T₁WI、FSE-T₂WI-DIXON。

（2）冠状位的扫描序列　包括FSE-T₁WI、FSE-T₂WI-DIXON。

（3）矢状位的扫描序列　包括FSE-T₂WI-DIXON。

（4）增强序列　需要包括轴位、冠状位、矢状位的T₁WI-DIXON序列。

（5）附加序列　DWI序列测定病灶区和正常对照区的表观弥散系数，有利于判断病变的性质。

**3. 增强扫描**

（1）对比剂量和速度　采用对比剂Gd-DTPA，剂量为0.1mmol/kg，静脉注射速度为0.5～1.5ml/s。

（2）扫描时刻和期相　注射完对比剂后即开始增强扫描。

**4. 推荐喉部、颈部MR扫描序列及参数**　见表5-3-3。

表5-3-3　喉部及颈部MR扫描序列及参数（3.0T）

| 脉冲序列 | 成像平面 | TR/TE（ms） | 翻转角（FA） | 层厚（mm） | 层间隔（mm） | FOV（mm） | 矩阵 | 回波链长度（ETL） | 平均采集次数（NEX） | 有无脂肪抑制 |
|---|---|---|---|---|---|---|---|---|---|---|
| FSE-T₁WI | 横断面 | 700/9.4 | 160° | 4 | 0.8 | 220 | ≥256×256 | 3 | 2 | 无 |
| FSE-T₂WI-DIXON | 横断面 | 1600/73 | 160° | 4 | 0.8 | 220 | ≥256×256 | 10 | 1 | 有 |

续表

| 脉冲序列 | 成像平面 | TR/TE（ms） | 翻转角（FA） | 层厚（mm） | 层间隔（mm） | FOV（mm） | 矩阵 | 回波链长度（ETL） | 平均采集次数（NEX） | 有无脂肪抑制 |
|---|---|---|---|---|---|---|---|---|---|---|
| FSE-T$_1$WI | 冠状面 | 700/9.4 | 160° | 4 | 0.8 | 240 | ≥256×256 | 3 | 2 | 无 |
| FSE-T$_2$WI-DIXON | 冠状面 | 1600/73 | 160° | 4 | 0.8 | 240 | ≥256×256 | 10 | 1 | 有 |
| FSE-T$_2$WI-DIXON | 矢状面 | 1600/73 | 160° | 4 | 0.8 | 240 | ≥256×256 | 10 | 1 | 有 |
| FSE-T$_1$WI-DIXON 增强 | 横矢冠面 | 670/11 | 130° | 4 | 0.8 | 220 | ≥256×256 | 4 | 1 | 有 |

### （五）图像质量要求

1. 两侧组织对称显示，扫描包括整个病变范围。

2. 无明显吞咽运动伪影，磁敏感伪影和血管搏动伪影不影响影像的观察。

3. 各软组织层次显示清晰，对比度良好。

### （六）注意事项

1. 扫描前应告知受检者大致扫描时间，嘱其在序列扫描期间尽量避免吞咽口水、咳嗽。

2. 颈部疾病病变范围变化较大，扫描范围及扫描层厚可以根据病变情况作相应调整。

3. 脂肪抑制序列使用频率法容易出现脂肪抑制不均匀，建议使用反转恢复序列或DIXON方法。

4. 颈部扫描容易出现颈部血管搏动伪影，适当改变相位编码方向可以减少相应伪影，有利于对喉咽部的观察，必要时采用快速扫描序列。

5. 在进行喉部轴位小范围扫描时，注意单独选择颈部线圈，进行颈部淋巴结冠状位大范围扫描时，则采用头颈联合线圈。

# 四、耳部及内听道磁共振检查

### （一）适应证

1. 耳部肿瘤。

2. 耳部炎症。

3. 耳蜗先天发育异常。

4. 血管神经交互性病变所致的眩晕、耳鸣。

### （二）扫描前准备

耳部及内听道磁共振检查无须特殊准备，常规准备及安全调查无禁忌证者即可进行扫描。在检查前及摆放受试者体位过程中应告知受检者检查的全过程，嘱受检者保持平静呼吸。

### （三）摆位

受检者取仰卧位，头先进，双肩部尽量向下。扫描定位中心对准双眼连线中心。射频线圈采用头颅相控阵线圈或头部正交线圈。

### （四）扫描技术

**1. 扫描方位**

（1）横断面 在三平面冠状面定位像上定位横断面，可先使用一条横断面定位线，平行于左右内听道结构，再增加扫描层数。扫描方向为由下至上，范围包括蝶窦和左右乳突结构，相位编码方向采用左右方向（图5-3-14）。

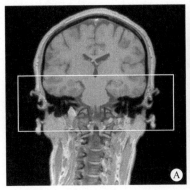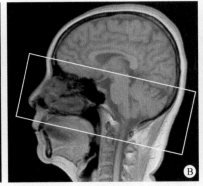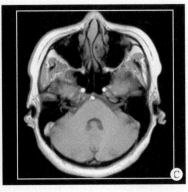

**图5-3-14　内耳横断面定位图**

A. 横断面定位像在冠状面上的角度与范围；B. 横断面定位像在矢状面上的角度与范围；C. 横断面定位像在横断面上的角度与范围

（2）冠状面　在横断面T₂图像上定位冠状面，可先使用一条冠状面定位线，平行于左右内听道结构，再增加扫描层数。扫描方向为由前至后，范围包括蝶窦和覆盖左右乳突结构。相位编码方向采用左右方向（图5-3-15）。

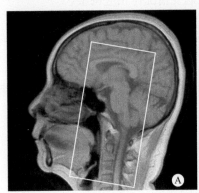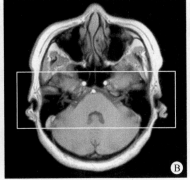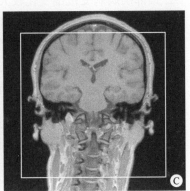

**图5-3-15　内耳冠状面定位图**

A. 冠状面定位像在矢状面上的角度与范围；B. 冠状面定位像在横断面上的角度与范围；C. 冠状面定位像在冠状面上的角度与范围

（3）内耳水成像（内耳膜迷路成像）　其原理主要是利用水的长T₂特性成像，在内耳薄层成像的基础上行内耳膜迷路3D_T₂WI序列或3D-FIESTA序列。在冠状面图像上定位，内听道上下范围要合适，包括耳蜗、半规管，扫描层面平行并经过两侧面听神经干连线。内耳膜迷路MR水成像应重视层面设定为两侧对称（图5-3-16）。

耳部常规扫描平面是2D横断面，必要时增加冠状面。扫描序列以快速自旋回波T₂WI、T₁WI序列为主，疑是耳部肿瘤或炎症病变可以进行增强扫描。扫描层厚一般小于3mm。内听道病变检查应增加3D的水成像序列检查。

**2. 扫描序列**

（1）轴位的扫描序列　包括FSE-T₁WI、脂肪抑制FSE-T₂WI。

（2）冠状位的扫描序列　包括脂肪抑制FSE-T₂WI。

（3）增强序列　对于耳蜗先天发育异常及人工耳蜗植入者的术前检查一般不需增强扫描。其他病变根据具体情况在注射对比剂之后分别进行横断面和冠状面的脂肪抑制T₁WI增强扫描。

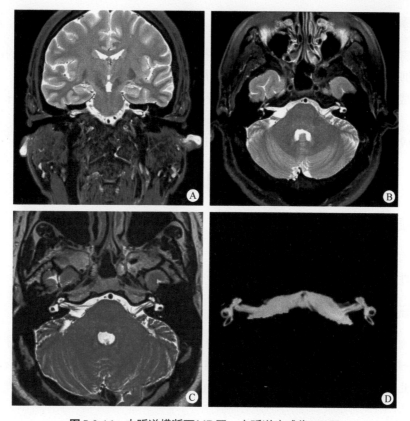

**图5-3-16 内听道横断面MR图、内听道水成像MR图**

A. 内听道冠状位脂肪抑制T$_2$WI；B. 内听道轴位脂肪抑制T$_2$WI；C. 内听道水成像轴位原图；D. 内听道水成像MIP图

（4）附加序列 3D重T$_2$水成像序列，该序列需要采用层厚为0.5～1.0mm的无间隔扫描，并在层面方向施加容积内插技术，以提高图像空间分辨力，用于图像后处理，显示内耳半规管及迷路的立体结构。

**3. 增强扫描**

（1）对比剂剂量和速度 采用对比剂Gd-DTPA，剂量为0.1mmol/kg，静脉注射速度为0.5～1.5ml/s。

（2）扫描时刻和期相 注射完对比剂后即开始增强扫描。

**4. 推荐耳部、内听道MR扫描序列及参数** 见表5-3-4。

**表5-3-4 耳部、内听道MR扫描序列及参数（3.0T）**

| 脉冲序列 | 成像平面 | TR/TE（ms） | 翻转角（FA） | 层厚（mm） | 层间隔（mm） | FOV（mm） | 矩阵 | 回波链长度（ETL） | 平均采集次数（NEX） | 有无脂肪抑制 |
|---|---|---|---|---|---|---|---|---|---|---|
| FSE-T$_1$WI | 横断面 | 600/9.8 | 650° | 2.0 | 0.4 | 180 | ≥320×320 | 3 | 2.0 | 无 |
| FSE-T$_2$WI | 横断面 | 5000/84 | 150° | 2.0 | 0.4 | 180 | ≥320×320 | 17 | 2.0 | 有 |
| FSE-T$_2$WI | 冠状面 | 5000/84 | 150° | 2.0 | 0.4 | 180 | ≥320×320 | 17 | 2.0 | 有 |
| T$_1$WI-VIBE增强 | 横断面 | 20/3.69 | 12° | 1.0 | 0 | 200 | ≥320×320 | — | 1.0 | 有 |
| 3D-SPACE | 横断面 | 1400/155 | 120° | 0.5 | 0 | 160 | ≥320×320 | 96 | 1.7 | 无 |

## （五）图像质量要求

1. 两侧组织对称显示，扫描包括整个病变范围。

2. 无明显血管搏动伪影，无明显其他伪影。

3. 各软组织层次显示清晰，对比度良好。

## （六）注意事项

1. 耳部疾病病变范围变化较大，扫描范围及扫描层厚可以根据病变情况作相应的调整。

2. 选择脂肪抑制技术以突出显示病灶，建议使用反转恢复序列或DIXON方法。

3. 内听道水成像扫描时，由于序列扫描范围较小、扫描层厚薄、分辨力高导致扫描时间长，因此定位需准确。

4. 内听道水成像扫描后，原始数据根据需要应进行MIP或MPR。

# 五、颈部磁共振血管检查

## （一）适应证

1. 颈部血管病变。

2. 颈部肿瘤性病变累及血管。

## （二）扫描前准备

颈部磁共振血管检查无须特殊准备，常规准备及安全调查无禁忌证者即可进行扫描。嘱受检者吞咽动作在MRI扫描序列切换间隙中进行，以减少运动伪影。一般情况下，需要受检者意识清醒能配合检查，如为婴幼儿受检者，需要使用水合氯醛镇静；戴有活动义齿的受检者，需要将义齿取下。

## （三）摆位

受检者取仰卧位，头先进，双肩部尽量向下。扫描定位中心对准下颌下缘或颈部中点。射频线圈采用头颈联合线圈或颈部表面线圈。

## （四）扫描技术

### 1. 扫描方位

（1）横断面扫描以矢状面和冠状面做定位像，在矢状面定位像上，定位线垂直于颈部矢状轴，在冠状面上定位线垂直于颈部中线结构，并在横断面上调整视野大小及位置，扫描范围上端包括大脑中动脉平面，下端包含主动脉弓平面，相位编码采用左右方向。

（2）冠状面以横断面及矢状面做定位像，在横断面定位像上，使定位线与颈部中线结构垂直，在矢状面上与颈部动脉平行，扫描范围应包括整个颈部动脉。相位编码采用左右方向（图5-3-17）。

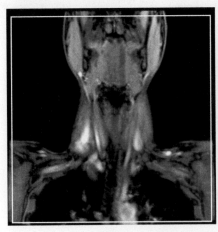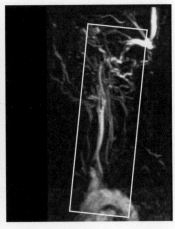

**图5-3-17** 颈部CE-MRA定位图及样图

颈部MRA成像可以选择2D-TOF-MRA、3D-TOF-MRA、2D-PC-MRA、3D-PC-MRA、3D-CE-MRA等成像序列，临床上最常采用的是3D-CE-MRA，通常采用透视触发方式，扫描期相与时间控制是成功的关键。3D-PC血管成像需要预先设定速度编码VENC，如设定为100cm/s显示动脉，20cm/s显示静脉。颈部血管TOF成像法均采用轴位薄层扫描，垂直于颈部大血管，以自上而下逆血流的扫描顺序进行（图5-3-18）。

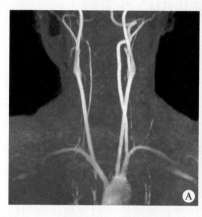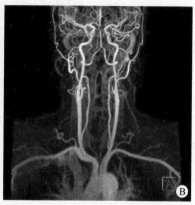

**图5-3-18** 颈部血管TOF-MRA与CE-MRA成像示例图

A.颈部3D-TOF-MRA；B.颈部CE-MRA

**2. 扫描序列**

（1）轴位的扫描序列 包括2D-TOF-MRA、3D-TOF-MRA。

（2）冠状位的扫描序列 包括2D-PC-MRA、3D-PC-MRA、CE-MRA。

（3）增强序列 包括3D-CE-MRA。

（4）附加序列 包括4D-CE-MRA。

**3. 增强扫描**

（1）CE-MRA检查需要注射对比剂，采用对比剂Gd-DTPA，剂量为0.2mmol/kg，静脉注射速度为2.0～3.0ml/s。

（2）扫描时刻和期相 使用实时触发扫描，即在颈动脉显影最亮时开始扫描动脉期，并加扫静脉期。

**4. 推荐颈部血管MR扫描序列及参数** 见表5-3-5。

表5-3-5 颈部血管MR扫描序列及参数（3.0T）

| 脉冲序列 | 成像平面 | TR/TE（ms） | 翻转角（FA） | 层厚（mm） | 层间隔（mm） | FOV（mm） | 矩阵 | 回波链长度（ETL） | 平均采集次数（NEX） | 有无脂肪抑制 |
|---|---|---|---|---|---|---|---|---|---|---|
| TOF-$T_1$WI | 横断面 | 21/3.69 | 18° | 1 | 0.2 | 220 | ≥256×192 | — | 1 | 有 |
| CE-MRA | 横断面 | 3.49/1.30 | 25° | 1 | 0.2 | 350 | ≥512×488 | — | 1 | 有 |

## （五）图像质量要求

1. 颈部动脉清晰显示，无颈静脉影像干扰。

2. 无明显伪影。

3. 扫描包括整个颈部动脉范围，对比度良好。

## （六）注意事项

1. 颈部TOF-MRA扫描由于失相位效应的存在，容易高估狭窄的程度。

2. CE-MRA扫描为了避免动脉图像受到静脉显影的污染，触发时机是关键。

3. 颈部PC-MRA扫描需要设置速度编码，颈总动脉的流速一般为80～150cm/s，可以根据病变情况作相应的调整。

4. 颈部CE-MRA后处理一般需要动脉期与蒙片期减影，并使用MIP、MPR进行后处理。

# 六、相关疾病磁共振检查策略

## （一）眼部肿瘤性病变

MRI检查具有软组织对比分辨力高、多参数成像、任意断面成像等特点，目前已经成为眼球及眼眶肿瘤性病变的首选检查方法，一般在常规扫描基础上行增强扫描，MR横断面、斜矢状面$T_2$WI应与视神经平行，结合脂肪抑制技术，显示视神经更加清晰。绝大多数的眼球及眼眶肿瘤都可以通过磁共振检查做出正确诊断，同时还可以清楚显示病变的累及范围，指导临床制订治疗方法。

## （二）鼻咽癌病变

鼻咽癌属于常见的恶性肿瘤之一，临床定性多依靠病理活检，但其邻近组织较多，且结构相对复杂，甚至与颅脑相通，因此MRI检查已被广泛应用到鼻咽癌的影像学诊断中，有助于发现淋巴结转移或病变向周围侵犯等改变，常规检查包括MR平扫和增强扫描。增强扫描可选用$T_1$WI-FSPGR序列，此时血管搏动伪影比较轻微。常规$T_2$WI平扫冠状面脂肪抑制序列不建议采用化学饱和法，建议使用STIR序列脂肪抑制。MR新技术在鼻咽癌的诊断和鉴别诊断方面具有重要价值，如DWI、MRS、DTI检查，DWI结合测定ADC值对鼻咽癌T分期的诊断价值较高，并有助于对鼻咽部良恶性病变的鉴别诊断。

## （三）甲状腺恶性病变

超声和CT已广泛应用于甲状腺疾病的检查诊断中，但是良恶性病变的定性诊断仍存在许多问题。对于超声、CT无法明确的甲状腺病变性质，需行MRI检查，由于颈部结构及成分复杂，磁场极不均匀，易产生磁敏感、化学位移及运动等伪影，因此甲状腺横断面、冠状面$T_2$WI抑脂成像可采用IDEAL-FRFSE $T_2$WI序列扫描。此外，在MR平扫基础上采用动态增强扫描、DWI结合测定ADC值，对甲状腺良恶性病变鉴别诊断价值较高。

# 第4节 胸部磁共振检查技术

# 一、纵隔磁共振检查

## （一）适应证

1. 纵隔肿瘤或肿瘤样病变，如胸内甲状腺、胸腺增生、胸腺瘤、畸胎瘤、神经源性肿瘤、淋巴瘤等。

2. 纵隔炎性病变。

3. 纵隔肿瘤治疗后残存、复发及放疗后纤维化的鉴别。

4. CT扫描定性困难或受检者碘对比剂过敏无法进行CT增强。

## （二）扫描前准备

1. 纵隔MRI检查无须特殊准备，常规准备及安全调查无禁忌证者即可进行扫描。

2. 增强扫描受检者建立静脉通道。

3. 做好呼吸和屏气训练。检查前，嘱受检者平静规律呼吸。屏气时需保持每次屏气幅度尽量一致。屏气困难者，可由他人捏鼻辅助其屏气。

## （三）摆位

受检者取仰卧位，身体长轴与床面长轴一致，头或足先进，双臂上举过头，无法上举者置于身体两侧，双手不交叉。采用多通道体部相控阵线圈覆盖扫描部位，线圈中心对准双乳头连线中点。将呼吸门控压力感受器（或门控软管）置于下胸部或上腹部呼吸起伏最明显部位。纵向定位光标正对受检者身体中线，横向定位光标对准线圈中心。

## （四）扫描技术

### 1. 扫描方位

（1）定位像　采用快速梯度回波序列进行轴位、冠状位、矢状位三平面扫描。

（2）横轴位　以冠状位和矢状位作为定位像，定位线垂直于胸部矢状轴，同时在横轴位定位像上调整视野大小及位置，扫描方向由上至下。扫描范围包括整个纵隔（图5-4-1）。

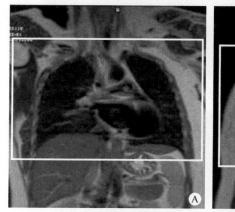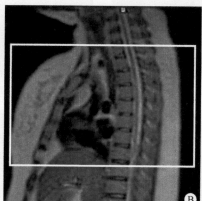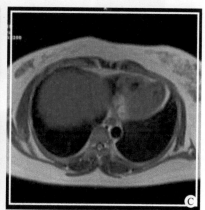

**图5-4-1　纵隔磁共振横轴位定位像**

A. 横轴位定位像在冠状位上的范围；B. 横轴位定位像在矢状位上的范围；C. 横轴位定位像在横轴位上的范围

（3）冠状位　以横轴位和矢状位作为定位像，定位线平行于胸部左右轴，同时在冠状位定位像上调整视野大小及位置，扫描方向由前至后。扫描范围包括整个纵隔（图5-4-2）。

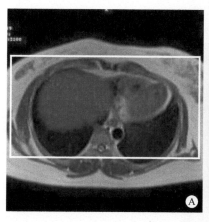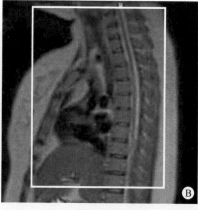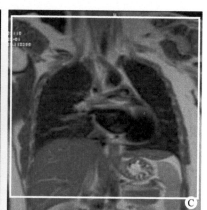

**图5-4-2　纵隔磁共振冠状位定位像**

A. 冠状位定位像在横轴位上的范围；B. 冠状位定位像在矢状位上的范围；C. 冠状位定位像在冠状位上的范围

图像以横轴位、冠状位为主，必要时加做矢状位，可提高判断的准确度。

**2. 扫描序列**

（1）冠状位的扫描序列　包括呼吸触发脂肪抑制FSE-T$_2$WI（Balance-SSFP）序列（图5-4-3）或屏气SS-FSE序列，获得病变位置和范围。

（2）横轴位的扫描序列　包括呼吸触发脂肪抑制FSE-T$_2$WI（图5-4-4）、屏气快速梯度回波水-脂同/反相位T$_1$WI（图5-4-5）、DWI。

（3）增强序列　包括横轴位、冠状位3D-VIBE/3D-LAVA/3D-THRIVE-T$_1$WI（图5-4-6）。

**3. 对比剂剂量和注射速度**　常用对比剂Gd-DTPA，常规剂量0.1mmol/kg，注射速度2.0～3.0ml/s，续以等量生理盐水。

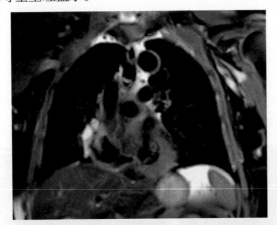

图5-4-3　纵隔冠状位脂肪抑制FSE-T$_2$WI图像

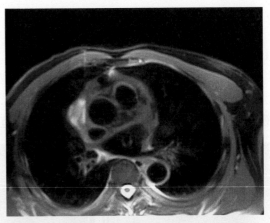

图5-4-4　纵隔横轴位脂肪抑制FSE-T$_2$WI图像

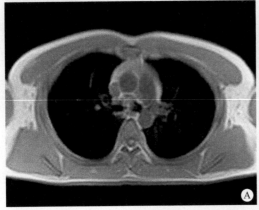

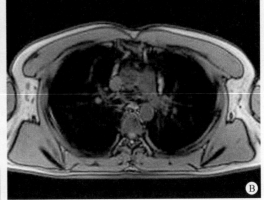

图5-4-5　纵隔横轴位水-脂同反相位T$_1$WI图像

A. 同相位；B. 反相位

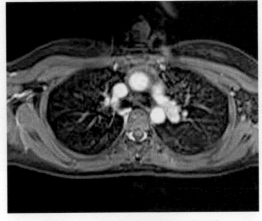

图5-4-6　纵隔横轴位增强扫描图像

**4. 推荐纵隔MR扫描序列及参数**　见表5-4-1。

表5-4-1　纵隔MR扫描序列及参数（1.5T或3.0T）

| 脉冲序列 | 成像平面 | TR/TE（ms） | 翻转角（FA） | 层厚（mm） | 层间隔（mm） | FOV（mm） | 矩阵 | 回波链长度（ETL） | 平均采集次数（NEX） | 有无脂肪抑制 |
|---|---|---|---|---|---|---|---|---|---|---|
| Balance-SSFP | 冠状位 | 3～6/1.5～3 | 40～80° | 4～5 | 1～2 | 350～400 | ≥256×230 | — | 1 | 有 |
| FSE-T$_2$WI | 横轴位 | 2000～4000/80～120 | 90° | 5～8 | 1～2 | 350～400 | ≥320×224 | 8～32 | 1～2 | 有 |
| 同/反相位T$_1$WI | 横轴位 | 100～300/2.1～4.2 | 75° | 5～8 | 1～2 | 350～400 | ≥320×224 | — | 1～2 | 无 |
| DWI | 横轴位 | 4000～6000/70 | — | 5～8 | — | 350～400 | 128×160 | — | 4 | 无 |
| 3D-VIBE+C | 横轴位 | 4～10/1～5 | 15° | 2～3 | 0 | 350～400 | ≥320×224 | — | 1 | 有 |

## （五）图像质量要求

1. 扫描范围符合影像学诊断需求。
2. 无明显呼吸、运动、设备或体外金属等原因产生的图像伪影。
3. 图像SNR、CNR合适，纵隔结构显示清晰、对比分明。
4. 根据就诊病史和检查目的，有针对性地进行扫描。
5. 动态增强扫描包含两期，即动脉期和静脉期。

## （六）注意事项

1. 检查前详细询问病史及磁共振禁忌证，去除扫描部位金属物品。
2. 检查前向受检者告知检查流程及注意事项，减少幽闭恐惧症的发生。
3. 检查前做好呼吸和屏气训练，减少呼吸运动伪影。
4. 对呼吸及屏气配合不理想者，可选择长回波链T$_2$WI序列，如半傅里叶HASTE序列，减少因呼吸不均匀及屏气不佳所产生的运动伪影。
5. DWI序列对于纵隔病变有重要鉴别作用，$b$=600～800s/mm$^2$。

# 二、肺部磁共振检查

## （一）适应证

1. 肺癌分期。
2. 肺癌放化疗后疗效评估。
3. 纵隔肿瘤和肺部肿瘤诊断与鉴别诊断。
4. 肺动脉栓塞及肺血管畸形。

## （二）扫描前准备

1. 检查前去除所有有碍检查的金属物品；对各种体内植入物，应问明是否具有铁磁性。
2. 确保受检者无检查禁忌证，增强扫描患者应建立静脉通道。
3. 做好呼吸和屏气训练。方法与纵隔检查一致。

## （三）摆位

体位摆放、线圈选择、线圈放置和定位均与纵隔一致。

### （四）扫描技术

**1. 扫描方位**

（1）定位像 采用快速梯度回波序列进行横轴位、冠状位、矢状位三平面扫描。

（2）横轴位 以冠状位和矢状位作为定位像，定位线垂直于胸部矢状轴，同时在横轴位定位像上调整视野大小及位置，扫描方向由上至下。扫描范围包括整个胸部（图5-4-7）。

（3）冠状位 以横轴位和矢状位作为定位像，定位线平行于胸部左右轴，同时在冠状位定位像上调整视野大小及位置，扫描方向由前至后。扫描范围包括整个胸部（图5-4-8）。

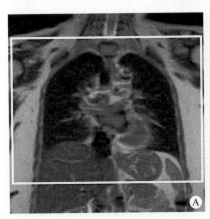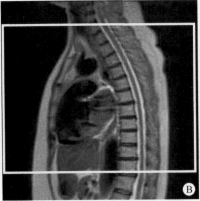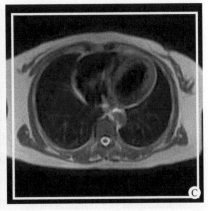

**图5-4-7 肺部磁共振横轴位定位像**

A. 横轴位定位像在冠状位上的范围；B. 横轴位定位像在矢状位上的范围；C. 横轴位定位像在横轴位上的范围

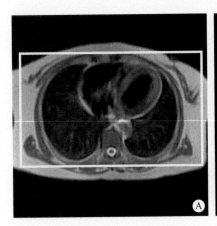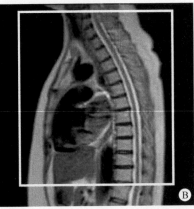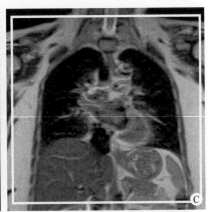

**图5-4-8 肺部磁共振冠状位定位像**

A. 冠状位定位像在横轴位上的范围；B. 冠状位定位像在矢状位上的范围；C. 冠状位定位像在冠状位上的范围

图像以横轴位、冠状位为主，必要时加做矢状面，可提高判断的准确度。

**2. 扫描序列**

（1）冠状位的扫描序列 包括Balance-SSFP序列或SS-FSE序列，获得病变位置和范围。

（2）横轴位的扫描序列 包括呼吸触发脂肪抑制FSE-$T_2$WI（图5-4-9）、屏气快速梯度回波水-脂同反相位$T_1$WI、DWI。

（3）增强序列 包括横轴位、冠状位3D-VIBE/3D-LAVA/3D-THRIVE-$T_1$WI（图5-4-10）。

**3. 对比剂剂量和注射速度** 常用对比剂Gd-DTPA，常规剂量0.1mmol/kg，注射速度2.0～3.0ml/s，续以等量生理盐水。

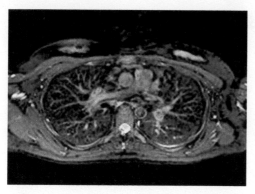

图5-4-9　肺部横轴位呼吸触发脂肪抑制FSE-
T₂WI图像

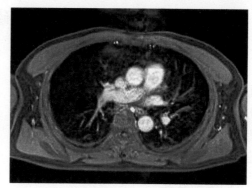

图5-4-10　肺部横轴位增强扫描图像

**4. 推荐肺部MR扫描序列及参数**　见表5-4-2。

表5-4-2　肺部MR扫描序列及参数（1.5T或3.0T）

| 脉冲序列 | 成像平面 | TR/TE（ms） | 翻转角（FA） | 层厚（mm） | 层间隔（mm） | FOV（mm） | 矩阵 | 回波链长度（ETL） | 平均采集次数（NEX） | 有无脂肪抑制 |
|---|---|---|---|---|---|---|---|---|---|---|
| Balance-SSFP | 冠状位 | 3～6/1.5～3 | 40°～80° | 4～5 | 1～2 | 350～400 | ≥256×230 | — | 1 | 无 |
| FSE-T₂WI | 横轴位 | 2000～4000/80～120 | 90° | 5～8 | 1～2 | 350～400 | ≥320×224 | 8～32 | 1～2 | 有 |
| 同/反相位T₁WI | 横轴位 | 100～300/2.1～4.2 | 75° | 5～8 | 1～2 | 350～400 | ≥320×224 | — | 1～2 | 无 |
| DWI | 横轴位 | 4000～6000/70 | — | 5～8 | — | 350～400 | 128×160 | — | 4 | 无 |
| VIBE 3D+C | 横轴位 | 4～10/1～5 | 15° | 2～3 | 0 | 350～400 | ≥320×224 | — | 1 | 有 |

## （五）图像质量要求

1. 扫描范围符合影像学诊断需求。

2. 无明显呼吸、运动、设备或体外金属等原因产生的图像伪影。

3. 图像SNR、CNR合适，肺实质、气管、纵隔及肺部血管显示清晰。

4. 根据就诊病史和检查目的，有针对性地进行扫描。

5. 动态增强扫描包含两期，即动脉期和静脉期。

## （六）注意事项

1. 目前对肺部疾病的诊断仍以CT为主，MR显示不及CT，但随着MR新序列的不断出现，肺部MR图像SNR及空间分辨力不断提高，已经成为CT检查重要的补充手段。

2. 检查前详细询问病史及磁共振禁忌证，去除扫描部位金属物品。

3. 检查前向受检者告知检查流程及注意事项，减少幽闭恐惧症的发生。

4. 检查前做好呼吸和屏气训练，减少呼吸运动伪影。

5. 对呼吸及屏气配合不理想者，可选择长回波链T₂WI序列。

6. DWI序列对肺癌分期、放化疗后疗效评估、肺不张与肿块的区分有较高诊断价值。$b=600～800s/mm^2$。

# 三、乳腺磁共振检查

## （一）适应证

1. 乳腺肿块的诊断与鉴别诊断。
2. 乳腺肿瘤的分期。
3. 乳腺增生性病变。
4. 乳腺假体。

## （二）扫描前准备

1. 检查前去除文胸，穿棉质外套。
2. 确保受检者无检查禁忌证，增强扫描患者应建立静脉通道。

## （三）摆位

采用乳腺专用线圈，将其放于检查床上，受检者取俯卧位，头先进，两侧乳房悬垂于线圈凹槽内，且不受到挤压。双臂前伸弯曲伏于乳腺线圈坡垫上，人体长轴与床面长轴一致。纵向定位光标正对受检者身体中线，横向定位光标对准线圈中心。

## （四）扫描技术

### 1. 扫描方位

（1）定位像　采用快速梯度回波序列进行横轴位、冠状位、矢状位三平面扫描。

（2）横轴位　以冠状位和矢状位作为定位像，在矢状位上定位线以乳头为中心；冠状位调整定位线使两侧对称；同时在横轴位定位像上调整视野大小及位置，需包括两侧乳腺、邻近前胸壁及腋下淋巴结（图5-4-11）。

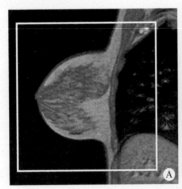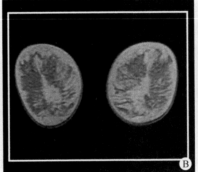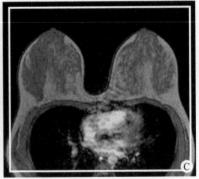

**图5-4-11　乳腺磁共振横轴位定位像**

A.横轴位定位像在矢状位上的范围；B.横轴位定位像在冠状位上的范围；C.横轴位定位像在横轴位上的范围

（3）矢状位　以横轴位和冠状位作为定位像，横轴位上以乳头至乳腺底部中点作为基线，扫描平面平行于该基线，扫描范围包括单侧整个乳腺，两侧分别扫描。同时在矢状位定位像上调整视野大小及位置（图5-4-12）。

### 2. 扫描序列

（1）横轴位的扫描序列　包括脂肪抑制FSE-T$_2$WI（图5-4-13）、FSE-T$_1$WI（图5-4-14）、DWI序列。

（2）矢状位的扫描序列　包括脂肪抑制FSE-T$_2$WI。

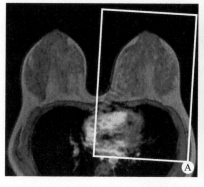
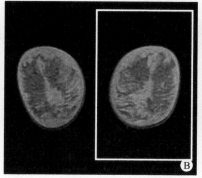
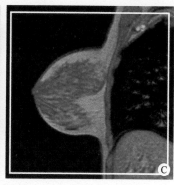

**图5-4-12 乳腺磁共振矢状位定位像**

A.矢状位定位像在横轴位上的范围；B.矢状位定位像在冠状位上的范围；C.矢状位定位像在矢状位上的范围

（3）增强序列 横轴面3D动态增强扫描，增强前先进行一次平扫（蒙片），在扫描间隙期注射对比剂，随后立即进行动态增强扫描，一般增强至少5期，以便绘制时间-信号强度曲线（图5-4-15）。

**3. 对比剂剂量和注射速度** 常用对比剂Gd-DTPA，常规剂量0.1～0.2mmol/kg，注射速度2.0～3.0ml/s，续以等量生理盐水。

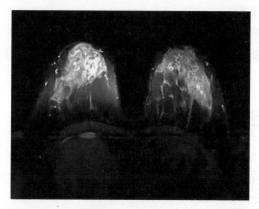
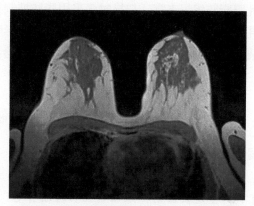

**图5-4-13 乳腺横轴位脂肪抑制FSE-T₂WI图像**　　**图5-4-14 乳腺横轴位FSE-T₁WI图像**

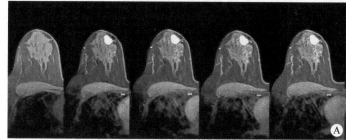
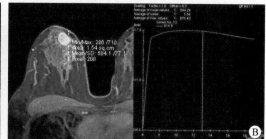

**图5-4-15 乳腺动态增强图及时间-信号强度曲线图**

A. 乳腺动态增强图；B. 时间-信号强度曲线图

**4. 推荐乳腺MR扫描序列及参数** 见表5-4-3。

**表5-4-3 乳腺MR扫描序列及参数（1.5T或3.0T）**

| 脉冲序列 | 成像平面 | TR/TE（ms） | 翻转角（FA） | 层厚（mm） | 层间隔（mm） | FOV（mm） | 矩阵 | 回波链长度（ETL） | 平均采集次数（NEX） | 有无脂肪抑制 |
|---|---|---|---|---|---|---|---|---|---|---|
| FSE-T₁WI | 横轴位 | 400～500/9 | 90° | 4 | 1～2 | 350 | ≥320×224 | 2～3 | 1～2 | 无 |
| FSE-T₂WI | 横轴位 | 4000～6000/80～120 | 90° | 4 | 1～2 | 350 | ≥320×224 | 10 | 1～2 | 有 |

续表

| 脉冲序列 | 成像平面 | TR/TE(ms) | 翻转角(FA) | 层厚(mm) | 层间隔(mm) | FOV(mm) | 矩阵 | 回波链长度(ETL) | 平均采集次数(NEX) | 有无脂肪抑制 |
|---|---|---|---|---|---|---|---|---|---|---|
| DWI | 横轴位 | 4000～6000/70～90 | 90° | 4 | 1～2 | 350 | 128×160 | — | 4 | 无 |
| 3D+C | 横轴位 | 4～10/1～5 | 15° | 2～3 | 0 | 350 | ≥320×224 | — | 1 | 有 |

## （五）图像质量要求

1. 扫描范围符合影像学诊断需求。

2. 无明显呼吸运动、心脏搏动、设备或体外金属等原因产生的图像伪影。

3. 图像SNR、CNR合适，乳腺结构、腋下淋巴结显示清晰。

4. 动态增强扫描时相把握准确，增强图像符合诊断要求。

## （六）注意事项

1. 育龄期妇女，乳腺扫描建议在月经开始的7～10日进行。

2. 乳腺扫描时间较长，扫描体位特殊，扫描时力求体位舒适，同时向受检者说明情况，取得其配合。

3. 乳腺脂肪组织丰富，扫描时多采用脂肪抑制技术。

4. 乳腺扫描容易受心脏搏动和呼吸运动伪影影响，需注意相位编码方向，减少伪影对图像的干扰。

5. 乳腺增强需采用多期动态增强扫描，用于绘制时间-信号强度曲线，提高对乳腺肿瘤分期判断的准确度。

# 四、胸壁磁共振检查

**案例 5-3**

患者，男，65岁，因骑车不慎摔倒后左侧胸壁疼痛就医。查体：神志清，表情较为痛苦，左侧前下胸壁皮肤擦伤，触痛明显。行肋骨CT扫描（三维重建）及肝胆胰脾超声检查，示肋骨未见骨折、肝胆胰脾未见异常。3日后患者仍感左侧胸壁疼痛明显，临床申请胸壁磁共振检查。如图5-4-16所示，在T₂WI脂肪抑制序列上，左侧第7肋软骨与肋骨交界区信号增高。

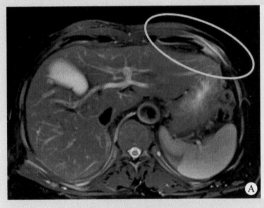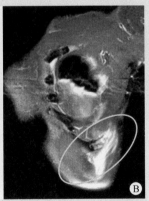

**图 5-4-16　左侧第 7 肋软骨与肋骨交界区异常信号**

A. T$_2$WI脂肪抑制横轴位，左侧第7肋软骨与肋骨交界区信号增高；B. 斜冠位，肋骨与周围软组织信号增高

**问题：**1. 此病例诊断为什么疾病？

2. 为何CT扫描肋骨未见异常，而MR则可显示肋骨病变？

3. MR何序列能更好地显示病变？

## （一）适应证

1. 胸壁软组织病变，如软组织肿瘤（原发、继发、肺内胸膜病变侵犯）、软组织感染（脓肿、结核）等。

2. 肋骨、肋软骨病变，如外伤（骨折、骨挫伤）、感染、肿瘤或肿瘤样病变等。

3. 胸骨病变，如外伤、感染、肿瘤或肿瘤样病变等。

## （二）扫描前准备

1. 检查前去除所有有碍检查的金属物品；对各种体内植入物，应问明是否具有铁磁性。

2. 确保受检者无检查禁忌证，增强扫描患者应建立静脉通道。

3. 做好呼吸和屏气训练，方法与纵隔检查一致。

## （三）摆位

受检者取仰卧位，身体长轴与床面长轴一致，头或足先进，双臂上举过头，无法上举者置于身体两侧，双手不交叉。采用多通道体部相控阵线圈覆盖扫描部位，线圈中心对准双乳头连线中点。将呼吸门控压力感受器（或门控软管）置于下胸部或上腹部呼吸起伏最明显的部位。纵向定位光标正对受检者身体中线，横向定位光标对准线圈中心。

## （四）扫描技术

### 1. 扫描方位

（1）定位像 采用快速梯度回波序列进行横轴位、冠状位、矢状位三平面扫描。

（2）横轴位 以冠状位和矢状位作为定位像，定位线垂直于胸部矢状轴，同时在横轴位定位像上调整视野大小及位置，扫描方向由上至下。扫描范围包括整个胸壁（图5-4-17）。

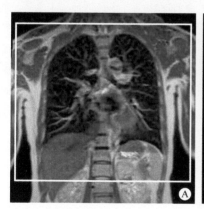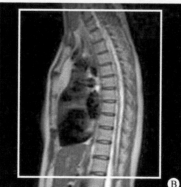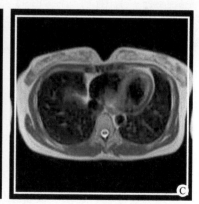

**图5-4-17 胸壁磁共振横轴位定位像**

A. 横轴位定位像在冠状位上的范围；B. 横轴位定位像在矢状位上的范围；C. 横轴位定位像在横轴位上的范围

（3）冠状位 以横轴位和矢状位作为定位像，定位线平行于胸部左右轴，同时在冠状位定位像上调整视野大小及位置，扫描方向由前至后。扫描范围包括整个胸壁（图5-4-18）。

图像以横轴位、冠状位为主，根据病变需要加做矢状位、斜冠状位、斜矢状位，提高判断的准确度。

### 2. 扫描序列

（1）冠状位的扫描序列 包括Balance-SSFP序列或SS-FSE序列，获得病变位置和范围。

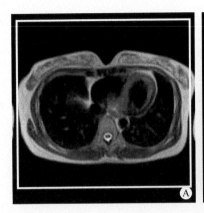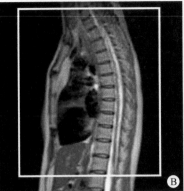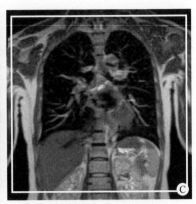

**图5-4-18　胸壁磁共振冠状位定位像**

A.冠状位定位像在横轴位上的范围；B.冠状位定位像在矢状位上的范围；C.冠状位定位像在冠状位上的范围

（2）横轴位的扫描序列　包括呼吸触发脂肪抑制FSE-T$_2$WI、屏气快速梯度回波水-脂同反相位T$_1$WI、DWI。

（3）增强序列　包括横轴位、冠状位3D-VIBE/3D-LAVA/3D-THRIVE-T$_1$WI。

**3. 对比剂剂量和注射速度**　常用对比剂Gd-DTPA，常规剂量0.1mmol/kg，注射速率2.0～3.0ml/s，续以等量生理盐水。

**4. 推荐胸壁MR扫描序列及参数**　见表5-4-4。

**表5-4-4　胸壁MR扫描序列及参数（1.5T或3.0T）**

| 脉冲序列 | 成像平面 | TR/TE（ms） | 翻转角（FA） | 层厚（mm） | 层间隔（mm） | FOV（mm） | 矩阵 | 回波链长度（ETL） | 平均采集次数（NTX） | 有无脂肪抑制 |
|---|---|---|---|---|---|---|---|---|---|---|
| Balance-SSFP | 冠状位 | 3～6/1.5～3 | 40°～80° | 4～5 | 1～2 | 350～400 | ≥256×230 | — | 1 | 无 |
| FSE-T$_2$WI | 横轴位 | 2000～4000/80～120 | 90° | 5～8 | 1～2 | 350～400 | ≥320×224 | 8～32 | 1～2 | 有 |
| 同/反相位T$_1$WI | 横轴位 | 100～300/2.1～4.2 | 75° | 5～8 | 1～2 | 350～400 | ≥320×224 | — | 1～2 | 无 |
| DWI | 横轴位 | 4000～6000/70 | — | 5～8 | — | 350～400 | 128×160 | — | 4 | 无 |
| VIBE 3D+C | 横轴位 | 4～10/1～5 | 15° | 2～3 | 0 | 350～400 | ≥320×224 | — | 1 | 有 |

## （五）图像质量要求

1. 扫描范围符合影像学诊断需求。

2. 无明显呼吸、运动、设备或体外金属等原因产生的图像伪影。

3. 图像SNR、CNR合适，胸壁结构显示清晰、对比分明。

4. 根据就诊病史和检查目的，有针对性地进行扫描。

## （六）注意事项

1. 检查前详细询问病史及磁共振禁忌证，去除扫描部位金属物品，减少金属伪影。

2. 检查前向受检者告知检查流程及注意事项，减少幽闭恐惧症的发生。

3. 检查前做好呼吸和屏气训练，减少呼吸运动伪影。

4. 对于肋骨、肋软骨的检查，在进行常规横轴面和冠状面扫描的基础上，根据其走行特点常需加做斜冠状面或斜矢状面扫描。

# 五、相关疾病磁共振检查策略

目前，胸部MRI检查以乳腺开展得最为广泛和成熟，常配以专用线圈，扫描序列规范，图像质量好。而纵隔、肺部、胸壁检查开展情况不尽相同，但随着设备性能的不断提高，新技术不断涌现，正在不断发展中。

## （一）纵隔肿瘤

MR纵隔检查中以发现和鉴别纵隔肿瘤最为常用。纵隔肿瘤在纵隔分布有一定特异性，前纵隔多见于胸内甲状腺肿、胸腺瘤、畸胎瘤等；中纵隔多见于淋巴瘤、纵隔囊肿等；后纵隔多见于神经源性肿瘤。MR通过多参数、多方面、多序列成像可以准确显示肿瘤位置和范围，大致评估良、恶性，明显优于CT，如胸内甲状腺肿为颈部连至前纵隔的病变，通过冠、矢状位扫描可以显示病灶全貌，对其定位定性很有价值（图5-4-19）；纵隔囊肿在$T_2WI$序列上特定高信号即可明确；神经源性肿瘤MR可以更好地显示肿瘤与神经鞘、脊髓和脊柱关系，确定肿瘤侵犯范围。除此之外，MR对淋巴瘤术后残存/复发与放疗后纤维化的鉴别颇有价值。淋巴瘤术后残存/复发在$T_1WI$上呈低信号，在$T_2WI$上呈高信号，而放疗后纤维化在$T_1WI$和$T_2WI$上均呈低信号。

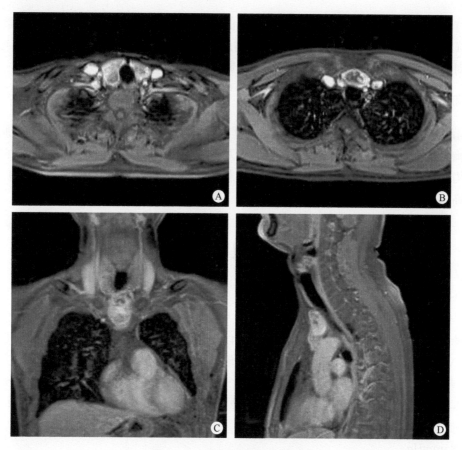

**图5-4-19 前纵隔胸内甲状腺肿**

A.增强横轴位，右侧甲状腺占位；B.增强横轴位，前纵隔占位；C、D.增强冠状位和矢状位，发现甲状腺占位向下延伸至前上纵隔

## （二）肺部肿瘤

在以往由于受肺实质质子密度低、磁敏感性不均匀、呼吸运动和心脏搏动伪影等因素影响，MR肺组织成像质量不高，尤其对于肺间质性病变、肺微小病变成像效果不佳。随着高场MR普及，新序

列不断开发，同时结合呼吸心电门控的应用，图像质量明显提高，对肺部肿瘤尤其是肺癌的检出率大大提高。DWI序列在肺良恶性肿瘤鉴别、肺癌分期、淋巴结转移、肺癌疗效监测和预后评估等方面起到重要作用。通过三维容积内插快速GRE序列进行动态增强可以明确肺癌和其远端阻塞性肺不张区域的范围，有效评估肺结节的灌注，提高肺内肿块性病变性质判定的准确度（图5-4-20）。

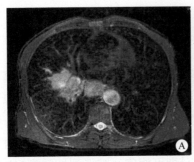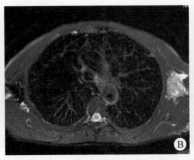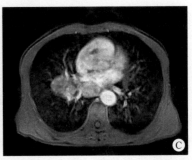

**图5-4-20　右侧中央型肺癌伴纵隔及左腋下淋巴结转移**

A. T₂WI脂肪抑制横轴位，右侧肺门区占位，纵隔淋巴结肿大；B. T₂WI脂肪抑制横轴位，左侧腋窝淋巴结肿大；C.增强横轴位，表现与图A一致

### （三）乳腺肿瘤

乳腺多序列成像、动态增强、时间-信号强度曲线的运用，可以协助临床进行肿块乳腺影像报告与数据系统（BI-RADS）分级，与此同时对显示病灶的大小、形态、位置、范围、病变与周围结构的解剖关系及对深层次组织的侵犯程度明显优于其他影像学检查。

### （四）胸壁病变

MR软组织对比度高，较CT能更好地显示胸壁各类病变。对于胸壁脂肪性肿瘤通过脂肪抑制序列即可明确；胸壁肿块向肋骨肺内侵犯或周围性肺癌对胸壁的浸润，在T₂WI序列上其浸润的范围及骨髓破坏显示能力明显优于CT。而对于CT无法显示的胸骨、肋骨、肋软骨挫伤、水肿，在T₂WI脂肪抑制序列上因呈高信号与周围组织形成鲜明对比。

# 第5节　心脏大血管磁共振检查技术

## 案例 5-4

患者，女，主因"间断胸闷、气短10个月，偶发胸痛，逐渐加重"入院。既往史：高血压病史10年，未规律用药。高血压家族史，其父亲64岁猝死。辅助检查：血压145/87mmHg；心电图：窦性心律，V₁～V₅导联缺血性ST段压低，T波倒置；超声心动图：左心室对称性肥厚，室间隔为著，主动脉瓣下21mm处最厚达23.3mm，其前壁21.5mm，下后壁17.5mm，侧壁18.1mm；M型超声示收缩期二尖瓣前叶前向运动 [ 收缩期前向活动（SAM）征阳性 ]，E点到室间隔的距离（EPSS）0.2mm；多普勒超声示左心室流出道呈五彩镶嵌花色血流信号，最大瞬时流速和压差增大，分别为462cm/s和85mmHg。

**问题：** 这种情况下，临床医师需要磁共振检查进一步诊断时，心脏MRI检查可以做哪些针对性项目？

# 一、心脏磁共振检查

### （一）适应证

1. 先天性心脏病。

2. 心脏瓣膜病，如二尖瓣关闭不全。

3. 冠状动脉性心脏病。

4. 心肌病，如肥厚型心肌病、扩张型心肌病。

5. 心包病，如心包积液。

6. 心脏肿瘤，如心脏横纹肌瘤。

### （二）扫描前准备

确认受检者是否属磁共振扫描禁忌证的范围，并嘱受检者认真阅读检查注意事项，按要求准备。训练受检者的呼吸，建议呼气末屏气，以限制心脏在头足方向的运动。按各厂家电极安放要求连接心电电极。告知受检者所需检查的时间，扫描过程中不得随意运动，若有不适，可通过话筒或球囊和检查人员联系。婴幼儿、焦躁不安及幽闭恐惧症者，应给予适量的镇静剂或麻醉药物。急、危重症患者必须做磁共振检查时，应有临床医师陪同观察。心包疾病患者检查时应密切观察患者的情况，患者感觉不适时及时终止检查，采取相应救治措施。

### （三）摆位

受检者取仰卧位，头先进（或足先进），使用体部相控阵或心脏专用线圈，线圈中心对准两侧锁骨中线第5肋间水平连线，稍偏左侧放置。双手举过头顶（或置于身体两侧），人体长轴与床面长轴一致。移动床面位置，开定位灯，使十字定位灯的纵横交点对准线圈纵、横轴中点，即以线圈中心为采集中心，锁定位置，送至磁场中心。

### （四）扫描技术

**1. 扫描平面**（图5-5-1）

（1）在常规横断面定位，平行于室间隔扫描获得假两腔心图像：显示左心房和左心室。

（2）在假两腔心图像上定位，沿心尖到二尖瓣口中点连线扫描获得假四腔心图像。

（3）在假两腔心及假四腔心图像上定位，垂直左心室长轴扫描获得短轴位图像。

（4）在假两腔心图像上定位线平行心尖到二尖瓣口中点连线，在左心室短轴位中部层面平行左心室中心到右心室角的连线，扫描获得真四腔心图像。

（5）在左心室短轴位中部层面平行于室间隔两端连线，在真四腔心图像上经过心尖与二尖瓣口中点的连线，扫描获得真两腔心图像。

**2. 扫描序列** 心脏磁共振基础序列主要包括SE序列和GRE序列，根据其不同功能可详细划分为心脏形态成像、心脏电影成像、心肌灌注成像、心肌活性成像、心肌组织定量参数成像等序列。在临床实践中，必须明确心脏磁共振各种成像序列的优势和不足，根据检查目的选择最合适的成像序列。

（1）心脏形态成像 主要应用黑血和亮血两大类序列，黑血序列最常用的是快速自旋回波序列TSE，因其利用血液流空效应，使心脏及大血管腔内快速流动的血液呈无信号区，而心肌呈等信号，故称之为"黑血"。亮血序列通过增强血池信号的亮度使血池呈白色高亮信号，而心肌呈等信号，从而形成自然对比，其中以稳态自由进动（steady-state free procession，SSFP）序列最为常用。

（2）心脏电影成像 MRI已被公认为无创评估心脏功能的"金标准"，最常采用的方法是心脏电影成像技术。在1.5T MR扫描仪，推荐应用SSFP序列进行心脏功能评估；在3.0T MR扫描仪，如SSFP序列受磁敏感伪影干扰严重，可采用扰相位梯度回波序列扫描。

（3）心肌灌注成像 是经静脉注射钆对比剂，采用快速成像序列连续扫描获得对比剂首次通过心肌组织的动态图像，用于诊断心肌缺血。心肌灌注成像主要采用EPI和SSFP序列，共同特点是使用较短的TR和TE、很小的翻转角，以抑制呼吸和心脏运动的影响，减少运动伪影。

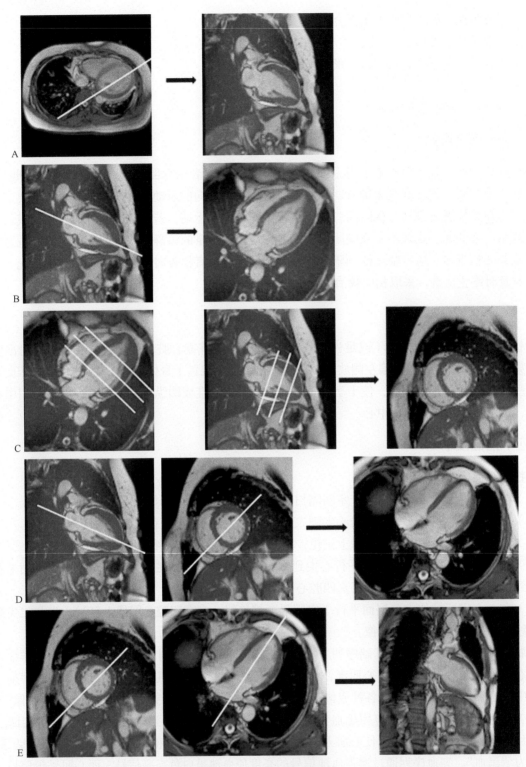

**图5-5-1 心脏扫描定位流程**

A. 在常规横断面定位，平行于室间隔扫描获得假两腔心图像：显示左心房和左心室；B. 在假两腔心图像上定位，沿心尖到二尖瓣口中点连线扫描获得假四腔心图像；C. 在假两腔心及假四腔心图像上定位，垂直左心室长轴扫描获得短轴位图像；D. 在假两腔心图像上定位线平行心尖到二尖瓣口中点连线，在左心室短轴位中部层面平行左心室中心到右心室角的连线，扫描获得真四腔心图像；E. 在左心室短轴位中部层面平行于室间隔两端连线，在真四腔心图像上经过心尖与二尖瓣口中点的连线，扫描获得真两腔心图像

（4）心肌活性成像又称心肌延迟强化（late gadolinium enhancement，LGE）成像　通常用于识别急、慢性心肌梗死；采用快速毁损梯度回波序列附加序列联合使用钆对比增强技术，通过TI scout预

扫描确定最佳反转时间（TI），以充分抑制正常心肌信号，使其呈相对较低信号，显示病变。建议LGE成像时于注射钆对比剂10～15 min后进行扫描。

（5）心肌组织定量参数成像　心脏磁共振能利用质子弛豫特性显示心肌或血管的组织学特征。纵向弛豫时间定量（$T_1$ mapping）成像应用最广，包括基于反转恢复脉冲技术（Look-Locker、MOLLI、ShMOLLI）或基于饱和恢复脉冲技术（SASHA、SAPPHIRE）两大类。

**3. 对比剂剂量和注射速度**

（1）Gd-DTPA是目前最常用的对比剂，此对比剂由肾脏代谢，心肌灌注成像是经静脉注射钆对比剂，用于诊断心肌缺血。心肌活性成像通常用于识别急、慢性心肌梗死。

（2）采用高压注射器团注对比剂，剂量0.1mmol/kg，首过灌注成像建议注射速度为4ml/s，灌注完成后延迟强化药量相同流速减半，并推注等量生理盐水。

**4. 推荐心脏MR扫描序列及参数**　见表5-5-1。

表5-5-1　心脏MR扫描序列及参数

| 脉冲序列 | 成像平面 | TR/TE（ms） | 翻转角（FA） | 层厚（mm） | 层间隔（mm） | FOV（mm） | 平均采集次数（NEX） |
|---|---|---|---|---|---|---|---|
| FSPGR | 三方位 | 256/1.15 | 80° | 8 | 1 | 400 | 1 |
| FSE | 短轴、二三四腔 | 750/25 | 180° | 5～8 | 2～3 | 350～400 | 1～2 |
| Balance-SSFP | 短轴、二三四腔 | 34.5/1.5 | 80° | 8 | 1～2 | 350～400 | 1～2 |
| SPIR | 短轴、二三四腔 | 970/1～5 | 55° | 8 | 2 | 350～400 | 1～2 |

## （五）图像质量要求及心脏MR图像

**1. 图像质量要求**

（1）心脏在人体内偏左侧，存在不对称性，需采用特殊方位扫描。心脏磁共振检查者应具有扎实的心脏解剖和临床知识，选择适宜扫描层面方位，使扫描范围符合影像学诊断需求。

（2）无明显呼吸、运动、设备或体外金属等原因产生的图像伪影。

（3）图像SNR、CNR合适。

（4）根据就诊病史和检查目的，有针对性地进行扫描。

（5）注意各类序列特性的伪影产生　慢血流伪影由血流速度减慢造成的失相位或流空效应不明显而产生。通常采用亮血、黑血多种序列相结合的办法去辨别慢血流伪影，或施加血流抑制脉冲对其进行抑制。环状伪影，是由空间分辨力不足所致，一般出现在心肌灌注成像中，常见于相位编码方向。

**2. 心脏MR图像**　心脏在胸腔的位置因人而异，不能使用常规躯体标准的正交轴平面如横轴位、冠状位和矢状位进行断层成像，以左心室长轴为参照的定位方式下获得的心脏短轴位、水平长轴位和垂直长轴位分别称为短轴位（short axis）、四腔心（four chamber）及两腔心（two chamber），相当于心脏本身的横断面、冠状面及矢状面。心脏MR图像标准图像包括TSE、SSFP、FSPGR、mapping、灌注EPI序列的二三四腔心和短轴，根据序列层厚及扫描期相特点层数有所增减（图5-2-2）。

## （六）注意事项

**1. 呼吸配合**　若受检者闭气不好，或每次屏气幅度不一致，图像将产生呼吸运动伪影和错层误差，即同一定位标准下各序列扫描得到的图像不一致。心脏检查前必须严格训练受检者呼吸方式，这样才能达到改善图像质量的目的。

**2. 尽量避免磁敏感伪影的影响**　不同磁化率物质的交界面，磁化率不同会导致局部磁场环境的变形，造成自旋失相位，产生信号损失或错误描述。心脏电影的主要序列SSFP易受磁敏感伪影影响，有条件的情况下需要加局部匀场，改变扫描中心，局部匀场后做频率校准尽量较少误差。

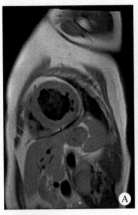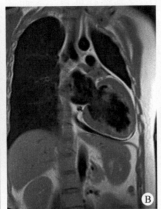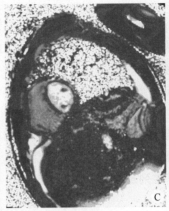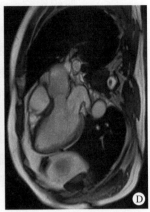

**图5-5-2　心脏各序列图像**

A、B. TSE序列短轴及二腔心；C. $T_2$ mapping图像；D. 电影三腔心图像

# 二、大血管磁共振检查

大血管包括动脉和静脉，大血管病变的磁共振检查又有对比增强和非对比增强两种方式。需要考虑到血管腔和血管壁等不同组织层次，根据临床目的来选择适宜的成像序列为临床提供充分的诊断信息。

**1. 适应证**

（1）血管壁的病变　动脉粥样硬化、动脉炎、动脉瘤及主动脉夹层等。

（2）血管腔的病变　斑块、栓子或肿瘤异常导致血管狭窄或闭塞；外源性病变包括肿瘤或非肿瘤病变压迫推移、侵犯血管而造成管腔狭窄或闭塞。

**2. 扫描前准备**　按常规MRI检查要求准备后，建立上肢静脉通道，一般在右侧肘静脉。告知患者所需检查的时间，扫描过程中不得随意运动，若有不适，可通过话筒或球囊和检查人员联系。

**3. 摆位**　采用心脏线圈或体部相控阵线圈，受检者取仰卧位，足先进，身体长轴与线圈（床）长轴一致，双臂举过头顶置于三角海绵垫上，受检者体位应舒适。训练受检者屏气，将受检目标血管置于线圈中心，锁定位置后，进床至磁体中心。

**4. 扫描技术**

（1）扫描平面　三维增强MRA利用冠状位采集，成像范围上界包括头臂干、左颈总动脉、左锁骨下动脉，范围下界包括两侧髂总动脉起始处。如果选择的是透视触发法，监测层面选择斜矢状位能同时显示升主动脉和降主动脉。

（2）扫描序列

1）CE-MRA采用三维扰相梯度序列$T_1WI$，主动脉CE-MRA扫描流程类似颈动脉CE-MRA，需要注意的是蒙片及增强后序列均需要受检者配合屏气，同时扫描时机的把握需要考虑屏气指令的持续时间。假设屏气指令的时间为6s。以透视触发技术为例，采用K空间中心优先填充序列，扫描时实时监测透视窗口，观察对比剂到达情况，待监测层面的图像显示稳定之后注射对比剂，待升主动脉刚开始亮起（图5-5-3），立即发出屏气指令，让受检者屏气后，启动增强后扫描序列（图5-5-4）。对比剂团注测试法根据不同的K空间填充方法确定对比剂团注后3D-GRE序列的启动时间：①K空间循序对称填充，启动时间=达峰时间–1/4采集时间；②K空间中心优先填充，启动时间=达峰时间。

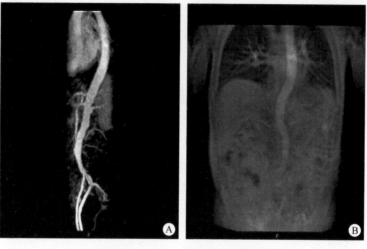

**图5-5-3**　PC法定位像及监测峰值
A. PC法胸腹大血管定位像；B. 透视监测法胸腹动脉峰值图

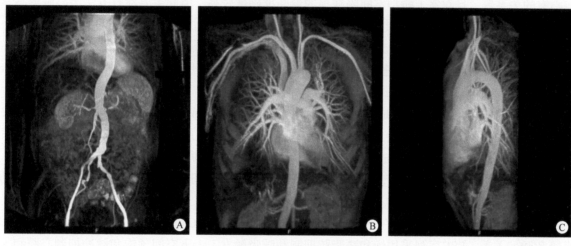

**图5-5-4**　胸腹大血管磁共振对比增强图像

2）非对比增强胸、腹部大血管成像实现方法有多种，定位方法与增强法一致，一般应用在患者由于对碘对比剂过敏或者肾功能受损，不适宜进行CT增强检查时。其中黑血法胸、腹部大血管成像采用二维双反转IR-FSE（DIR-FSE）序列，结合门控系统，一次屏气扫描一层，分辨力较高，主要用于对血管壁的显示。胸、腹部大血管电影成像采用Balance-SSFP序列连续扫描，实现胸、腹部大血管电影成像，动态观察胸、腹部大血管情况，电影成像由于是亮血序列，图像与增强法类似因此使用较多。有些厂家结合3D-VFA-TSE序列，利用血液长$T_2$特征实现胸、腹部大血管成像，结合反转恢复技术及脂肪抑制和流动补偿实现背景抑制突出显示液体信号，需要注意的是动静脉血管均显影，并需要门控的方式消除呼吸运动伪影，时间较长。

（3）对比剂剂量和注射速度　胸、腹部CE-MRA，使用双筒高压注射器，分别抽注对比剂和生理盐水，对比剂剂量0.2mmol/kg，注射速度2.5～3ml/s，15ml生理盐水等速度冲刷静脉通路，维持团注效应。

**5. 图像质量要求**

（1）CE-MRA激发时间准确，对比剂信号强。

（2）无明显呼吸、运动、设备或体外金属等原因产生的图像伪影。

（3）图像SNR、CNR合适。

**6. 注意事项** 团注造影剂后，血液的$T_1$弛豫时间从1200ms 缩短至100ms以下，但其持续的时间比较短暂，因此扫描启动时机的把握显得尤为重要，除了正确计算启动时间外，还必须结合每位患者呼、吸气及屏气的节奏因素，综合考量，精准触发。

# 三、相关疾病磁共振检查策略

心脏大血管相关疾病的检查在影像上的表现以形态变化为主，功能检查的基础分析还是需要利用图像完成的，如显示心脏运动功能和心肌灌注与延迟强化的脉冲序列同样可以用来进行形态学的检查，这类序列在显示瘤体与室壁关系、瓣膜活动情况上也十分有效，其中心脏兼有形态与功能上的影像变化，这里就以心脏疾病为主介绍相关疾病检查策略。

## （一）先天性心脏病

心脏磁共振能显示先天性心脏病的心脏结构改变，如房室位置及大小、室壁厚度、大动脉位置及其与心室的关系等，且对室上嵴型室间隔缺损的诊断准确度较高，因此主要检查方法为心脏形态学检查。所有的心脏形态学成像建议使用美国心脏协会（AHA）推荐的标准功能解剖平面，以实现个体内、个体之间和不同设备之间的可交流性。

根据受检者情况分别进行快速定位成像序列、SE/FSE序列、反转FSE（IR-FSE）序列、Balance-SSFP电影序列扫描。

**1. 快速定位成像序列** 需要成像速度快、结构对比清晰的成像序列实现迅速准确定位。快速成像的脉冲序列很多，如单次激发FSE（SSFSE）序列、快速梯度回波（FGRE）和扰相梯度回波（FSPGR）等，选择的基本要求是成像速度快（大于1帧/秒）、心肌-血池对比明显、运动伪影少。目前广泛应用的序列为Balance-SSFP，成像速度为1～2帧/秒，无须屏气，心肌-血池对比明显且运动伪影少，是理想的心脏快速成像序列。

**2. SE/FSE序列** 检查的目的在于获得横轴位的心脏图像，与CT图像匹配，有利于显示心脏病变与纵隔和肺的关系，FSE序列采用饱和法脂肪抑制和呼吸触发，上下空间预饱和脉冲抑制心腔和大血管的血流信号，减少流动伪影；不使用心电触发，多次信号平均以减少心脏搏动伪影干扰。由于DIR-FSE序列的广泛应用，目前SE/FSE序列已很少应用。

**3. IR-FSE序列** IR-FSE序列使用非层面选择和层面选择两个180°准备脉冲消除血流信号。静止组织的质子经历两个180°脉冲，纵向磁化矢量充分恢复，其信号可以被检测；接受过两个180°脉冲最初位于层面内的流动质子，但在TI时间内流出了成像层面，其信号不能被采集；而接受过非层面选择180°脉冲最初位于层面外的流动质子，尽管在信号采集时进入成像层面，在合适的TI时刻，其纵向磁化矢量正好恢复至0，信号被有效抑制。

**4. Balance-SSFP电影序列** 也称亮血序列，属于梯度回波序列，在层面选择、频率编码、相位编码三个方向均施加对称梯度场，并保持纵向磁化矢量与横向磁化矢量的平衡，从而实现信号的稳态。此序列图像上血液呈明显高信号，心肌呈中等度低信号，两者间对比度良好。对于先天性心脏病血流情况可以直观反映。

进行先天性心脏病形态学检查时，可以先使用连续层面的亮血和黑血脉冲序列扫描，获得包括轴位、冠状位、矢状位、斜矢状位和短轴位图像，来了解变异的基本情况，有利于后面特征序列的定位，婴幼儿身体各种结构较小，心率较快，对空间分辨力和时间分辨力的要求更高，需要采用小视野、大矩阵，并以小线圈覆盖整个胸部。各方位电影序列扫描可确定心房与心室、心室与大动脉的连接关系；观察房室瓣形态、功能，主动脉瓣、肺动脉瓣的形态、功能，房间隔缺损、室间隔缺损的大小与部位，并分析各水平（房、室、大动脉水平）的左、右分流情况。结合胸部大血管成像可以显示动脉导管未闭肺静脉畸形及主动脉弓分支。

## （二）冠心病

冠心病是心脏磁共振应用最广的领域，也是一站式心脏磁共振成像的主要应用点，应用技术主要为心肌灌注成像和LGE扫描。大量研究证实心脏磁共振在冠心病早期诊断、危险度分层方面具有重要价值。对合并室壁瘤者，LGE可鉴别室壁瘤性质，并评价其范围、有无附壁血栓等。此外，横向弛豫时间定量成像（$T_2$ mapping）可显示急性心肌缺血所致水肿，$T_1$ mapping和细胞外容积（ECV）检查可显示弥漫性心肌纤维化病灶。心脏电影成像可以评估心肌梗死后室壁厚度变薄合并运动减弱，若在LGE检查中未发现瘢痕，则即使室壁厚度变薄，心肌功能也可能在血管重塑后恢复。心脏电影成像是评价舒张期末心室壁厚度最便捷的方法，舒张期心室壁厚度明显变薄标志着血管重塑后心肌损害不可逆。

**1. $T_1$ mapping/$T_2$ mapping序列** mapping技术实现方法有多种，检查时定位同形态学检查一致，病变位置偏离标准方位较大时可专门针对性扫描。$T_1$ mapping基本的实现方法是获得具有不同$T_1$或不同TR或不同翻转角度的多组图像，拟合曲线后得到任意点的$T_1$值，同理$T_2$ mapping以$T_2$WI为基础，选用不同TE采集一系列不同$T_2$权重的图像，通过组织的横向弛豫$T_2$曲线拟合，可较精准地测量组织的横向弛豫时间。ECV值一般由计算得出，利用初始$T_1$值、钆对比剂增强后（>10min）$T_1$值和血细胞比容（HCT）可计算ECV值，大多数心血管疾病如细胞外或间质水肿、重塑或纤维化，常表现为间质成分增加，ECV扩大。

**2. 心肌灌注成像** 心肌MR灌注检查要求较快的成像速度，在对比剂首过通过的时间内完成多个层面的多时相成像从而形成心肌信号强度-时间的关系变化曲线。一般需要在2个RR间期完成一次4~8层的图像采集，重复30~40次。检查的层数至少包括标准心肌分段的三个层面或者更多。由于重复30~40次扫描需要80s左右，患者不能保持屏气状态，因此，建议将患者屏气的时机选择在对比剂首次通过的20s时间段，以减少呼吸伪影对灌注分析的干扰。灌注是毛细血管床水平微观运动过程，反映毛细血管床的血流状况，如心肌梗死区域心肌已经死亡，则无灌注，而低灌注区在冠状动脉搭桥或者介入治疗之后功能可以恢复。

**3. LGE延迟显像** 钆对比剂在正常心肌内被迅速洗脱；而当心肌发生坏死、纤维化、炎症及水肿时，对比剂洗脱延迟。在注射对比剂后，使用$T_1$WI序列延迟8~20min扫描时，病变的心肌强化，呈现高信号，这种技术称为延迟强化。LGE脉冲序列先施加层面选择的180°脉冲，正常和病变心肌的纵向磁化矢量发生反转，选择合适的TI，当正常心肌的纵向磁化矢量恢复为零时开始MRI信号采集，从而抑制正常心肌的信号；而有对比剂漏留的病变心肌由于$T_1$值短于正常心肌，信号未能被反转脉冲抑制而呈现相对高的信号。

其他类型的心脏疾病如非缺血性心肌病（non-ischemic cardiomyopathy，NICM）和心脏占位性病变，其检查方式都是根据疾病特点来选用以上已经介绍的序列，如NICM包括肥厚型心肌病、扩张型心肌病、限制型心肌病及心肌炎等。对于肥厚型心肌病患者，需对左心室流出道狭窄程度进行定性及定量分析，同时注意二尖瓣活动是否正常。因此二尖瓣电影序列常被使用。心脏占位性病变可以使用LGE鉴别良恶性，形态学检查可以观察心脏占位性病变的解剖部位及其与周围组织结构的关系，必要时加扫四腔心、两腔心或占位性病变最大截面方向的黑血/亮血序列及多层面、多方位电影序列扫描，以评价占位性病变对周围结构，尤其是对心功能及心脏瓣膜的影响。

# 第6节 腹部磁共振检查技术

## 一、肝胆脾磁共振检查

📷 **案例 5-5**

　　患者，男，45岁，乙型肝炎病史多年，彩超发现肝占位，患者进行磁共振检查，图像如下（图5-6-1）。从图像分析，肝右后叶 $T_2WI$ 脂肪抑制序列可见一高信号病灶，DWI 呈高信号，$T_1WI$ 蒙片呈低信号，增强动脉期可见病灶明显强化，门脉期病灶信号明显减低，延迟后信号更低，但是周围出现环形包膜强化。

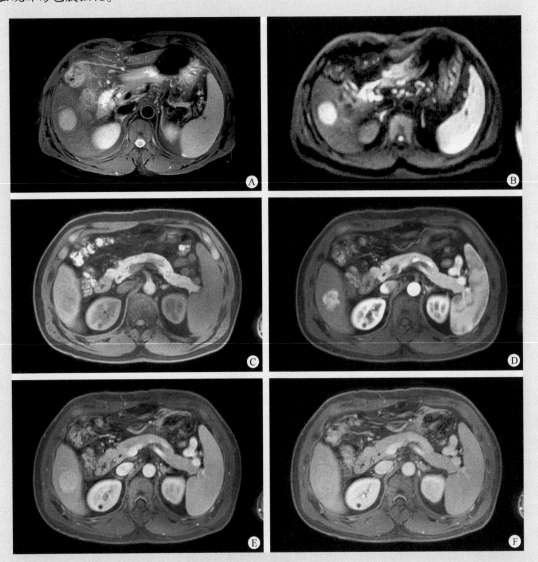

**图5-6-1　肝脏扫描各种序列**

A. $T_2WI$ 脂肪抑制序列；B. DWI序列；C. $T_1WI$ 脂肪抑制序列；D. $T_1WI$ 肝脏动脉期；E. $T_1WI$ 肝脏门脉期；F. $T_1WI$ 肝脏延迟期

**问题：** 1. 这个患者肝脏占位考虑什么病变？

　　　　2. 肝脏正常扫描需要哪些序列？

## （一）适应证

1. 了解肝胆脾的大小、形态及结构，发现有无病变。

2. 肝脏良性病变，如脂肪肝、肝囊肿、肝脓肿、肝血管瘤、局灶性结节增生、肝腺瘤等；肝脏恶性病变，如肝细胞癌和转移性肝癌等。

3. 胆囊良性病变，如胆石症、胆囊炎、良性病变引起的胆管梗阻；胆囊恶性病变，如胆囊癌、胆管癌、恶性病变引起的胆管梗阻。

4. 脾脏良性病变，如脾囊肿、脾脓肿等；脾脏恶性病变，如脾肿瘤等。

5. 随访观察疾病的变化、疗效及术后并发症的诊断。

### （二）扫描前准备

1. 肝胆脾及胆道系统检查的受检者应空腹，禁食、禁水 4～8h 以上。

2. 对受检者应进行反复呼吸训练，正确规律的呼吸是影响图像质量的关键因素，告知受检者规律呼吸，呼吸屏气幅度应尽量保持一致，检查时应按要求做好自由呼吸和屏气的配合；如屏气困难时，可请陪同人员捏鼻辅助其屏气。

### （三）摆位

受检者取仰卧位，身体长轴与床面长轴一致，头或足先进，双臂上举过头或置于身体两侧，双手臂不可交叉。若受检者为舟状腹，可在腹部凹陷处垫专用垫，使线圈均匀覆盖于腹部；若受检者驼背或强直性脊柱炎时可在头颈后、臀后、膝后放置专用软垫，让受检者处于舒适的体位。

腹部线圈采用多通道表面相控阵线圈，放置的位置非常重要，应均匀覆盖扫描部位，把肝脏上下方向的中心置于线圈上下方向的中心，一般把剑突下缘置于线圈中心即可。同时还要注意把线圈的中点置于主磁体的中心。线圈的正确摆放具有以下优点：①可以提高图像的 SNR；②可以提高脂肪抑制的效果；③扫描范围内的信号更为均匀；④可以减少图像伪影，特别是可以减轻 DWI 序列图像的扭曲变形。使用呼吸门控时，请将呼吸感应器置于呼吸幅度最大处，必要时使用腹带，松紧适度，轻拉后将两端粘贴在一起，呼吸感应器上下可放置软垫，防止线圈直接压迫影响呼吸触发效率。

### （四）扫描技术

#### 1. 扫描方位

（1）轴位 采用三方位定位，冠状位及矢状位上定位线垂直于脊柱，轴位定位线调正位置。范围包括膈顶至肝最下缘，病变较大时，应包全病变（图 5-6-2）。

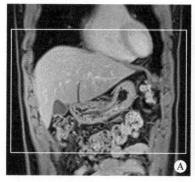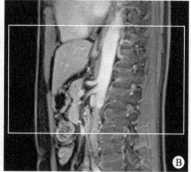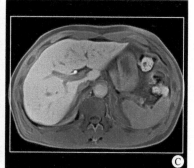

**图 5-6-2 肝脏轴位定位**
A. 冠状位定位线；B. 矢状位定位线；C. 轴位定位线

（2）冠状位 采用三方位定位，轴位及矢状位上定位线平行于脊柱，冠状位定位线调正位置。范围包含整个肝脏，病变范围较大时，应包全病变（图 5-6-3）。

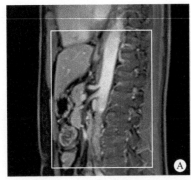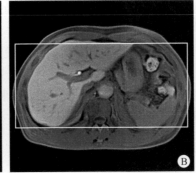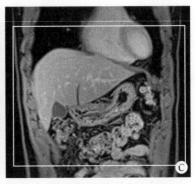

**图5-6-3** 肝脏冠状位定位

A.矢状位定位线；B.轴位定位线；C.冠状位定位线

（3）扫描图像以轴位、冠状位为主，特殊脏器难以确定具体解剖位置时，可加做矢状位或优势方位，以提高判断的准确度；增强扫描时建议采用多期动态扫描，必要时可选择3D模式，更有利于小病灶的鉴别诊断。

**2. 扫描序列**

（1）轴位 $T_2WI$ 脂肪抑制序列　采用呼吸触发或膈肌导航的快速自旋回波（FSE/TSE），建议结合抗运动伪影技术，是发现病变的最常用的序列。

（2）轴位 $T_1WI$ 序列　可采用屏气快速梯度回波结合水脂分离技术（DIXON/mDIXON/LAVA）可获得反相位、同相位、水像、脂像。常用于病变时脂质的鉴别；低场MRI设备由于性能受限可采用自旋回波 $T_1WI$ 序列。

（3）冠状位 $T_2WI$ 序列　可采用屏气的单次激发快速自旋回波（HASTE/SSFSE/SSH-TSE）序列。

（4）MR增强序列　轴位采用快速梯度回波三维容积屏气 $T_1$ 加权序列（3D-VIBE/3D-LAVA/3D-THRIVE），条件允许时建议结合水脂分离技术。

（5）轴位弥散加权序列　DWI低 $b$ 值为50s/mm²，高 $b$ 值为600～1000s/mm²，常用于肝脏占位、肝囊肿和血管瘤，有助于病灶的检出和定性。

（6）附加序列　涉及胆道扩张或有胆囊结石、胆道结石、胰腺疾病常需要增加相对特殊的检查序列和技术。扫描常采用水成像技术，即MRCP，主要采用重 $T_2WI$ 2D快速自旋回波序列或3D薄层序列。

**3. 对比剂剂量和注射速度**

（1）对比剂的种类及使用　参见对比剂使用章节。

（2）腹部增强扫描的关键在于扫描时相的把握，在正常循环状态下，肝脏动脉期为注射对比剂后23～25s，因此扫描的原则是把填充K空间中心数据的时间（决定图像的对比度）置于注射对比剂后23～25s。门脉期扫描时间为注射对比剂后50～70s，平衡期为3～5min。有条件的机器，通常动态检测对比剂，到达合适位置启动扫描。

（3）对于难以鉴别的小肝细胞癌可使用肝脏特异性对比剂，如钆塞酸二钠，有助于区分病变良恶性及程度，还有助于显示胆道结构。

**4. 推荐肝胆脾MR扫描序列及参数**　见表5-6-1。

**表5-6-1**　肝胆脾MR扫描序列及参数

| 脉冲序列 | 成像平面 | TR/TE（ms） | 翻转角（FA） | 层厚（mm） | 层间隔（mm） | FOV（mm） | 矩阵 | 回波链长度（ETL） | 平均采集次数（NEX） | 有无脂肪抑制 |
|---|---|---|---|---|---|---|---|---|---|---|
| FSE-$T_2$WI（$T_2$_blade_fs_trigger） | 横轴位 | 2000～4000/80～100 | 120°～150° | 6 | 1～2 | 360～400 | ≥320×224 | 20～32 | 1～2 | 有 |

续表

| 脉冲序列 | 成像平面 | TR/TE（ms） | 翻转角（FA） | 层厚（mm） | 层间隔（mm） | FOV（mm） | 矩阵 | 回波链长度（ETL） | 平均采集次数（NEX） | 有无脂肪抑制 |
|---|---|---|---|---|---|---|---|---|---|---|
| FSE-$T_1$WI（$T_1$_VIBE_DIXON） | 横轴位 | 最短/最短 | 10° | 3 | 0 | 360～400 | ≥320×224 | — | 1 | 水脂分离技术 |
| HASTE-$T_2$WI | 冠状位 | 2000～3000/70～120 | 90° | 3～5 | 1～2 | 360～400 | ≥320×224 | — | 1 | 无 |
| 3D-MRCP | 冠状位 | 1500～3000/500～700 | 100° | 1 | — | 320～400 | ≥384×224 | — | 1～2 | 有 |
| 2D-MRCP | 冠状位 | 4000～5000/500～700 | 120°～150° | 50 | 20～30 | 320～400 | 384×224 | — | 1 | — |
| FSE-$T_1$WI+C | 横轴位 | 最短/最短 | 10° | 3 | 0 | 360～400 | ≥320×224 | — | 1 | 有 |
| FLASH-$T_1$WI+C | 冠状位 | 最短/最短 | 75° | 3 | 0 | 360～400 | ≥320×224 | — | 1 | 有 |

### （五）图像质量要求及肝脏动态增强图像要求

**1. 图像质量要求**

（1）扫描范围完整显示靶器官及病变区域，符合诊断需求。

（2）呼吸运动伪影、血管搏动伪影及并行采集伪影不影响影像学诊断。

（3）图像SNR、对比度合适，肝实质、肝内胆管、血管等显示清晰、对比分明。

（4）腹部MR标准图像必须序列完整，且包含医嘱必查扫描序列。磁共振DWI、肝胆期对肝硬化结节的分期与定性有重要意义。

（5）增强后的动态扫描必须包含三期：动脉期、门静脉期和平衡期。如采用肝特异性对比剂，肝胆期延迟时间不少于20min。

**2. 肝脏动态增强图像要求**　肝脏动态增强扫描时相的判断标准：动脉期时动脉管腔内信号很高，脾脏花斑状强化，肾脏皮髓质分界清楚，肝实质可有轻度强化，门静脉管腔内可有少量对比剂显影，肝静脉内不应该有对比剂，如果肝静脉内已经有对比剂充盈（从腔静脉逆流者除外），表明时相已过，已经进入门脉期；门静脉期则表现为门静脉信号显著升高，肝实质信号强度达到高峰，肝静脉内对比剂填充，脾脏均匀强化，肾脏皮髓质分界仍较清楚；平衡期则动脉血与静脉血的信号接近，肝实质均匀强化但信号强度较门静脉期有所下降，肾脏皮髓质分界不清，肾盂、肾盏内可有对比剂分泌。

### （六）注意事项

1. 若受检者屏气不好，图像将产生呼吸运动伪影。可修改参数减少每次屏气时间，达到改善图像质量的目的（图5-6-4）。

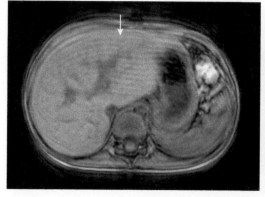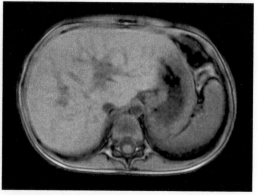

**图5-6-4　呼吸运动伪影图像（箭头所指波纹）**

2. 在磁共振检查过程中为了减少呼吸运动伪影，嘱受检者做平静有规律的呼吸，通常采用呼吸门控或膈肌导航技术（图5-6-5）。

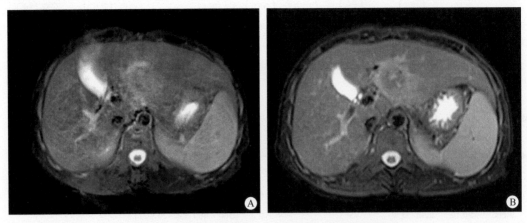

**图5-6-5** MR不同克服呼吸运动伪影方式的扫描图像

A. 屏气T₂WI；B. 采用呼吸门控或膈肌导航T₂WI

3. 扫描时FOV不宜过小，超过解剖25%；改变相位编码方向；缩短扫描时间；添加上下饱和带等方法消除血管搏动伪影（图5-6-6）。

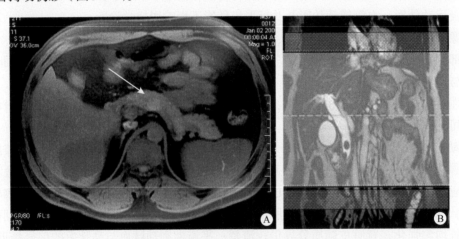

**图5-6-6** MR消除血管搏动伪影的方法

A. 血管搏动伪影；B. 添加上下饱和带

4. 水脂分离技术对脂肪肝的诊断、肝脏局灶病变内脂质情况的鉴别诊断等具有较大的价值。同相位显示病灶稍高信号，而反相位呈低信号改变，提示病灶内含脂类成分（图5-6-7）。

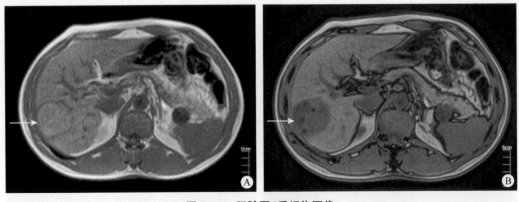

**图5-6-7** 肝脏同/反相位图像

A. 同相位图像显示病灶稍高信号；B. 反相位呈低信号改变，提示病灶内含脂类成分

5. 3.0T场强下的SAR问题比较严重，应该多采用并行采集技术、缩短快速自旋回波序列的ETL、缩小重聚焦脉冲的角度等方法降低SAR值。

6. 要注意动脉多期的扫描，多数富血供病变在动脉中晚期显示，少数病变在动脉早期显示。

7. 延迟扫描也是必要的，如平衡期强化不明显的血管瘤、胆管细胞癌、瘢痕病灶等其他病变。

# 二、胰腺磁共振检查

**案例 5-6**

患者，男，中年，饱餐后突发上腹部疼痛，急查淀粉酶明显升高。MRI扫描显示$T_2WI$压脂序列可见胰腺肿胀，胰腺信号增高，胰腺周围、腹膜后、胆囊窝内可见大片状液性信号影（箭头）。$T_1WI$压脂序列可见胰腺信号减低，周围液体呈低信号改变。DWI序列可见胰腺信号减低，未见弥散受限改变（图5-6-8）。

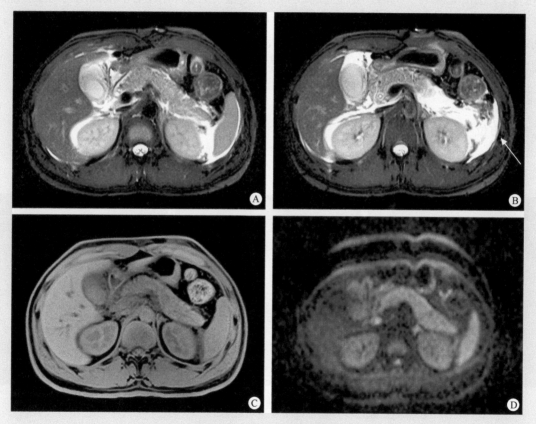

**图5-6-8　胰腺炎MRI表现**
A、B.$T_2WI$脂肪抑制序列；C.$T_1WI$脂肪抑制序列；D.DWI序列

**问题：** 1. 此病例是什么疾病？

2. 胰腺MRI扫描的常规序列包含哪些？

3. $T_1WI$脂肪抑制序列中胰腺什么信号？

## （一）适应证

1. 了解胰腺的大小、形态、走行及结构，发现有无病变。

2. 对胰腺病变的定位及定性诊断，如急、慢性胰腺炎，外伤等。

3. 明确胰腺肿瘤的性质及其范围，如胰腺癌、囊性肿瘤、转移瘤、胰岛细胞瘤等。

4.随访观察疾病的变化、疗效及术后并发症的诊断。

### （二）扫描前准备

1.胰腺检查前应空腹，禁食、禁水4～8h以上。

2.对受检者应进行反复呼吸训练，正确规律的呼吸是影响图像质量的关键因素，告知受检者规律呼吸，呼吸屏气幅度应尽量保持一致，检查时应按要求做好自由呼吸和屏气的配合；如屏气困难时，可请陪同人员捏鼻辅助其屏气。

### （三）摆位

同肝脏检查摆位。

腹部线圈采用多通道表面相控阵线圈，放置的位置非常重要，应覆盖扫描部位，一般将剑突下缘2～3cm置于线圈中心即可。同时还要注意将线圈的中点置于主磁体的中心。线圈的正确摆放优点同肝脏检查。使用呼吸门控时，请将呼吸感应器置于呼吸幅度最大处，必要时使用腹带，松紧适度，轻拉后将两端粘贴在一起，呼吸感应器上下可放置软垫，防止线圈直接压迫影响呼吸触发效率。

定位线正对受检者剑突下缘2～3cm，经过人体正中线。

### （四）扫描技术

#### 1.扫描方位

（1）轴位 采用三方位定位，冠状位及矢状位上定位线垂直于脊柱，轴位定位线调正位置。范围包全胰腺，病变较大时，应包全病变（图5-6-9）。

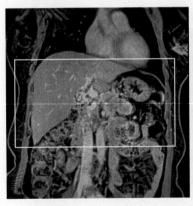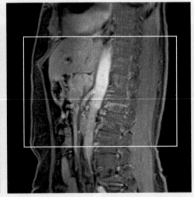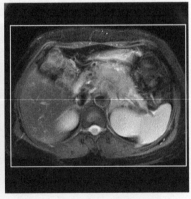

**图5-6-9 胰腺轴位定位**

（2）冠状位 采用三方位定位，轴位及矢状位定位线平行于脊柱，冠状位定位线调正位置。范围包含整个胰腺，病变范围较大时，应包全病变（图5-6-10）。

（3）扫描图像以轴位、冠状位为主，难以确定具体解剖位置时，可加做矢状位或优势方位，以提高判断的准确度；增强扫描时建议采用多期动态扫描，必要时可选择3D模式，更有利于小病灶的鉴别诊断。

#### 2.扫描序列应突出胰腺扫描

（1）轴位T₂WI脂肪抑制序列采用呼吸触发或膈肌导航的快速自旋回波（FSE/TSE），建议结合抗运动伪影技术；T₁WI序列可采用屏气快速梯度回波结合水脂分离技术可获得反相位、同相位、水像、脂像；低场MRI设备由于性能受限可采用自旋回波T₁WI序列。

（2）冠状位T₂WI序列可采用屏气的单次激发快速自旋回波（HASTE/SSFSE/SSH-TSE）序列。

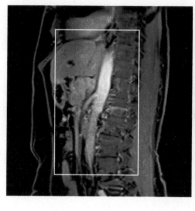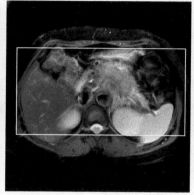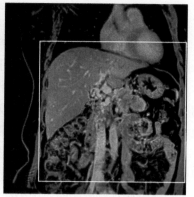

图5-6-10 胰腺冠状位定位

（3）MR增强序列轴位采用快速梯度回波三维容积屏气$T_1$加权（3D-VIBE/3D-LAVA/3D-THRIVE）序列，条件允许时建议结合水脂分离技术。

（4）轴位弥散加权序列DWI低$b$值为50s/mm$^2$，高$b$值为600～1000s/mm$^2$，常用于胰腺占位、炎症、囊肿的鉴别诊断，有助于病灶的检出和定性。

（5）附加序列 涉及胰管疾病时常需要增加相对特殊的检查序列和技术。扫描常采用水成像技术，即MRCP，主要采用重$T_2$WI 2D快速自旋回波序列或3D薄层序列。

**3. 对比剂种类及应用** 参照对比剂使用章节。增强扫描时相的把握参照肝脏增强扫描。

**4. 推荐胰腺MR扫描序列及参数** 见表5-6-2。

表5-6-2 胰腺MR扫描序列及参数

| 脉冲序列 | 成像平面 | TR/TE（ms） | 翻转角（FA） | 层厚（mm） | 层间隔（mm） | FOV（mm） | 矩阵 | 回波链长度（ETL） | 平均采集次数（NEX） | 有无脂肪抑制 |
|---|---|---|---|---|---|---|---|---|---|---|
| FSE-$T_2$WI（T2_blade_fs_trigger） | 轴位 | 2000～4000/80～100 | 120°～150° | 3～4 | 0～1 | 360～400 | ≥320×224 | 20～32 | 1～2 | 有 |
| $T_1$WI（T1_VIBE_DIXON） | 轴位 | 最短/最短 | 10° | 3 | 0 | 360～400 | ≥320×224 | — | 1 | 水脂分离技术 |
| HASTE-$T_2$WI | 冠状位 | 2000～4000/70～120 | 90° | 3～4 | 0～1 | 360～400 | ≥320×224 | — | 1 | 无 |
| 3D-MRCP | 冠状位 | 1500～3000/500～700 | 90° | 1 | — | 320～400 | ≥384×224 | — | 1～2 | 有 |
| 2D-MRCP | 冠状位 | 4000～5000/500～700 | 90° | 30～80 | 20～30 | 320～400 | 384×224 | — | 1 | 有 |
| FLASH-$T_1$WI+C | 轴位 | 最短/最短 | 10° | 3 | 0 | 360～400 | ≥320×224 | — | 1 | 有 |
| | 冠状位 | 最短/最短 | 10° | 3 | 0 | 360～400 | ≥320×224 | — | 1 | 有 |

## （五）图像质量要求

1. 清晰显示胰腺、十二指肠壶腹部及病变区域结构。

2. 呼吸运动伪影、血管搏动伪影及并行采集伪影不影响诊断。

3. 提供动脉期（或动脉早、晚期）、静脉期及延迟期图像。

4. 提供三维$T_1$WI增强扫描MPR。

5. 拟诊为胰腺恶性肿瘤的患者，至少有1个序列覆盖全肝，以观察有无肝脏转移。

## （六）注意事项

1. 胰腺上下径和前后径都较小，因此应该进行薄层扫描，层厚一般为3～5mm，层间距0～1mm；条件允许时，$T_2WI$、DWI可采用小视野、高分辨力序列扫描。

2. 胰腺组织内富含蛋白质和糖原。因此在$T_1WI$上呈现较高信号，一般略高于肝实质；而绝大多数病变在高信号的胰腺背景下呈现较明显的低信号，$T_1WI$病灶与胰腺组织的对比优于$T_2WI$。因此与其他多数脏器不同，$T_1WI$是发现胰腺病变的重要序列。

3. 胰腺周围富含脂肪组织，这些脂肪组织在$T_1WI$和$T_2WI$上均呈现较高信号，将降低图像的对比，因此$T_2WI$、$T_1WI$扫描，应该施加脂肪抑制技术。

4. 怀疑胰岛细胞瘤时，因为病灶可能早期强化，增强时需要动脉早期扫描。

# 三、胆胰管磁共振检查

📷 **案例 5-7**

患者，女，老年，MRI检查发现胆总管结石：2D-MRCP 可见胆总管中下段内多发低信号（箭头），胆总管上段及肝内胆管多发扩张；3D-MRCP 可见胆总管内充盈缺损更加清晰，上段胆总管扩张（图 5-6-11）。

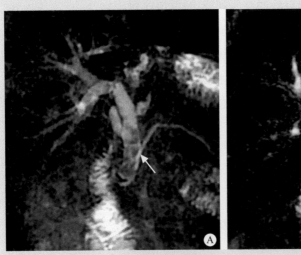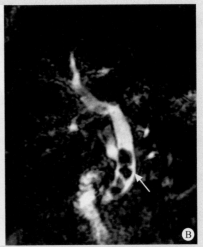

**图5-6-11** 胆总管结石MRCP表现
A. 2D-MRCP；B. 3D-MRCP

**问题**：1. MRCP 序列 TE 及 TR 一般怎样设置？
2. 2D-MRCP 和 3D-MRCP 什么区别？

MRCP已成为胆胰管疾病的常规影像学检查方法，其主要优点为无损伤、无辐射、可不使用对比剂，能清晰显示完整的解剖结构，又可多次检查，并能客观、准确地反映自然状态下胆囊管的形态，其优越性是超声、CT、ERCP无法比拟的。但是磁共振胰胆管造影也存在许多缺点，如胃肠道液体的高信号重叠、呼吸运动伪影等，会影响胰胆管解剖结构的清晰显示，图像分辨力明显减低。

## （一）适应证

**1.** 了解胆胰管的形态、走行及结构，发现有无病变。

**2. 在胰腺疾病的应用**

（1）胰腺囊性病变的检出和定性，通过判断胰腺囊性病变是否与主胰管相通从而辅助鉴别导管内乳头状黏液瘤与其他胰腺囊性病变。

（2）辅助鉴别胰腺实性病灶的良恶性，通过评估主胰管梗阻部位及形态辅助鉴别胰腺实性病变，如自身免疫性胰腺炎与胰腺癌的鉴别。

（3）辅助胰管内病变的鉴别诊断，如胰管内肿物与胰管内结石。

（4）辅助诊断胰管发育异常，如胰腺分裂、胰胆管汇合处畸形、环形胰腺等。

**3. 在胆道系统疾病中的应用**

（1）胆石症的检出，包括结石的部位、数目，胆道梗阻部位及扩张情况。

（2）胆系炎症性疾病及自身免疫病的诊断及鉴别诊断。

（3）壶腹部、十二指肠及胆管占位性病变的解剖定位及辅助定性诊断，确定梗阻部位、梗阻形态。

（4）胆汁淤积症的诊断。

（5）先天性胆管扩张分型及诊断。

（6）胆囊及胆囊管的解剖变异。

（7）活体肝移植供体肝内外胆管的解剖变异。

（8）胆道术前及术后评估。

## （二）扫描前准备

1. 胆胰管系统检查前应空腹，禁食、禁水4～8h以上。

2. 对受检者应进行反复呼吸训练，其良好的呼吸配合是保证图像质量的关键因素之一。告知受检者规律呼吸，呼吸屏气幅度应尽量保持一致，检查时应按要求做好自由呼吸和屏气的配合；如屏气困难时，可请陪同人员捏鼻辅助其屏气。

3. 检查前15min口服阳性对比剂可充盈十二指肠，可更好地显示壶腹区病变及其与周围解剖结构的关系。

## （三）摆位

同肝脏检查摆位。

定位光标正对受检者剑突下缘2～3cm，经过人体正中线。

## （四）扫描技术

**1. 扫描方位**（图5-6-12、图5-6-13） 通常进行冠状位扫描，范围包全胆胰管，病变范围较大时，应包全病变。必要时，可进行轴位的薄层扫描。

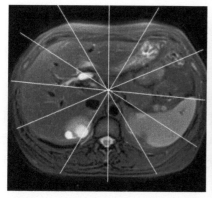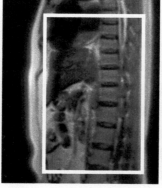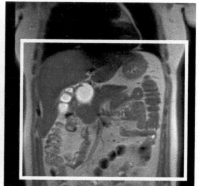

**图5-6-12** 2D-MRCP定位图

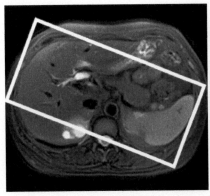
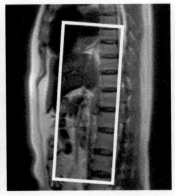
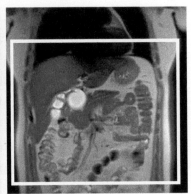

**图5-6-13** 3D-MRCP定位图

**2. 扫描序列**

（1）冠状位2D-MRCP（图5-6-14） 最常使用的是重$T_2WI$厚层单次激发快速自旋回波（HASTE/SSFSE/SSH-TSE）序列，该序列只显示静止的液体信号，背景脏器的信号基本被抑制。检查时参照轴位$T_2WI$图像进行定位，可任意角度单次屏气扫描，单次扫描时间为1～3s。扫描方向推荐采用平行于目标胆道或胰管走行的方向，实际临床工作中也可根据受检者情况采集更多方向的图像，进行个性化扫描。

（2）3D-MRCP（图5-6-15） 包括自由呼吸和屏气两种扫描方式。自由呼吸3D-MRCP是采用长回波链SPACE序列，配合呼吸门控或膈肌导航技术进行3D容积采集，获得薄层图像后经MIP后处理获得。屏气3D-MRCP有两种扫描技术，一种是在SPACE序列基础上修改完成，另一种是在梯度回波和自旋回波相结合的基础上采用各种快速采集技术，如长回波链、半傅里叶、并行采集、压缩感知等进行扫描。随着MRI快速扫描技术的飞跃发展，屏气3D-MRCP扫描时间已经能够控制在20s以内。

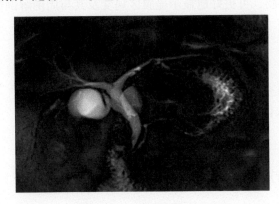

**图5-6-14** 2D-MRCP

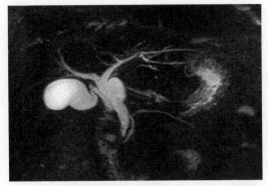

**图5-6-15** 3D-MRCP

（3）优缺点 2D-MRCP检查屏气时间短，无须后处理，可多次重复、任意角度、多层面采集。对于老年、无法配合呼吸的患者可减少运动伪影，提高图像质量。但由于解剖结构重叠，其整体图像质量低，尤其是当有腹水或急性胰腺炎胰周积液重叠时，无法显示胰胆管结构，影响诊断。此外，小的充盈缺损在厚层图像上会因部分容积效应而显示不清，此时需要进行个性化层厚及扫描位置设置。

相对于2D-MRCP，3D-MRCP具有操作者非依赖性，可通过重组技术进行任意角度重建而无须人为选择成像角度。此外，3D-MRCP还能显著提高图像的SNR和CNR。自由呼吸3D-MRCP可用于无法配合屏气的患者，如婴幼儿、听力障碍及因认知障碍无法正常交流的患者等。而对于呼吸不规律但屏气能力尚可的患者，屏气3D-MRCP可减少图像的呼吸运动伪影。

**（五）图像质量要求**

1. 呼吸运动伪影、血管搏动伪影及并行采集伪影不影响诊断。

2. 单次激发二维MRCP序列多角度扫描。

3. 多次激发三维MRCP序列提供MIP、MPR等多角度旋转的三维胰胆管成像。

### （六）注意事项

1. 2D-MRCP、3D-MRCP在1.5 T及3.0 T MRI设备上均可完成。但既往多数研究表明，3.0T MRI较1.5T具有更高的图像SNR，3.0T常规2D-MRCP或呼吸触发的3D-MRCP在整体图像质量及对胰胆管解剖细节的显示方面更优。

2. 目前3D-MRCP技术比较成熟，且已有研究表明3D-MRCP的诊断效能优于2D-MRCP，故应优先采用3D-MRCP扫描，将2D-MRCP扫描作为补充检查的手段。在进行MRCP扫描时可首先评估患者的屏气能力，对于屏气能力达到15 s及以上者可优先采用屏气3D-MRCP扫描，屏气时间以15～20s为宜。而对于屏气能力较差或无法配合屏气的患者，则需评估其呼吸是否规律，呼吸规律者可采用导航或呼吸触发的3D-MRCP扫描，呼吸不规律者则以多角度的2D-MRCP作为补充。

3. 判读MRCP图像需要注意一些伪影会影响诊断，如流动伪影造成的充盈缺损假象及血管搏动导致的胰胆管截断假象。故在常规临床工作中，判读MRCP图像通常需联合其他腹部常规MRI序列图像，主要包括轴位及冠状位的T$_2$WI图像，综合判读MRCP序列及其他MRI序列，可更好地评估胰胆管及周围解剖结构，辅助诊断相关疾病。

## 四、肾脏及肾上腺磁共振检查

**案例 5-8**

患者，男，中年，背部疼痛，血尿3月余，彩超发现左肾占位。MRI诊断为肾透明细胞癌：T$_2$WI加权序列可见左肾实质内等高信号区，边界清晰，病变突出于肾外，DWI序列可见病变中等弥散受限。增强后皮质期可见病灶部分强化，其内部分不强化。髓质期强化区信号轻度减低。延迟轴位及冠状位可见病变强化区信号更低，冠状位可见周围包膜强化（延迟有利于包膜显示）（图5-6-16）。

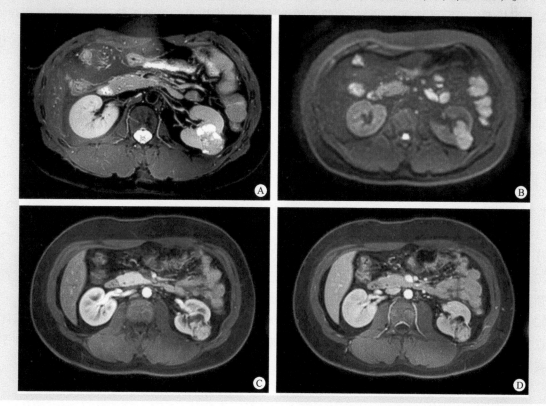

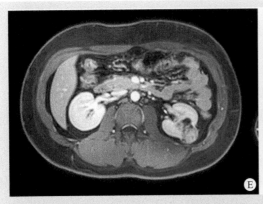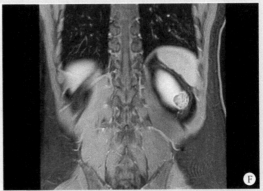

**图5-6-16** 肾透明细胞癌MRI表现

A. T₂WI脂肪抑制序列；B. DWI序列；C. T₁WI增强皮质期；D. T₁WI增强髓质期；E. T₁WI增强延迟期；F. T₁WI增强延迟期冠状位

**问题：** 1. 肾脏MRI常规扫描哪些序列？

2. 肾脏动态增强扫描分为哪几期图像？

## （一）适应证

1. 了解肾脏及肾上腺的大小、形态、走行及结构，发现有无病变。

2. 对肾脏及肾上腺病变的定位及定性诊断，如出血、外伤等。

3. 明确肾脏及肾上腺肿瘤的性质及其范围，如错构瘤、肾细胞癌、嗜铬细胞瘤等。

4. 随访观察疾病的变化、疗效及术后并发症的诊断。

## （二）扫描前准备

1. 受检者应空腹，禁食、禁水4～8h以上。

2. 对受检者应进行反复呼吸训练，规律的呼吸是影响图像质量的关键因素，告知受检者规律呼吸，呼吸屏气幅度应尽量保持一致，检查时应按要求做好自由呼吸和屏气的配合；如屏气困难时，可请陪同人员捏鼻辅助其屏气。

## （三）摆位

同肝脏检查摆位。

定位光标正对受检者剑突与脐连线中点，经过人体正中线。

## （四）扫描技术

**1. 扫描方位**

（1）轴位　采用三方位定位，冠状位及矢状位上定位线垂直于脊柱，轴位定位线调正位置。范围包括肾上腺及肾脏，病变较大时，应包全病变（图5-6-17）。

（2）冠状位　采用三方位定位，轴位及矢状位上定位线平行于肾脏，冠状位定位线调正位置。范围包括肾上腺及肾脏，病变较大时，应包全病变（图5-6-18）。

（3）扫描图像以轴位、冠状位为主，特殊病变难以确定具体解剖位置时，可加做矢状位或优势方位，以提高判断的准确度；增强扫描时建议采用多期动态扫描，必要时可选择3D模式，更有利于小病灶的鉴别诊断。

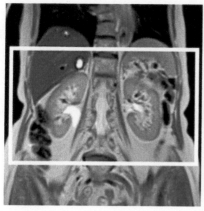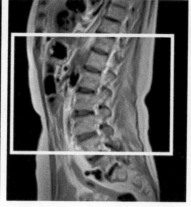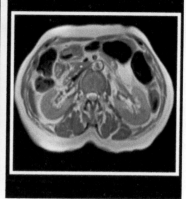

**图5-6-17** 肾脏及肾上腺轴位定位

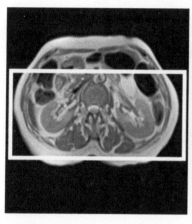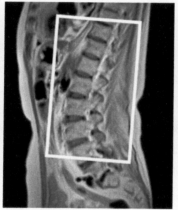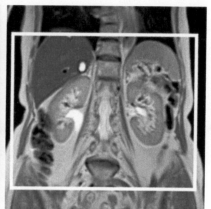

**图5-6-18** 肾脏及肾上腺冠状位定位

**2. 扫描序列**

（1）轴位$T_2$WI脂肪抑制序列采用呼吸触发或膈肌导航的快速自旋回波（FSE/TSE），建议结合抗运动伪影技术（blade/MultiVane）；$T_1$WI序列可采用屏气快速梯度回波结合水脂分离技术（DIXON/mDIXON/LAVA）获得反相位、同相位、水像、脂像；低场MRI设备由于性能受限可采用自旋回波$T_1$WI序列。

（2）冠状位$T_2$WI序列可采用屏气的单次激发快速自旋回波序列。

（3）MR增强序列轴位采用快速梯度回波三维容积屏气$T_1$加权序列（3D-VIBE/3D-LAVA/3D-THRIVE），条件允许时建议结合水脂分离技术。

（4）轴位弥散加权序列DWI低$b$值为50s/mm$^2$，高$b$值为600～1000s/mm$^2$，常用于占位、炎症、囊肿的鉴别诊断，有助于病灶的检出和定性。

（5）附加序列　涉及泌尿系疾病时常需要增加相对特殊的检查序列和技术。扫描常采用水成像技术，即MRU，主要采用重$T_2$WI-2D快速自旋回波序列或3D薄层序列。

**3. 增强扫描**

（1）对比剂种类及应用　参照对比剂使用章节。

（2）对于肾上腺病变的鉴别，动态增强扫描有一定的帮助。腺瘤与非腺瘤具有各自不同的强化与廓清趋势：腺瘤多呈早期、轻中度强化且廓清迅速；非腺瘤多呈早中期、中重度强化且廓清缓慢。肾脏增强扫描可见显示肾实质病变的血供，肾脏为富血供器官，皮质和髓质的血供不同，多数肾脏病变相对肾实质为少血供。增强扫描可以更加清楚地显示病灶与肾实质的对比。

**4. 推荐肾脏及肾上腺MR扫描序列及参数**　见表5-6-3。

表5-6-3　肾脏及肾上腺MR扫描序列及参数

| 脉冲序列 | 成像平面 | TR/TE (ms) | 翻转角 (FA) | 层厚 (mm) | 层间隔 (mm) | FOV (mm) | 矩阵 | 回波链长度 (ETL) | 平均采集次数 (NEX) | 有无脂肪抑制 |
|---|---|---|---|---|---|---|---|---|---|---|
| FSE-T$_2$WI (T$_2$_blade_fs_trigger) | 轴位 | 2000～4000/ 80～100 | 120°～150° | 3～4 | 0～1 | 360～400 | ≥320×224 | 20～32 | 1～2 | 有 |
| FFE-T$_1$WI (T$_1$_VIBE_DIXON) | 轴位 | 最短/最短 | 10° | 3 | 0 | 360～400 | ≥320×224 | — | 1 | 水脂分离技术 |
| HASTE-T$_2$WI | 冠状位 | 2000～4000/ 70～120 | 90° | 3～4 | 0～1 | 360～400 | ≥320×224 | | 1 | 无 |
| 3D-MRU | 冠状位 | 1500～3000/ 500～700 | 90° | 1 | — | 320～400 | ≥384×224 | | 1～2 | 有 |
| 2D-MRU | 冠状位 | 4000～5000/ 500～700 | 90° | 20～50 | 0 | 320～400 | 384×270 | — | 1 | 有 |
| FFE-T$_1$WI+C | 轴位 | 最短/最短 | 10° | 3 | 0 | 360～400 | ≥320×224 | | 1 | 有 |
| FLASH-T$_1$WI+C | 冠状位 | 最短/最短 | 10° | 3 | 0 | 360～400 | ≥320×224 | | 1 | 有 |

### （五）图像质量要求

1. 显示肾脏及肾上腺周围组织结构，肾皮质、肾髓质、肾盂、肾盏结构清晰显示。

2. 无明显呼吸运动伪影、血管搏动伪影及并行采集伪影。

3. 增强扫描分别显示动脉期（皮质期）、静脉期（髓质期）及延迟期影像。

4. 根据需要提供三维T$_1$WI增强三期扫描的MPR、MIP血管像。

### （六）注意事项

**1. 肾上腺**

（1）对于肾上腺病变的扫描，应包括肾上腺和肾上极，如果临床怀疑异位嗜铬细胞瘤或肾上腺的恶性肿瘤，则扫描范围要加大，以便发现肾上腺外的病变。

（2）同/反相位成像中反相位图像所抑制的是水脂混合组织，对于纯脂肪组织不能起到抑制作用。脂肪抑制序列可以抑制纯脂肪组织。如需确定组织是否为脂肪，应在同一位置行脂肪抑制和不抑制的扫描，以帮助定性。

**2. 肾脏**

（1）当怀疑肾癌时，检查范围宜较大，除了显示肾脏病变外，还应注意对腹膜后淋巴结和肾静脉、下腔静脉瘤栓的显示。下腔静脉瘤栓较长时，可达右心房，应显示瘤栓的全长，以帮助临床诊治。

（2）对肾脏病变进行组织学定性时，应注意将脂肪抑制序列与非脂肪抑制序列联合应用，以鉴别脂肪组织、出血、T$_2$低信号肿瘤和含蛋白较多的囊肿。

## 五、尿路磁共振检查

### （一）适应证

1. 了解肾盂、输尿管、膀胱的形态、走行及结构，发现有无病变。

2. 明确泌尿系梗阻的原因，如肾结石、输尿管结石、炎症、肿瘤等。

3. 肾、输尿管、膀胱的先天变异。

4. 相应视野内腹盆腔的其他病变。

## （二）扫描前准备

1. 泌尿系统检查前应空腹，禁食、禁水 4～8h 以上。

2. 对受检者应进行反复呼吸训练，正确规律的呼吸是影响图像质量的关键因素，告知受检者规律呼吸，呼吸屏气幅度应尽量保持一致，检查时应按要求做好自由呼吸和屏气的配合；如屏气困难时，可请陪同人员捏鼻辅助其屏气。

3. 条件允许时，检查前 2h 可饮水 1000ml，至膀胱中度充盈。

## （三）摆位

同肝脏检查摆位。

定位光标正对受检者肚脐下 3cm，经过人体正中线。

## （四）扫描技术

**1. 扫描方位**　通常进行冠状位扫描，范围上缘包全肾脏，下缘包全膀胱，病变范围较大时，应包全病变。必要时，可进行轴位的薄层扫描。

**2. 扫描序列**

（1）冠状位 2D-MRU　见第 4 章第 2 节部分成像技术。

（2）3D-MRU　见第 4 章第 2 节部分成像技术。

**3. 优缺点**

（1）2D-MRU 检查屏气时间短，无须后处理，可多次重复、任意角度、多层面采集。对于老年、无法配合呼吸的患者可减少运动伪影，提高图像质量。但由于解剖结构重叠，其整体图像质量低，尤其是当有腹盆腔积液重叠时，无法显示泌尿系结构，影响诊断。此外，小的充盈缺损在厚层图像上会因部分容积效应而显示不清，此时需要进行个性化层厚及扫描位置设置。

（2）相对于 2D-MRU，3D-MRU 具有操作者非依赖性，可通过重组技术进行任意角度重建而无须人为选择成像角度。此外，3D-MRU 还能显著提高图像的 SNR 和 CNR。自由呼吸 3D-MRU 可用于无法配合屏气的患者，如婴幼儿、听力障碍及因认知障碍无法正常交流的患者等。而对于呼吸不规律但屏气能力尚可的患者，屏气 3D-MRU 可减少图像的呼吸运动伪影。

## （五）图像质量要求

1. 扫描范围应包括双侧肾盂、肾盏、输尿管、膀胱。

2. 无明显呼吸运动伪影、血管搏动伪影及并行采集技术伪影。

3. 单次激发 2D-MRU 序列应分侧进行多角度成像，多激发 3D-MRU 序列应提供 MIP、MPR 等多角度旋转的尿路影像。

## （六）注意事项

1. 2D-MRU、3D-MRU 在 1.5 T 及 3.0 T MRI 设备上均可完成，3.0 T MRI 较 1.5 T 具有更高的图像 SNR，3.0 T 常规 2D-MRU 或呼吸触发的 3D-MRU 在整体图像质量及对泌尿系统解剖细节的显示方面更优。

2. 目前 3D-MRU 技术比较成熟，且已有研究表明 3D-MRU 的诊断效能优于 2D-MRU，故应优先采用 3D-MRU 扫描，将 2D-MRU 扫描作为补充检查的手段。在进行 MRU 扫描时可首先评估患者的屏气能力，对于屏气能力达到 15s 及以上者可优先采用屏气 3D-MRU 扫描，屏气时间以 15～20s 为宜。而对于屏气能力较差或无法配合屏气的患者，则需评估其呼吸是否规律，呼吸规律者可采用导航或呼吸触发的3D-MRU扫描，呼吸不规律者则以多角度的2D-MRU作为补充。

3. 判读MRU图像需要注意一些伪影会影响诊断，如血管搏动导致的截断假象。故在常规临床工作中，判读MRU图像通常需联合其他常规MRI序列图像，主要包括轴位及冠状位的T₂WI图像，综合判读MRU序列及其他MRI序列，可更好地评估泌尿系统及周围解剖结构，辅助诊断相关疾病。

# 六、肠道磁共振检查

 **案例 5-9**

患儿，8岁，中下腹部胀痛1日余，X线透视发现多发气液平面，考虑肠梗阻，MRI检查确诊肠梗阻：T₂WI冠状位及轴位可见肠管明显扩张，轴位可见明显气液平面（箭头所指），周围组织受压，膈肌抬高（图5-6-19）。

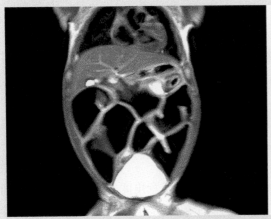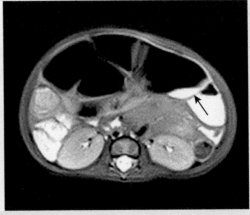

**图 5-6-19 肠梗阻 MRI 表现**

**问题：** 1. 肠道 MRI 检查需要肠道准备吗？

2. 肠道 MRI 一般扫描哪些序列？

3. 肠道 MRI 检查有哪些优势？

## （一）适应证

1. 了解肠道的形态、走行及结构，发现有无病变。

2. 明确有无肠道梗阻及原因。

3. 明确有无肠道炎症，如克罗恩病、溃疡性结肠炎等。

## （二）扫描前准备

1. 嘱受检者禁食4～8h以上，清洁肠道，做好肠道准备。

2. 检查前扩张小肠（检查前口服2.5%的甘露醇溶液1500～2000ml，一次口服200ml，间隔5min，20～30min喝完），临床怀疑肠梗阻的患者不做扩张小肠准备。

3. 检查前5～10min肌内注射654-2（山莨菪碱）10mg，减缓小肠蠕动，控制运动伪影。

4. 对受检者进行反复呼吸训练，正确规律的呼吸是影响图像质量的关键因素，告知受检者规律呼吸，呼吸屏气幅度应尽量保持一致，检查时应按要求做好自由呼吸和屏气的配合；如屏气困难时，可请陪同人员捏鼻辅助其屏气。

## （三）摆位

同肝脏检查摆位。

定位光标正对受检者肚脐，经过人体正中线。

## （四）扫描技术

### 1. 扫描方位

（1）冠状位（图5-6-20） 扫描的范围包含大部分肠道，病变范围较大时，应包全病变。

（2）轴位（图5-6-21） 扫描应当以病变为主，进行薄层扫描，病变范围较大时，可厚层包全病变。

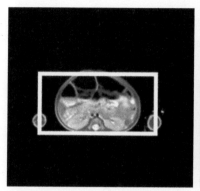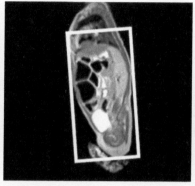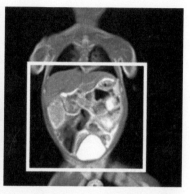

图5-6-20 冠状位扫描定位

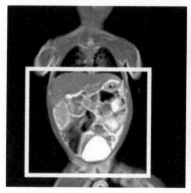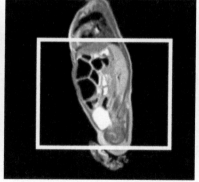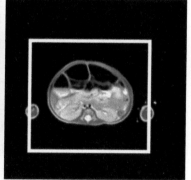

图5-6-21 轴位扫描定位

### 2. 扫描序列

（1）冠状位T₂WI序列 采用屏气的单次激发快速自旋回波（HASTE/SSFSE/SSH-TSE）序列；T₁WI序列可采用屏气快速梯度回波结合水脂分离技术（DIXON/mDIXON/LAVA）获得反相位、同相位、水像、脂像。

（2）轴位T₂WI序列 同样采用屏气的单次激发快速自旋回波（HASTE/SSFSE/SSH-TSE）序列；T₁WI序列也可采用屏气快速梯度回波结合水脂分离技术（DIXON/mDIXON/LAVA）获得反相位、同相位、水像、脂像。

（3）如需要进一步鉴别肠道病变时，可加扫轴位的弥散加权序列（DWI低$b$值为$0 \sim 50s/mm^2$，高$b$值为$600 \sim 1000s/mm^2$），可用于占位、炎症、结核的鉴别诊断，有助于病灶的检出和定性。增强、动态增强对比剂选择及应用见对比剂使用章节。

（4）推荐肠道MR扫描序列及参数 见表5-6-4。

表5-6-4 肠道MR扫描序列及参数

| 脉冲序列 | 成像平面 | TR/TE（ms） | 翻转角（FA） | 层厚（mm） | 层间隔（mm） | FOV（mm） | 矩阵 | 回波链长度（ETL） | 平均采集次数（NEX） | 有无脂肪抑制 |
|---|---|---|---|---|---|---|---|---|---|---|
| HASTE-T$_2$WI | 冠状位 | 2000～3000/70～120 | 90° | 5～6 | 1～2 | 360～400 | ≥320×224 | — | 1 | 无 |
| | 轴位 | 2000～3000/70～120 | 90° | 4～6 | 0～1 | 360～400 | ≥320×224 | — | 1 | 无 |
| FFE-T$_1$WI | 横断位 | 最短/最短 | 10° | 3 | 0 | 360～400 | ≥384×224 | — | 1 | — |
| FFE-T$_1$WI+C | 冠状位 | 最短/最短 | 10° | 3 | 0 | 360～400 | ≥384×224 | — | 1 | 水脂分离技术 |
| FLASH-T$_1$WI+C | 轴位 | 最短/最短 | 10° | 3 | 0 | 360～400 | ≥384×224 | — | 1 | 水脂分离技术 |

### （五）图像质量要求

1. 扫描范围应包括大部分肠道及病变区。
2. 无明显呼吸运动伪影、血管搏动伪影及并行采集技术伪影。

### （六）注意事项

1. 做好呼吸训练，配合差时会造成图像模糊，影响诊断。
2. 肠道扩充不好时，可增加甘露醇用量。
3. 要把握好山莨菪碱的注射时间和剂量，控制好肠道的蠕动。
4. 肠道干扰因素较多，一定要提前做好肠道的清洁，保证检查的顺利进行。

# 七、腹部血管磁共振检查

MRA作为一种无创的血管造影技术，在血管性疾病的诊断中显示出其独特的地位。目前，临床常用的MRA技术有：非对比增强MRA（NCE-MRA）（TOF法、PC法等）及对比增强MRA（CE-MRA）。对于腹部血管检查，CE-MRA技术以其成像时间短、血管狭窄假象少、狭窄程度反映真实、信号丢失少等优点得到了广泛的采用；NCE-MRA有着无创、无对比剂风险的优势，近年来在肾动脉及门静脉方面多有应用。

### （一）CE-MRA

**1. 原理** 利用对比剂使血液的$T_1$值明显缩短，短于人体内的其他组织，然后利用超快速且权重很重的$T_1$WI序列来记录这种$T_1$弛豫差别。目前用于CE-MRA的序列多为梯度回波$T_1$WI序列。其TR、TE值都极短，激发角度相对较大，因此$T_1$权重很重，血液由于注射对比剂后$T_1$值很短，可产生较高的信号，其他组织信号因饱和效应将明显衰减，因此造成血液与其他组织的良好对比。

**2. 适应证**

（1）了解腹部血管的形态、走行及结构，发现有无病变。

（2）腹主动脉及分支 观察各级动脉形态、走行，明确有无狭窄、栓塞、变异。

（3）门静脉系统 观察血管形态、走行，明确有无狭窄、变异及侧支循环情况。

（4）下腔静脉及肝静脉 观察血管形态、走行，明确有无栓塞、变异及肿瘤侵犯情况。

（5）随访观察血管疾病的术后变化及疗效。

**3. 扫描前准备**

（1）受检者应空腹，禁食、禁水4～8h以上。

（2）对受检者应进行反复呼吸训练，正确规律的呼吸是影响图像质量的关键因素，告知受检者规律呼吸，呼吸屏气幅度应尽量保持一致，检查时应按要求做好自由呼吸和屏气的配合；如屏气困难时，可请陪同人员捏鼻辅助其屏气。

**4. 摆位** 受检者取仰卧位，身体长轴与床面长轴一致，头或足先进，双臂上举过头或置于身体两侧，双手臂不可交叉。若受检者为舟状腹，可在腹部凹陷处垫专用垫，使线圈均匀覆盖于腹部；若受检者驼背或强直性脊柱炎时可在头颈后、臀后、膝后放置专用软垫，让受检者处于舒适的体位。

腹部线圈采用多通道表面相控阵线圈，放置的位置非常重要，调整线圈位置让扫描部位位于线圈中心，把肝脏上下方向的中心置于线圈上下方向的中心，一般把剑突下缘置于线圈中心即可。同时还要注意把线圈的中点置于主磁体的中心。

上腹部血管扫描将腹部相控阵表面线圈中心置于剑突的位置，线圈中线应与受检者正中矢状位一致，采集中心对准剑突。

肾血管扫描将腹部相控阵表面线圈上缘与剑突平齐，线圈中线应与受检者正中矢状位一致，采集中心对准剑突与脐连线中点。

**5. 扫描技术**

（1）扫描方位 通常进行冠状位扫描，范围包全目标血管，病变范围较大时，应包全病变。必要时，可进行轴位的薄层扫描，定位参考图5-6-22、图5-6-23。

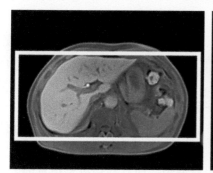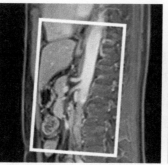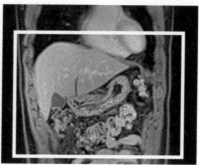

**图5-6-22** 冠状位定位像

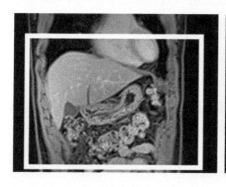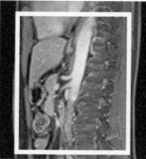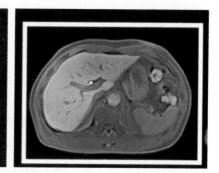

**图5-6-23** 轴位定位像

（2）扫描序列 CE-MRA序列通常采用快速梯度回波三维容积屏气$T_1$加权序列（3D-VIBE/3D-LAVA/3D-THRIVE），条件允许时建议结合水脂分离技术。

（3）对比剂选择及应用 见对比剂使用章节。

**6. 图像质量要求**

（1）CE-MRA可清晰显示腹部大血管及其分支血管，包括腹主动脉（图5-6-24）、腹腔动脉、肝动脉、肾动脉、门静脉系统（图5-6-25）及腹部静脉系统血管，血管外背景组织信号抑制良好。

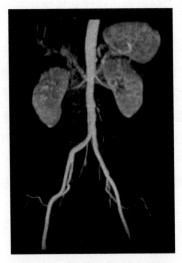 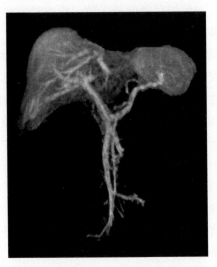

图5-6-24　腹主动脉及分支血管　　　　图5-6-25　门静脉系统

（2）无明显呼吸运动伪影、血管搏动伪影及并行采集伪影。

（3）提供MIP、MPR等血管三维影像。

**7. 注意事项**

（1）成像参数的调整　有关CE-MRA的成像参数主要有TR、TE、激发角度、容积厚度和层数、矩阵、FOV等。TE应选择最小值；TR和激发角度决定$T_1$权重，在3.0T以上，TR为5ms，则激发角度一般以30°～50°较为合适；扫描容积厚度和FOV决定采集的范围，在保证涵盖目标血管的前提下，容积厚度越小越好。另外，CE-MRA成像平面通常与血管走行方向一致（通常选择冠状位）。

（2）扫描时机　扫描时机的掌握是CE-MRA成败的关键。详见第4章第3节对比增强磁共振血管成像部分。

（3）抑制脂肪组织的信号　尽管注射对比剂后血液的$T_1$值明显缩短，而且利用权重很重的$T_1$WI序列进行采集，其他一般组织的信号得到有效的抑制，但由于脂肪组织$T_1$值也很短，该序列并不能很好地抑制脂肪组织的信号，脂肪信号的存在将降低重建图像的质量。因此在CE-MRA中常采用脂肪抑制技术或减影技术或水脂分离技术去抑制和消除脂肪信号。

**（二）NCE-MRA**

**1. 原理**　NCE-MRA在临床中以肾动脉成像多见，为了使肾动脉更突出，序列的组成不仅包含平衡式梯度回波，还包括脂肪抑制和水抑制；抑制背景组织使用180°层面选择翻转脉冲；首先施加一个180°翻转脉冲，让成像容积及其下方准备流入成像容积的静脉、背景组织被翻转。当背景信号恢复到0点的时候进行信号采集。这个TI时间通常是1200ms。此时，动脉血由于流速快、新流入的动脉血没有被翻转，肾动脉依靠流入增强效应呈明显的高信号。扫描时，还需在成像容积下方加一条饱和带抑制静脉显影。

**2. 扫描技术**　扫描方位通常进行轴位扫描，范围包全目标血管，病变范围较大时，应包全病变。必要时，可进行多方位的薄层扫描，扫描像参考图5-6-26。

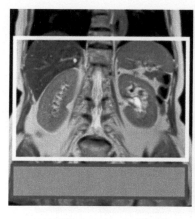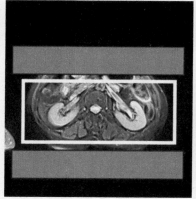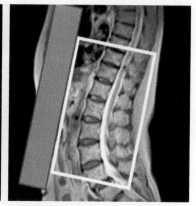

**图5-6-26** 肾动脉定位参考

### 3. 注意事项

（1）通常采用呼吸触发，也可采用心电门控，这样获得的图像比屏气扫描的图像质量更高，但要求呼吸频率较均匀平稳。

（2）此成像方法适用于血流稳定的部位或由弹性贮器血管供血的血管，如肝动脉、门静脉、肾动脉（图5-6-27）等。

（3）成像方位可以是横轴位、冠状位或矢状位，此序列是基于血液流入效应成像，轴位扫描具有更明显的流入效应，饱和效应更轻，所以采用轴位扫描成像效果最佳。

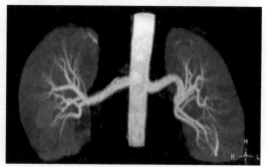

**图5-6-27** 非对比增强肾动脉图像

（4）背景抑制的TI值的选择过短，流入效应弱；过长，背景信号恢复。原则上选取的TI值应尽可能抑制背景信号和静脉血信号，又能保证未被饱和的动脉血充分流入成像区域。对于血流快的患者，可以适当缩短TI，对于血流慢的患者，可以适当延长TI。对于心力衰竭或者是血流异常缓慢的患者，设置的TI需大于一个心动周期。3.0T MRI中设置的TI要比1.5T的长。

（5）调整参数尽可能短的TE和TR，相对较大的FA（70°～90°），相位编码方向为前后。扫描模块范围不宜过大，层厚2.0mm左右。

## 八、相关疾病磁共振检查策略

### （一）肝脏局灶性结节增生

肝脏局灶性结节增生（FNH）是发生于肝脏的一种良性病变，在日常工作中，经常需要与肝癌、肝腺瘤等鉴别。下图为一FNH病例，$T_2WI$可见肝右叶上段不规则略高及较高信号病变，$T_1WI$压脂呈等低信号改变。增强后动脉早期明显强化，静脉及延迟期信号减低，但仍高于肝脏信号。最后一幅为注入肝特异性对比剂90min后图像，可见病灶内有造影剂摄取，呈等信号改变（图5-6-28）（FNH内有正常肝细胞，可以摄取肝特异性对比剂，对于鉴别此类病变有很大优势）。由此可以看出，肝脏磁共振增强检查使用肝特异性对比剂具有更大的优势。

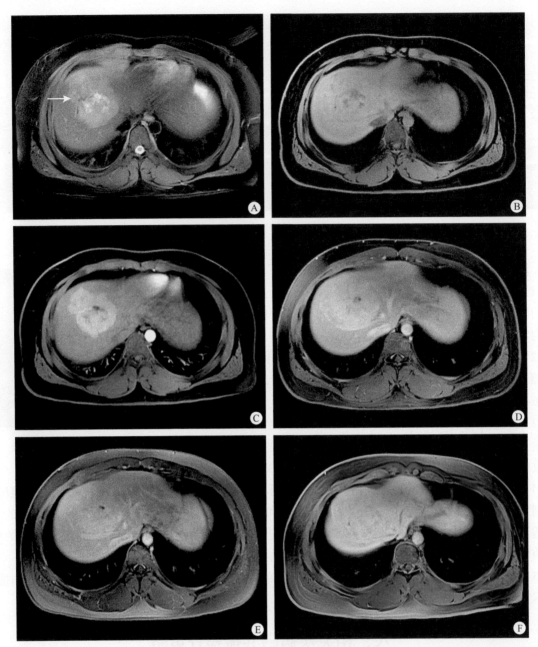

**图5-6-28** 肝脏局灶性结节增生MRI表现

A. T$_2$WI加权序列；B. T$_1$WI压脂蒙片；C. 动脉期；D. 静脉期；E. 平衡期；F. 90min延迟图像

## （二）肾上腺腺瘤

T$_2$WI加权序列可见左侧肾上腺有一类圆形等信号肿块，DWI可见病灶弥散受限。同相位序列呈相对高信号，反相位序列呈明显低信号（说明病灶内含大量脂类物质，这是肾上腺腺瘤的特点，此序列具有较好的鉴别价值）。增强后动脉期病灶不均匀轻度强化，静脉期强化均匀。延迟后轴位及冠状位病灶信号略减低，显示清晰（图5-6-29）。在腹部磁共振检查中，同/反相位序列尤其重要，对于脂肪肝、肝内及肾脏血管平滑肌脂肪瘤、肾上腺腺瘤等的诊断具有重要价值。

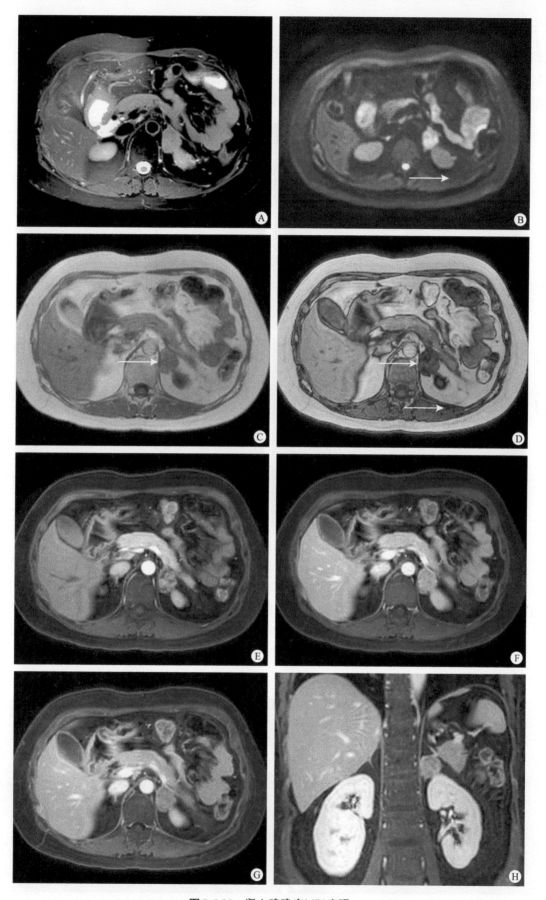

**图5-6-29 肾上腺腺瘤MRI表现**

A. T₂WI加权序列；B. DWI序列；C. T₁WI同相位；D. T₁WI反相位；E. 皮质期；F. 髓质期；G. 延迟期；H. 延迟期冠状位

## （三）胆总管占位

常见的病因主要是胆总管结石及胆总管癌。怀疑胆总管结石时，常规扫描的蒙片非常重要，大多数胆系结石呈高信号。因此我们常规扫描时也要加扫蒙片（图5-6-30）。下图为多发肝内胆管结石及胆总管结石，可以看出在这个序列上，结石大多为高信号（箭头所指）。

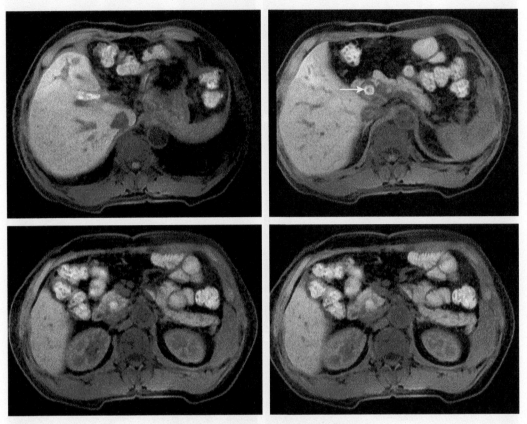

**图5-6-30** 胆总管结石蒙片MRI表现

怀疑胆总管占位时，喝水后扫描能够使十二指肠充盈，更精准地判断十二指肠与胆总管的关系。下图为胆总管上段癌患者，3D-MRCP序列可见胆总管中上段区域充盈缺损，呈截断改变，肝内胆管明显扩张。冠状位T$_1$WI压脂延迟扫描可见胆总管病变区域中等度强化（箭头）。注意胆总管癌一般为延迟强化，因此扫描延迟时尽量达到8min，而且要冠状位及轴位多方位结合，准确立体地显示病变（图5-6-31）。

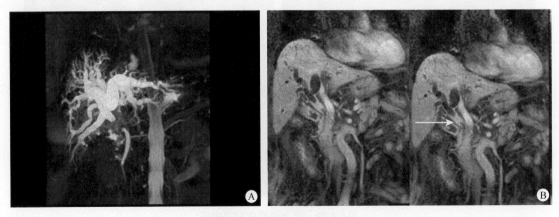

**图5-6-31** 胆总管癌MRI表现

A. 3D-MRCP；B. 冠状位增强

# 第7节 盆腔磁共振检查技术

## 一、膀胱磁共振检查

**案例 5-10**

患者，女，1个月前无明显诱因出现间断肉眼血尿，无血块，无尿频尿急，输尿管CT检查示：膀胱占位性病变，临床要求进一步磁共振检查（图5-7-1）。

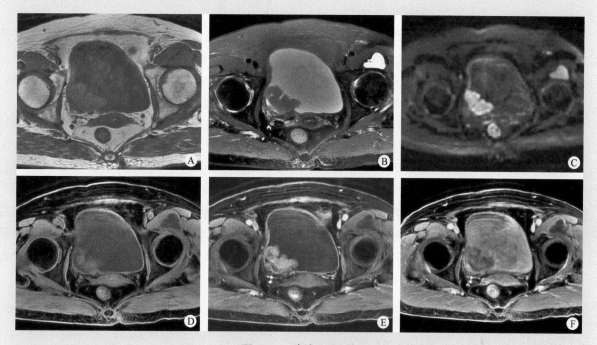

**图5-7-1 膀胱MR图像**

A.横轴位T₁WI图像显示膀胱占位性病变呈等信号；B.横轴位脂肪抑制T₂WI图像显示膀胱右后壁占位性病变，形态不规则；C.横轴位DWI图像显示膀胱占位性病变呈高信号；D.蒙片；E.动脉期增强图像，膀胱壁及膀胱占位均早期强化；F.延迟期增强图像，尿液因含对比剂呈高信号

**问题：** 膀胱磁共振检查较CT检查的优势有哪些？

### （一）适应证

1. 膀胱内的占位性病变，如膀胱癌。
2. 膀胱病变的定位及定性诊断。
3. 膀胱肿瘤术前分期或术后随访。

### （二）扫描前准备

1. 一般不添加呼吸门控，可嘱受检者做平静有规律的自由呼吸。

2. 适度充盈膀胱不仅能清晰地显示膀胱壁的固有肌层结构，同时有利于观察膀胱壁与邻近脏器的关系及膀胱壁的受侵情况。膀胱最佳充盈量为300ml，受检者可在检查前1～2h排尿，或在检查前30min内开始饮用500～1000ml水。

3. 建议在经尿道膀胱肿瘤切除术、膀胱组织活检或膀胱内化疗等术前或术后2周后进行磁共振检查。

4. 建议在膀胱镜检查或去除导尿管2～3天后再进行磁共振检查。

## （三）摆位

受检者取仰卧位，头先进或足先进，身体正中矢状线与检查床中线重合，双臂上举或置于胸前，双手不交叉。必要时可在下腹部用海绵垫压迫或腹带缠绕以减轻呼吸运动伪影。佩戴耳塞进行听力保护。

采用体部相控阵线圈，线圈中心置于耻骨联合上缘上3～5cm处。扫描定位线纵向与身体长轴中心重叠，横向对准线圈中心。

## （四）扫描技术

**1. 扫描方位**

（1）矢状位定位　在横轴面和冠状面定位像上定位。在冠状面定位像上找到显示膀胱结构最好的层面，扫描基线平行于膀胱上下长轴（图5-7-2A），扫描范围包括膀胱及近端尿道，当病变范围较大时，根据病变大小适当加大扫描范围；在横轴面定位像上调整扫描中心置于膀胱中心，两侧对称扫描。添加上下饱和带，减小血管搏动伪影。频率编码方向为前后方向，相位编码方向为上下方向。

（2）冠状位定位　在横轴面和矢状面定位像上定位。膀胱在矢状面图像上找到显示膀胱结构最好的层面，扫描基线平行于膀胱上下长轴（图5-7-2B），扫描范围包括膀胱及近端尿道，当病变范围较大时，根据病变大小适当加大扫描范围；在横轴面定位像上调整扫描中心置于膀胱中心，双侧对称扫描。添加上下饱和带，减小血管搏动伪影。频率编码方向为上下方向，相位编码方向为左右方向。

（3）横轴位定位　在冠状面和矢状面定位像上定位。在矢状面图像上找到显示膀胱结构最好的层面，扫描基线垂直于膀胱上下长轴（图5-7-2C）；在冠状面图像上调整角度两侧对称扫描。扫描范围包括膀胱及近端尿道，如观察转移性病变需加大扫描范围，包括整个盆腔。添加上下饱和带，减小血管搏动伪影。频率编码方向为前后方向，相位编码方向为左右方向。

**2. 扫描序列**

（1）矢状位快速自旋回波脂肪抑制$T_2WI$序列。

（2）冠状位快速自旋回波脂肪抑制$T_2WI$序列。

（3）横轴位扫描序列　快速自旋回波脂肪抑制$T_2WI$序列、快速自旋回波$T_2WI$序列、快速自旋回波$T_1WI$序列、平面回波DWI序列。

（4）增强序列选择横轴位梯度回波脂肪抑制三维容积$T_1WI$序列。

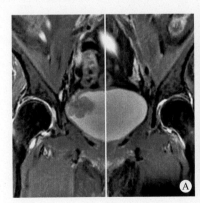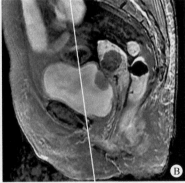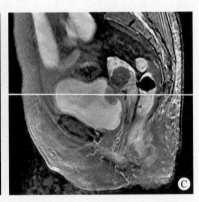

**图5-7-2　膀胱磁共振定位**

A.膀胱矢状位定位图；B.膀胱冠状位定位图；C.膀胱横轴位定位图

**3. 增强扫描**

（1）对比剂剂量和注射速度　用高压注射器或手推静脉团注钆类（Gd-DTPA）对比剂，用量0.2ml/kg（或0.1mmol/kg），注射速度2～3ml/s，后以同样的速度注射等量生理盐水。

（2）采用横轴位快速梯度回波三维容积$T_1WI$序列进行动态增强扫描。先平扫蒙片，然后注射对比剂，注射开始后30s进行图像的采集，连续进行4～6期的扫描。

（3）横轴位动态增强扫描后可行冠状位、矢状位的延迟扫描，观察病变的延迟流出情况。

**4. 推荐膀胱MR扫描序列及参数** 见表5-7-1。

表5-7-1 膀胱MR扫描序列及参数（3.0T）

| 脉冲序列 | 成像平面 | TR/TE（ms） | 层厚（mm） | 层间隔（mm） | 回波链长度（ETL） | 平均采集次数（NEX） | 矩阵 | 有无脂肪抑制 |
|---|---|---|---|---|---|---|---|---|
| FSE-$T_2WI$ | 矢状位、冠状位、横轴位 | >3000/80～130 | 3～5 | 0.5～1.0 | 10～20 | 2～4 | ≥320×224 | 有 |
| FSE-$T_2WI$ | 横轴位 | >3000/100～130 | 3～5 | 0.5～1.0 | 10～20 | 2～4 | ≥320×224 | 无 |
| FSE-$T_1WI$ | 横轴位 | 300～600/10～30 | 3～5 | 0.5～1.0 | 2～4 | 2～4 | ≥320×224 | 有 |
| DWI | 横轴位 | 3000～6000/50～80 | 3～5 | 0.5～1.0 | — | 2～4 | ≥160×120 | 有 |
| VIBE-$T_1WI$+C | 横轴位 | 最短/最短 | 2～4 | 0 | | 1 | ≥256×256 | 有 |

### （五）图像质量要求及正常膀胱MRI图像

**1. 图像质量要求**

（1）无明显运动、设备或体外金属等原因产生的图像伪影。

（2）图像SNR、CNR合适，能清晰显示膀胱、尿道及邻近脏器组织的细微结构。

（3）膀胱MR标准图像必须要序列完整，且包含医嘱必查扫描序列。平扫序列至少包括自旋回波$T_2WI$（脂肪抑制和非脂肪抑制）和$T_1WI$（非脂肪抑制），$T_2$非脂肪抑制序列更有利于显示腹膜等细微结构，对于肿瘤病变的分期、术式选择都是重要的影像学依据。

（4）DWI序列采用高$b$值（600～1000s/mm²）来获得膀胱癌与周围组织的高对比度。

（5）在设备性能允许的情况下，首选动态增强扫描，或至少三期扫描（动脉期、静脉期、延迟期）。

**2. 正常膀胱MRI图像**

（1）平扫标准图像 $T_1WI$图像上膀胱内尿液呈均匀低信号，$T_2WI$图像上尿液呈高信号。膀胱壁表现为厚度一致的薄壁环状影，在$T_1WI$和$T_2WI$上均呈中等信号，与肌肉信号相似。DWI图像上膀胱壁固有肌层呈中等信号。

（2）增强标准图像 膀胱壁黏膜层因血供丰富，早期强化程度高于肌层，延迟期膀胱腔内尿液因含对比剂而呈明显高信号。

### （六）注意事项

**1. 避免过度充盈膀胱** 由于磁共振检查时间较长，受检者过度憋尿或长时间憋尿容易在检查过程中引起不适，从而产生运动伪影；且膀胱过度充盈，会造成扫描层数的增加从而增加扫描时间。

**2. 注意对比剂注入膀胱后对图像的影响** 因在对比剂注射后3min左右即可进入膀胱，而后逐渐填充于整个膀胱，膀胱内尿液因含对比剂而呈高信号。为了减轻对比剂对图像的影响，动态增强扫描尽量控制在3min内完成。

**3. 尽量减少呼吸运动伪影** 因膀胱位于盆腔内，受呼吸运动影响较小，在磁共振检查过程中可叮嘱患者做平静有规律的呼吸。如患者自由呼吸配合不理想，呼吸伪影较重，可在下腹部使用海绵垫压迫或腹带缠绕以抑制呼吸运动；或添加饱和带，使腹部组织饱和来减少呼吸运动伪影。

**4. 减少化学位移伪影** 采用平面回波采集的DWI序列，其化学位移伪影容易出现在相位编码方向，可以通过改变频率编码方向来改变伪影产生的方向，使伪影产生在不影响诊断的方向上。

# 二、前列腺磁共振检查

📷 **案例** 5-11

　　患者，男，67岁，偶有肉眼血尿，伴尿频尿急，无排尿困难。检查发现前列腺特异性抗原（PSA）升高（12.92ng/ml）。前列腺超声提示：前列腺增大伴钙化灶。建议进一步MRI检查（图5-7-3、图5-7-4）。

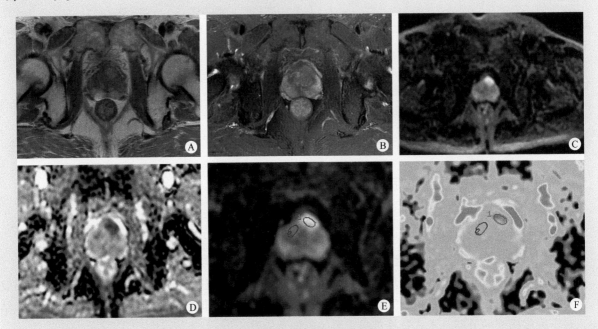

**图5-7-3　前列腺平扫MR图像**

A. 横轴位T₁WI；B. 横轴位T₂WI；C. DWI图像显示前列腺中央叶侧部高信号；D. ADC图像；E. 标记ROI感兴趣区

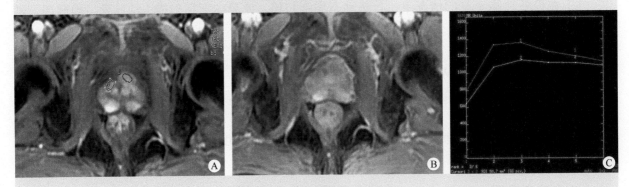

**图5-7-4　前列腺增强MR图像**

A. 动脉期：前列腺中央叶左侧早期强化。B. 延迟期：前列腺中央叶左侧与正常组织对比下降，呈低信号。C. 时间-信号强度曲线：1为病变区，表现为前列腺癌典型的强化曲线，快速、早期、明显强化；2为对照区

**问题：前列腺磁共振检查的技术要点是什么？**

## （一）适应证

1. 前列腺增生、前列腺炎、前列腺出血等相关疾病。

2. 前列腺病变的定位及定性诊断。

3. 前列腺癌的术前分期、术后随访。

### （二）扫描前准备

1. 检查前一天进食少渣饮食，以保证直肠内清洁。

2. 检查前应尽量排气排便，减少肠道内气体和内容物对图像质量的影响。

3. 如不需观察膀胱病变则不需要憋尿，避免膀胱蠕动伪影；建议适度充盈膀胱，更有利于观察前列腺与膀胱壁的关系及膀胱壁的受侵情况。

4. 一般不添加呼吸门控，可叮嘱受检者做平静有规律的自由呼吸。

### （三）摆位

受检者取仰卧位，头先进或足先进，身体正中矢状线与检查床中线重合，双臂上举或置于胸前，双手不交叉。必要时下腹部用海绵垫压迫或腹带缠绕以减轻呼吸运动伪影。佩戴耳塞进行听力保护。

采用体部相控阵线圈，线圈中心置于耻骨联合上缘。扫描定位线纵向与身体长轴中心重叠，横向对准线圈中心。

### （四）扫描技术

**1. 扫描平面**

（1）矢状位定位 在横轴面和冠状面定位像上定位。在冠状面定位像上找到显示前列腺结构最好的层面，扫描基线平行于前列腺上下长轴（图5-7-5A），扫描范围包全前列腺及病变组织；在横轴面定位像上调整扫描中心置于前列腺中心，两侧对称扫描。添加上下饱和带，减小血管搏动伪影。频率编码方向为前后方向，相位编码方向为上下方向。

（2）冠状位定位 在横轴面和矢状面定位像上定位。在矢状面图像上找到显示前列腺结构最好的层面，扫描基线平行于前列腺上下长轴（图5-7-5B），扫描范围包全前列腺及病变组织；在横轴面定位像上调整扫描中心置于前列腺中心，双侧对称扫描。添加上下饱和带，减小血管搏动伪影。频率编码方向为上下方向，相位编码方向为左右方向。

（3）横轴位定位 在冠状面和矢状面定位像上定位，需薄层、小FOV、高分辨力扫描。在矢状面图像上找到显示前列腺结构最好的层面，扫描基线垂直于前列腺上下长轴（图5-7-5C），在冠状面图像上调整角度两侧对称扫描。扫描范围包全前列腺、精囊腺及病变组织，如观察转移性病变需加大扫描范围，包括整个盆腔。添加上下饱和带，减小血管搏动伪影。频率编码方向为前后方向，相位编码方向为左右方向。

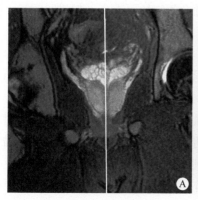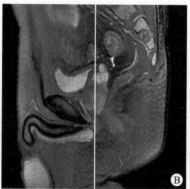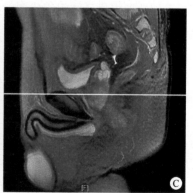

**图5-7-5 前列腺磁共振定位**

A. 前列腺矢状位定位图；B. 前列腺冠状位定位图；C. 前列腺横轴位定位图

（4）横轴位DWI 定位复制横轴位扫描定位线。频率编码方向为左右方向，相位编码方向为前后方向。通常高$b$值DWI显示前列腺癌更敏感，但$b$值越高则图像SNR越低。实际扫描中建议1.5T设备$b$值≥1000s/mm²，3.0T设备$b$值≥1500s/mm²，在保证SNR的情况下尽量使用高$b$值进行扫描。$b$值可扫描2～3个甚至更多，多$b$值扫描可以提高ADC值的准确性，更有利于前列腺癌的鉴别诊断（图5-7-6）。

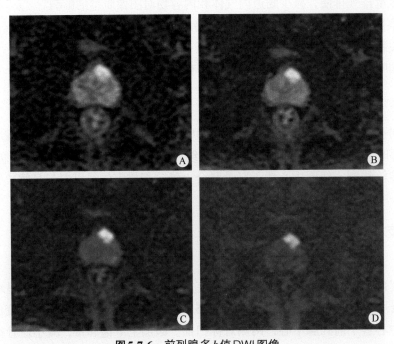

图5-7-6　前列腺多$b$值DWI图像

A. $b$值=800 s/mm²；B. $b$值=1000 s/mm²；C. $b$值=1500 s/mm²；D. $b$值=3000 s/mm²

**2. 扫描序列**

（1）矢状位快速自旋回波脂肪抑制T₂WI序列。

（2）冠状位快速自旋回波脂肪抑制T₂WI序列。

（3）横轴位扫描序列　包括快速自旋回波脂肪抑制T₂WI序列、快速自旋回波T₂WI序列、快速自旋回波T₁WI序列、平面回波DWI序列。

（4）增强序列　选择横轴位梯度回波脂肪抑制三维容积T₁WI序列。

（5）附加序列　在前列腺中氢谱¹H-MRS可检测到的主要代谢物为枸橼酸盐（Cit）、总胆碱（Cho）、肌酸（Cr）。MRS能提供前列腺组织的代谢信息有助于鉴别前列腺癌和前列腺增生。MRS虽然能无创性地提供活体组织代谢的生化信息，但同时考虑到MRS对设备匀场要求高，扫描时间长，易受运动伪影影响，可重复性低。

**3. 增强扫描**

（1）对比剂剂量和注射速度　用高压注射器或手推静脉团注钆类（Gd-DTPA）对比剂，用量0.2ml/kg（或0.1mmol/kg），注射速度2～3ml/s，后以同样的速度注射等量生理盐水。

（2）采用横轴位快速梯度回波三维容积T₁WI序列进行动态增强扫描。先平扫蒙片，然后注射对比剂，启动增强扫描，得到动脉期、静脉期、延迟期等图像，延迟期要求达3～5min。动态增强扫描完成后生成时间-信号强度曲线分析，对前列腺的良恶性病变进行鉴别诊断。

（3）在横轴位动态增强扫描后可行冠状位、矢状位的延迟扫描，观察病变的延迟流出情况，更有利于前列腺癌的诊断与评估。

**4. 推荐前列腺MR扫描序列及参数**　见表5-7-2。

表5-7-2 前列腺MR扫描序列及参数（3.0T）

| 脉冲序列 | 成像平面 | TR/TE（ms） | 层厚（mm） | 层间隔（mm） | 回波链长度（ETL） | 平均采集次数（NEX） | 矩阵 | 有无脂肪抑制 |
|---|---|---|---|---|---|---|---|---|
| FSE-T$_2$WI | 矢状位、冠状位、横轴位 | ＞3000/80～130 | 3～4 | 0.3～0.5 | 10～20 | 2～4 | ≥320×224 | 有 |
| FSE-T$_2$WI | 横轴位 | ＞3000/100～130 | 3～4 | 0.3～0.5 | 10～20 | 2～4 | ≥320×224 | 无 |
| FSE-T$_1$WI | 横轴位 | 300～600/Minfull | 3～4 | 0.3～0.5 | 2～4 | 2～4 | ≥320×224 | 有 |
| DWI | 横轴位 | 3000～6000/Minimum | 3～4 | 0.3～0.5 | — | 2～4 | ≥160×120 | 有 |
| VIBE-T$_1$WI+C | 横轴位 | 最短/最短 | 2～3 | 0 | — | 1 | ≥256×224 | 有 |

## （五）图像质量要求

1. 无明显运动、设备或体外金属等原因产生的图像伪影。

2. 图像SNR、CNR合适，清晰显示膀胱、前列腺、尿道及邻近组织的细微结构。

3. 前列腺MR标准图像必须要序列完整，且包含医嘱必查扫描序列。平扫序列至少包括自旋回波T$_2$WI（脂肪抑制和非脂肪抑制）和T$_1$WI（非脂肪抑制），T$_2$脂肪抑制序列能清晰显示前列腺外周带中的病变信号，T$_2$非脂肪抑制序列更能清晰显示前列腺包膜。

4. 前列腺磁共振检查中DWI是最重要的诊断序列之一，在保证SNR的情况下尽量使用高b值进行扫描，同时需要具备ADC图。

5. 在设备性能允许的情况下，首选动态增强扫描，或至少三期扫描（动脉期、静脉期、延迟期），延迟期要求达3～5min。

## （六）注意事项

**1. 尽量减少呼吸运动伪影** 因前列腺位于盆腔底部且体积较小，受呼吸运动影响较小，在磁共振检查过程中可叮嘱患者做平静有规律的呼吸。如患者自由呼吸配合不理想，可在下腹部用海绵垫压迫或束带缠绕以减轻呼吸运动伪影；或添加饱和带，使腹部组织饱和来减少呼吸运动伪影。

**2. 减少磁敏感伪影** 因前列腺位于膀胱与直肠之间，组织间的磁化率差异较大，容易产生磁敏感伪影。在磁共振检查前应尽量排气排便，减少肠道内气体和内容物对图像质量的影响；在检查前排空尿液可避免尿液搏动伪影，但建议适度充盈膀胱，有利于观察前列腺与膀胱壁的关系和膀胱壁的受侵情况。

**3. 减少化学位移伪影** 采用平面回波采集的DWI序列，其化学位移伪影容易出现在相位编码方向，可以通过改变频率编码方向来改变伪影产生的方向，使伪影产生在不影响诊断的方向上。

# 三、子宫附件磁共振检查

 **案例5-12**

患者，女，中年，月经周期改变，阴道不规则出血2个月。妇科检查：子宫颈肥大，子宫颈口可见一赘生物，大小约3cm×2cm×1.5cm。妇科超声显示子宫颈外口处稍高回声。子宫颈液基细胞学检查提示可疑侵袭癌的高度鳞状细胞病变。临床建议进一步磁共振检查（图5-7-7、图5-7-8）。

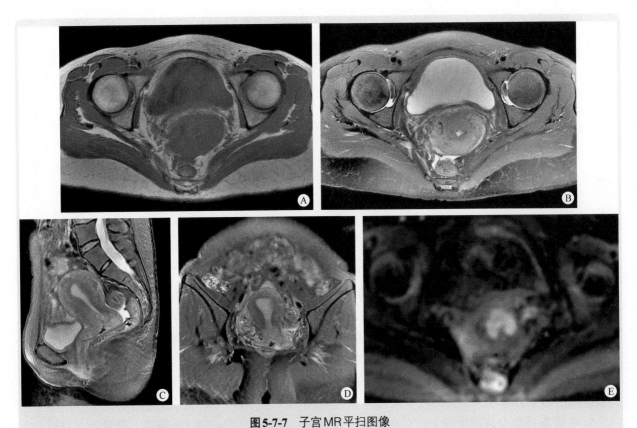

**图5-7-7 子宫MR平扫图像**

A.横轴位T$_1$WI; B.横轴位脂肪抑制T$_2$WI; C.矢状位脂肪抑制T$_2$WI图像显示子宫长轴; D.冠状位脂肪抑制T$_2$WI; E.DWI图像显示子宫颈前后唇占位性病变呈高信号

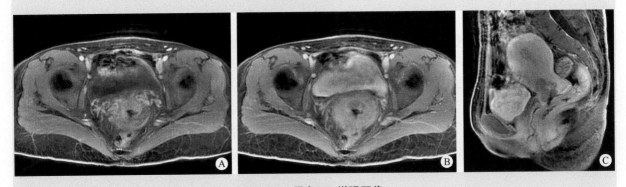

**图5-7-8 子宫MR增强图像**

A.动脉期增强图像可见子宫颈不均匀强化; B.延迟期图像可见子宫颈占位性病变强化程度减低; C.矢状位延迟期图像可见子宫肌层明显强化,结合带强化程度低

**问题：子宫内膜病变与子宫颈病变的 MR 定位是否一样？**

## （一）适应证

1.子宫及附件占位性病变。

2.子宫及附件病变的定位及定性诊断。

3.子宫及子宫颈恶性肿瘤术前分期、术后随访。

## （二）扫描前准备

1.检查前应尽量排气排便，减少肠道内气体和内容物对图像质量的影响。

2. 如不需观察膀胱病变则不需要憋尿，避免膀胱蠕动伪影；但建议适度充盈膀胱，更有利于观察子宫与膀胱壁的关系及膀胱壁的受侵情况。

3. 带有金属节育环的患者取环3日后进行磁共振检查，避免因取环引起的子宫内膜损伤所导致的异常信号影响诊断。

### （三）摆位

摆位及线圈中心同膀胱检查。

### （四）扫描技术

#### 1. 扫描平面

（1）横轴位定位　在子宫MRI扫描前先行大范围的全盆腔扫描，以评估盆腔的整体情况，明确病变位置。在冠状面和矢状面定位像上定位，扫描基线垂直于人体的正中冠状面，在矢状面上确定扫描范围，上缘包括子宫底，下缘包括阴道下段。添加上下饱和带，减小血管搏动伪影。频率编码方向为前后方向，相位编码方向为左右方向。

（2）子宫矢状位定位　在横轴面和冠状面定位像上定位。在横轴面图像上扫描基线沿着子宫底与子宫颈连线调整角度，平行于子宫全长；在冠状面图像上平行于人体中线。扫描范围包括子宫、附件及病变组织。添加上下饱和带，减小血管搏动伪影。频率编码方向为前后方向，相位编码方向为上下方向。

（3）子宫冠状位定位　在横轴面和矢状面定位像上定位。在矢状面图像上找到显示子宫全长最好的层面，如需了解子宫颈病变，扫描基线平行于子宫颈长轴（图5-7-9A）；如需了解子宫内膜病变，定位线平行于子宫内膜长轴；在横轴面上找到显示子宫最大的层面，定位线平行于当前子宫内膜长轴。扫描范围包括整个子宫及两侧附件，需包全病变组织。添加上下饱和带，减少血管搏动伪影。频率编码方向为上下方向，相位编码方向为左右方向。

（4）子宫横轴位定位　在冠状面和矢状面定位像上定位。在矢状面图像上找到显示子宫最好的层面，如需了解子宫颈病变，扫描基线垂直于子宫颈长轴（图5-7-9B）；如需了解子宫内膜病变，定位线垂直于子宫内膜长轴。在冠状面图像上调整角度两侧对称扫描。扫描范围上至子宫上缘下至耻骨联合，如观察转移性病变需加大扫描范围，包括整个盆腔。添加上下饱和带，减小血管搏动伪影。频率编码方向为前后方向，相位编码方向为左右方向。

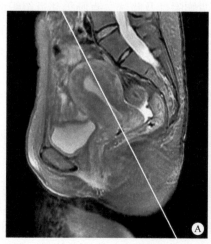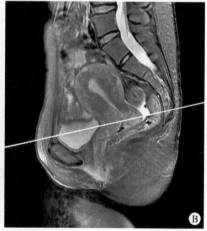

**图5-7-9　子宫颈磁共振定位**

A. 子宫颈冠状位定位图；B. 子宫颈横轴位定位图

#### 2. 扫描序列

（1）横轴位快速自旋回波T_2WI序列。

（2）子宫矢状位快速自旋回波脂肪抑制T<sub>2</sub>WI序列。

（3）子宫冠状位快速自旋回波脂肪抑制T<sub>2</sub>WI序列。

（4）子宫横轴位扫描序列 包括快速自旋回波脂肪抑制$T_2$WI序列、快速自旋回波$T_1$WI序列、平面回波DWI序列。

（5）增强序列 选择梯度回波脂肪抑制三维容积$T_1$WI序列。

**3. 增强扫描**

（1）对比剂剂量和注射速度 用高压注射器或手推静脉团注钆类（Gd-DTPA）对比剂，用量0.2ml/kg（或0.1mmol/kg），注射速度2～3 ml/s，后以同样的速度注射等量生理盐水。

（2）采用梯度回波三维容积$T_1$WI序列进行动态增强扫描。先扫描蒙片，然后注射对比剂，注射开始后30s进行图像的采集，连续进行4～6期的扫描。

（3）对于子宫颈及其他病变的增强检查可行横轴位多期动态增强扫描，对于子宫体病变，建议矢状位增强扫描。

**4. 推荐子宫及附件MR扫描序列及参数** 见表5-7-3。

表5-7-3 子宫及附件MR扫描序列及参数（3.0T）

| 脉冲序列 | 成像平面 | TR/TE（ms） | 层厚（mm） | 层间隔（mm） | 回波链长度（ETL） | 平均采集次数（NEX） | 矩阵 | 有无脂肪抑制 |
|---|---|---|---|---|---|---|---|---|
| FSE-T<sub>2</sub>WI | 矢状位、冠状位、横轴位 | ＞3000/80～130 | 3～5 | 0.5～1.0 | 10～20 | 2～4 | ≥320×224 | 有 |
| FSE-T<sub>2</sub>WI | 横轴位 | ＞3000/100～130 | 4～6 | 0.5～1.0 | 10～20 | 2～4 | ≥320×224 | 无 |
| FSE-T<sub>1</sub>WI | 横轴位 | 300～600/Minfull | 3～5 | 0.5～1.0 | 2～4 | 2～4 | ≥320×224 | 有 |
| DWI | 横轴位 | 3000～6000/Minimum | 3～5 | 0.5～1.0 | — | 2～4 | ≥160×120 | 有 |
| VIBE-T<sub>1</sub>WI+C | 横轴位 | 最短/最短 | 2～4 | 0 | — | 1 | ≥256×256 | 有 |

## （五）图像质量要求及正常子宫MRI图像

**1. 图像质量要求**

（1）无明显运动、设备或体外金属等原因产生的图像伪影。

（2）图像SNR、CNR合适，能清晰显示子宫、两侧附件及膀胱、直肠等邻近组织的细微结构。

（3）子宫及附件MR标准图像必须要序列完整，且包含医嘱必查扫描序列。矢状位可清晰显示子宫体及子宫颈结构，是子宫磁共振检查最重要的扫描方位。女性盆腔建议先扫描矢状位，再扫描横轴位和冠状位，有利于更准确的病变定位扫描。

（4）对于子宫内膜癌的分期定性，DWI序列有较高的准确性，同时结合ADC值的测量鉴别病变的良恶性。

（5）如需观察子宫病变，需根据子宫不同的位置形态及病变位置的不同选择合理的定位扫描。

**2. 正常子宫MRI图像**

（1）平扫标准图像 $T_1$WI图像上子宫体、子宫颈和阴道呈均匀低信号。

（2）$T_2$WI图像上子宫体、子宫颈和阴道呈分层表现 子宫体中心的子宫内膜呈高信号，中间的结合带为低信号，外周的子宫肌层呈中等信号；子宫颈自内向外分为四层，即高信号的子宫颈管内黏液、中等信号的黏膜层、低信号的纤维基质和中等信号的肌层；阴道内带呈高信号，阴道外带呈低信号。DWI图像上子宫体和子宫颈呈均匀的略高信号。绝经期前正常卵巢在$T_1$WI图像上呈稍低信号或等信号，$T_2$WI图像上卵巢实质呈等信号，其内卵泡结构呈高信号。绝经后子宫、阴道的分层现象及卵巢的结构多难以识别；正常输卵管在MR图像上均难以识别。

## （六）注意事项

**1. 尽量减少呼吸运动伪影** 因子宫位于小骨盆中央，受呼吸运动影响较小，在磁共振检查过程中可叮嘱患者做平静有规律的呼吸。如患者自由呼吸配合不理想，可在下腹部用海绵垫压迫或束带缠绕以减轻呼吸运动伪影；或添加饱和带，使腹部组织饱和来减少呼吸运动伪影。

**2. 尽量减少磁敏感伪影** 因子宫前面紧邻膀胱，后面紧贴直肠，组织间的磁化率差异较大，容易产生磁敏感伪影。在磁共振检查前应尽量排气排便，减少肠道内气体和内容物对图像质量的影响；在检查前排空尿液可避免膀胱蠕动伪影，但建议适度充盈膀胱，有利于观察子宫与膀胱壁的关系及膀胱壁的受侵情况。

**3. 减少化学位移伪影** 采用平面回波采集的DWI序列，其化学位移伪影容易出现在相位编码方向，可以通过改变频率编码方向来改变伪影产生的方向，使伪影产生在不影响诊断的方向上（图5-7-10）。

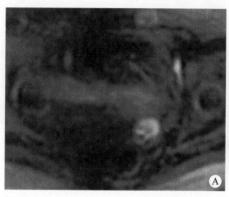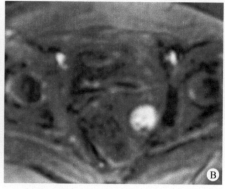

**图5-7-10 化学位移伪影**

A. 化学位移伪影出现在相位编码方向即前后方向上，对子宫病变造成了干扰；B. 改变频率编码方向后改变了伪影产生的方向，病变显示清晰

# 四、直肠磁共振检查

### 案例 5-13

患者，男，老年，大便带血半年余，一直以为痔疮发作。现便秘严重，便血增多。直肠指检发现肿瘤。MRI检查发现低位直肠癌：矢状位 $T_2WI$ 压脂序列可见低位直肠后壁明显增厚（箭头），轴位 $T_2WI$ 序列可见直肠侧壁及后壁增厚，病变达浆膜层，但周围脂肪未见侵犯，此序列亦可见肿块向肠腔内突出。增强后 $T_1WI$ 压脂序列可见病变明显强化，延迟后仍见明显强化，DWI序列可见病灶明显弥散受限（图5-7-11）。

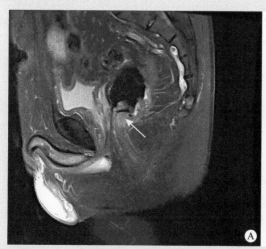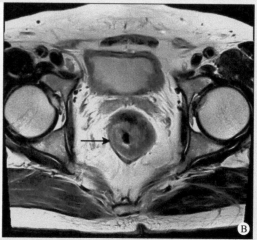

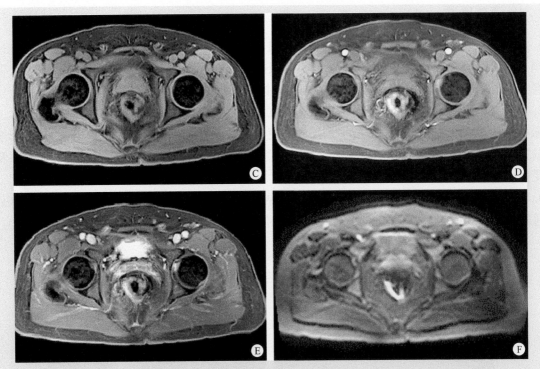

**图5-7-11 直肠癌MRI表现**

A. 矢状位T₂WI压脂序列；B. 轴位T₂WI序列；C. T₁WI压脂序列；D. 动脉期；E. 静脉期；F. DWI序列

问题：1. 直肠癌做 MR 的主要目的是什么？
　　　2. 直肠癌 MR 检查的序列是什么？
　　　3. 直肠癌 MR 序列的定位方式是什么？

### （一）适应证

直肠占位性病变，如直肠癌诊断、分期、设定治疗方案、疗效评估等。

### （二）扫描前准备

直肠癌MR应尽可能与直肠腔内超声、肠镜检查间隔时间进行，防止肠管激惹。常规受检者可不做肠道准备。检查前4~6h禁食水，空腹扫描，避免增强扫描时出现胃肠道反应。扫描前排尿、排便。对于女性患者扫描前应确认患者已摘除宫内节育器。检查前肌内注射山莨菪碱/东莨菪碱20mg，抑制胃肠道、膀胱等脏器生理性蠕动造成的运动伪影（注射前需确认患者无禁忌证）。对行增强扫描的受检者，检查前准备好静脉通道，并嘱咐受检者练习呼气末憋气。

### （三）摆位

受检者取仰卧位，身体长轴与床面长轴一致，头先进或足先进，双手置于身体两侧，双手不交叉，由于盆腔位置相对较低，即使冠状位或者矢状位扫描，一般也不会造成卷褶伪影，所以不需要双臂上举过头。让受检者处于舒适的体位。

采用腹部相控阵表面线圈置于盆腔位置，为减弱呼吸运动伪影，建议制作弹力腹带，紧贴受检者身体用弹力腹带束缚盆腔的呼吸运动。

定位中心点体表标志为双侧髂前上棘连线中心与耻骨联合连线的中点。

### （四）扫描技术

**1. 扫描方位**

（1）矢状位 采用三方位定位，在冠状位定位图像上设置定位线，在矢状位定位图像上调整定位框上下位置。扫描视野下缘包括臀部最下缘，上缘包括$L_4$～$L_5$椎间隙。调整定位框前后位置，使器官结构居中（图5-7-12）。

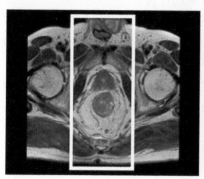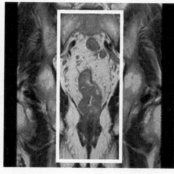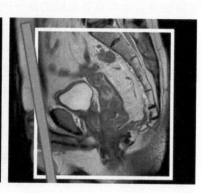

**图5-7-12 直肠MR矢状位扫描**

（2）冠状位 采用三方位定位，在矢状位定位上扫描范围覆盖全直肠，上下中心点为骶骨末端或直肠上段或髋臼顶中心。在冠状位上调整定位框，使其位于人体结构中心。尤其注意包全病变（图5-7-13）。

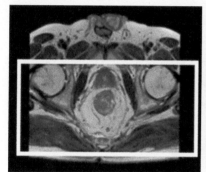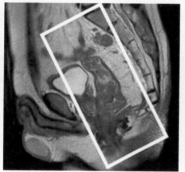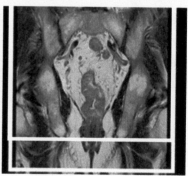

**图5-7-13 直肠斜冠状位扫描**

（3）横轴位 采用三方位定位，在矢状位上设置定位线。上缘在$L_5$～$S_1$椎间隙水平，下缘包括肛门。在轴位定位图像上调整定位框，使其位于人体结构中心。斜轴位，在矢状位上定位。找到肿瘤所在区域，以病变区域直肠长轴为轴，垂直扫描切线位。在轴位定位图像上调整定位框，使其位于人体结构中心。斜轴位定位画线是以肿瘤（病灶）为主，不是以直肠为主（注意）。低位直肠癌需要加扫平行与肛管斜轴（冠）状位（图5-7-14）。

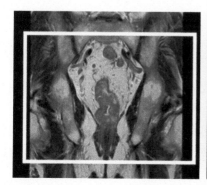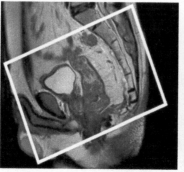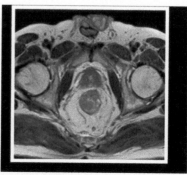

**图5-7-14 直肠轴位扫描**

**2. 扫描序列**

（1）$T_2$加权序列 $T_2WI$是直肠癌MRI最重要的成像序列，应包含轴位、斜轴位、矢状位和冠状位四个方向扫描。很多脉冲序列都可以获得$T_2WI$，如快速自旋回波（FSE）、SSFSE等，但是满足直肠癌检查需求的扫描序列是FSE。FSE序列$T_2WI$可反映病变内部丰富的组织成分差异，从而清晰显示直肠肠壁各层结构，是直肠$T_2WI$的首选序列。FSE序列直肠$T_2WI$扫描，不建议使用脂肪抑制技术，抑脂图像将使得直肠与直肠系膜的良好的组织对比消失，不利于病变分期的评价。

（2）冠状位呼吸触发快速自旋回波$T_2WI$脂肪抑制序列、屏气平衡式自由稳态进动（FIESTA）序列。

（3）平扫$T_1WI$对于直肠癌整体的诊断与分期评估意义有限，扫描序列推荐三维扰相GRE $T_1WI$序列（3D-VIBE/3D-LAVA/3D-THRIVE）。

（4）附加序列高$b$值直肠DWI图像可以很好地显示病变，在对比显示能力方面高于常规MRI序列，DWI可以突出显示病灶，具有较高的对比SNR，对于直肠DWI，不需要屏气下进行，推荐应用$b=1000s/mm^2$或以上的直肠DWI。

**3. 对比剂选择及应用**　见对比剂使用章节。

**4. 推荐直肠MR扫描序列及参数**　见表5-7-4。

表5-7-4　直肠MR扫描序列及参数

| 脉冲序列 | 成像平面 | TR/TE（ms） | 翻转角（FA） | 层厚（mm） | 层间隔（mm） | FOV（mm） | 矩阵 | 回波链长度（ETL） | 平均采集次数（NEX） | 有无脂肪抑制 |
|---|---|---|---|---|---|---|---|---|---|---|
| FSE-$T_2WI$ | 轴位 | 3000～6000/100～120 | 90° | 3 | 0.3 | 200～260 | ≥320×224 | 8～32 | 2～4 | 无 |
| FSE-$T_2WI$ | 矢状位 | 3000～6000/100～120 | 90° | 4 | 0.5 | 200～260 | ≥320×288 | 16～32 | 2～4 | 无 |
| FSE-$T_2WI$ | 斜冠状位 | 3000～6000/100～120 | 90° | 3 | 0.3 | 200～260 | ≥256×256 | 16～32 | 2～4 | 无 |
| FLASH-$T_1WI$ | 轴位 | 最短/最短 | 90° | 3 | −1.5 | 300～360 | ≥320×224 | — | 1～2 | 有 |
| FLASH-$T_1WI$+C | 矢状位 | 最短/最短 | 90° | 3 | −1.5 | 300～360 | ≥320×224 | | 1 | 有 |
| | 冠状位 | 最短/最短 | 90° | 3 | −1.5 | 300～360 | ≥320×224 | | 1 | 有 |
| DWI | 轴位 | >4500/<75 | 90° | 4 | 1～2 | 300～360 | ≥256×256 | | 1 | 有 |

## （五）图像质量要求

1. 扫描范围符合影像学诊断需求。

2. 无明显呼吸、运动、设备或体外金属等原因产生的图像伪影。

3. 图像SNR、CNR合适，直肠、周围脂肪肝内胆管、血管影等显示清晰、对比分明。

4. 根据就诊病史和检查目的，有针对性地进行扫描。

5. 直肠MRI标准图像必须要序列完整，且包含医嘱必查扫描序列，无相关伪影。磁共振DWI、高分辨力$T_2WI$对直肠癌的分期与定性有重要意义。

6. 增强后必须要包含三个方位。

## （六）注意事项

1. 在直肠扫描定位时，特别是扫描横轴位时，为了避免容积效应的产生，扫描层面需与病变轴线垂直。

2. 扫描序列应包括盆腔大范围扫描及直肠局部高分辨力扫描图。直肠局部平扫$T_2$加权成像序列为必选项。$T_2$原则为小FOV，薄层，高分辨力扫描，层厚：小于或等于3mm，层间隔0～0.3mm，FOV 180～250mm，分辨力根据机型调整，一般建议扫描矩阵256～320。

3. 在设备条件允许的情况下，首先动态灌注增强扫描，或者至少三期扫描。

4. 显示盆腔各脏器结构，清晰显示直肠壁各层结构及与周围组织的比邻关系扫描时FOV不宜过小，超过解剖25%，使用部分相位编码FOV缩短扫描时间，添加上下饱和带消除血管搏动伪影。

5. 无卷积伪影，无明显呼吸运动伪影、磁敏感伪影及并行采集伪影。

# 五、盆底肌肉磁共振检查

## （一）适应证

主要应用于女性盆底功能障碍性疾病。女性盆底功能障碍性疾病是由于盆底支撑韧带、肌肉、筋膜损伤导致盆腔器官功能紊乱的一系列疾病，主要包括盆腔器官脱垂（pelvic organ prolapse，POP）、压力性尿失禁及其他功能障碍，如性功能障碍、排粪障碍或失禁等。盆腔器官脱垂是指盆腔内器官由于缺乏有效的支撑而导致的非正常性下降，包括膀胱脱垂、子宫或阴道脱垂、直肠膨出（前后方向）或套叠（向下）、小肠脱垂、腹膜脱垂等，通常和盆底薄弱或盆底松弛共存。

## （二）扫描前准备

**1. 常规准备工作** 有大小便失禁者或需行排粪造影者，需事先备好成人纸尿片或纸尿裤。检查前，患者需禁食4h以上，无须口服对比剂。

**2. 膀胱适度充盈** 推荐在检查前2h排空膀胱，之后憋尿使膀胱适度充盈，其间可适量饮水约800ml。

**3. 阴道准备** 阴道内充盈对比剂不作为常规推荐。有研究指出，阴道内灌注适量（20ml）超声耦合凝胶可更好地显示阴道和子宫颈；但阴道内灌注对比剂，不仅增加操作的烦琐性，患者接受度不高，也会人为导致阴道壁变形，多数单位并不主张使用。因此，不作为常规推荐。

**4. 直肠准备** 磁共振检查前需常规排空大便，自行排便困难者需行清洁灌肠，推荐灌注适量对比剂以充盈直肠。直肠内对比剂有利于更好地显示后腔情况，可更清晰地观察肛管直肠交界部、直肠膨出和直肠套叠。如临床目的主要为评估排粪功能或行排粪造影，则直肠内充盈对比剂为必不可少的操作。

**5. 检查前训练** 磁共振检查前应充分地与患者交流，简要介绍检查的方法和流程，以取得其配合。患者动作配合非常重要，需在检查前进行充分训练，包括对患者进行瓦尔萨尔瓦动作及缩肛动作、排粪动作的训练。瓦尔萨尔瓦动作具体方法为深吸气后，在屏气状态下腹壁用力做呼气动作以增大腹压。最大腹压相可让患者想象在便秘时能忍受的最大排便用力。缩肛相为加大腹压时患者为避免大小便排出时采用的缩紧肛门的用力状态，需持续数秒时间以便图像采集完成，直至发出"放松"的指令。排粪动作的具体方法为深吸气-向下用力增大腹压-缩肛，当发出"排便"指令时，患者向下用力将直肠内凝胶排出。每次各动作完成后回到放松与自由呼吸状态。

## （三）摆位

摆位同直肠检查。将腹部相控阵线圈置于盆腔位置。矢状位定位光标正对患者身体中线，轴位定位中心对准耻骨联合与脐连线中点。

## （四）扫描技术

**1. 扫描方位**

（1）矢状位 采用三方位定位，以横轴位及冠状位做定位参考像。使用标准矢状位（图5-7-15）。

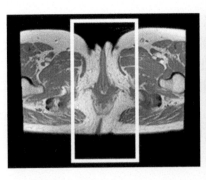
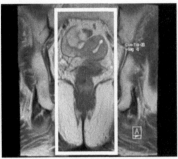
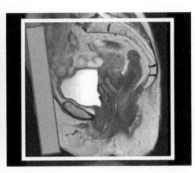

图5-7-15　盆底肌肉矢状位扫描

（2）斜冠状位　采用三方位定位。在横轴位及矢状位上扫描范围前包至耻骨联合，后包至骶尾骨，左右包全双侧股骨头。扫描角度可垂直于耻骨联合下缘-骶尾关节连线（图5-7-16）。

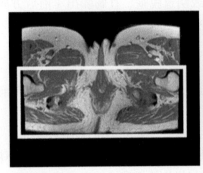
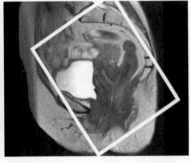
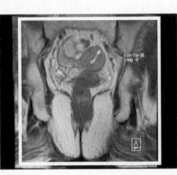

图5-7-16　盆底肌肉斜冠状位扫描

（3）斜轴位　采用三方位定位。图像以轴位、冠状位为主，肿瘤性病变、特殊脏器难以确定具体解剖位置时，要加做斜冠状位及矢状位，可提高判断的准确度。鉴别良性和恶性病变时必须做动态增强扫描；必要时可选择3D模式，更有利于小病灶的诊断（图5-7-17）。

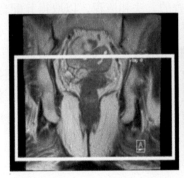
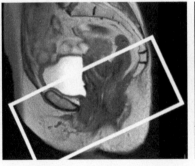
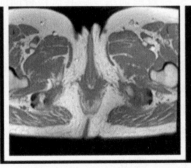

图5-7-17　盆底肌肉斜轴位扫描

**2. 扫描序列**

（1）静息态成像　①推荐采用高分辨力快速自旋回波序列$T_2WI$，需在轴位、冠状位和矢状位3个方位分别进行成像，层厚3～4 mm，通常不加脂肪抑制，扫描期间患者保持浅小平静呼吸。检查目的为观察盆腔器官静息状态下的结构、形态、位置，了解盆底肌肉、韧带的厚度及完整性，以及有无异常信号。②$T_1WI$为可选序列，一般进行轴位扫描，可加脂肪抑制，其主要作用在于检出盆腔内可能存在的其他病变，对于盆底功能的评估并无额外价值。

（2）动态成像　推荐采用快速$T_2WI$电影扫描。一般采用正中矢状位单层或同时多层（一般为连续3层）稳态序列电影模式，层厚8mm，帧率2～3帧/秒，单次动态电影扫描时间不超过20s以便于患者屏气配合，必要时也可根据情况（如盆腔内器官排列紊乱）加扫斜矢状位、冠状位、轴位等方位。

常规需包括瓦尔萨尔瓦动作下最大腹压相（一般2次，必要时需增加重复次数），动态成像中要清晰显示腹壁运动（收紧和放松）。评估盆底松弛度和器官脱垂程度。

（3）附加序列 如需评价后腔，则应包括缩肛相和排粪相。如行排粪造影，排粪动作放在最后一个循环进行，若不能一次性排出者可再次重复缩肛-排便动作，直至排空。有时，POP仅在排粪相显示其脱垂的最大程度，此外，排空相有利于确定有无直肠套叠。对于确因功能障碍而排空困难者，建议多次重复后终止，总时间以2～3min为宜。

**3. 推荐盆底肌肉MR扫描序列及参数** 见表5-7-5。

**表5-7-5 盆底肌肉MR扫描序列及参数**

| 脉冲序列 | 成像平面 | TR/TE（ms） | 翻转角（FA） | 层厚（mm） | 层间隔（mm） | FOV（mm） | 矩阵 | 回波链长度（ETL） | 平均采集次数（NEX） | 脂肪抑制 |
|---|---|---|---|---|---|---|---|---|---|---|
| FSE-T$_2$WI | 矢状位 | 3000～6000/90～120 | — | 4 | 0.4 | 250～280 | ≥320×224 | 8～32 | 2 | 无 |
| FSE-T$_2$WI | 斜冠状位 | 3000～6000/90～120 | — | 4 | 0.4 | 250～280 | ≥320×224 | 8～32 | 2 | 无 |
|  | 斜轴位 | 3000～6000/90～120 | — | 4 | 0.4 | 250～280 | ≥320×224 | 8～32 | 2 | 无 |
| FLASH-T$_1$WI | 轴位 | 100～300/2～5 | 75° | 5～8 | 1～2 | 280～300 | ≥320×224 | — | 1～2 | 无 |
| Trufisp（HASTE） | 斜冠状位 | 3～10/<5 | 40°～80° | 5 | 0 | 280～300 | ≥256×224 | 8～32 | 1 | 无 |
|  | 斜轴位 | 3～10/<5 | 40°～80° | 5 | 0 | 280～300 | ≥256×224 | 8～32 | 1 | 无 |
|  | 矢状位 | 3～10/<5 | 40°～80° | 5 | 0 | 280～300 | ≥256×224 | 8～32 | 1 | 无 |

### （五）图像质量要求

1. 扫描范围符合影像学诊断需求。

2. 无明显呼吸、运动、设备或体外金属等原因产生的图像伪影。

3. 图像SNR、CNR合适，冠状位、矢状位、横轴位三维平面大视野显示盆腔内各脏器和盆底肌肉的解剖，清晰直观地判断肌肉损伤、出血、萎缩。

4. 根据就诊病史和检查目的，有针对性地进行扫描。

5. 盆底肌肉MR标准图像必须要序列完整，且包含医嘱必查扫描序列，无相关伪影。

6. 盆底肌肉MR可以将动态图像与静息图像进行对比，结合电影序列，可无创、实时、准确地评估盆底3个腔室的形态学表现及其功能状况。

### （六）注意事项

1. 检查前训练 因检查中需患者配合进行动作，因此检查前需给予详细指导，训练患者做收缩（提肛）和排便动作。

2. 无卷积伪影，无明显呼吸运动伪影、磁敏感伪影及并行采集伪影。

## 六、相关疾病的磁共振检查策略

### （一）直肠癌

直肠癌MRI检查主要是对癌症进行分期，指导临床后续治疗。因此，直肠磁共振检查多采用高分辨力扫描，而且冠状位、矢状位及轴位都要做不压脂T$_2$WI序列。高分辨力扫描推荐层厚3mm，0间距，采集体素0.6～0.75。另外直肠癌扫描轴位定位要垂直于病变，这样才能尽最大能力去除容积效应的干扰（图5-7-18）。

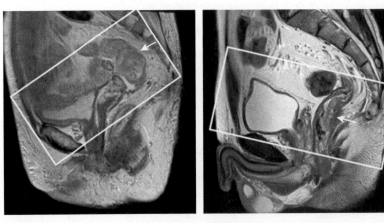

图5-7-18　直肠轴位定位

## （二）子宫病变

磁共振定位方式在男性盆腔和女性盆腔中不完全一致。子宫轴位定位线多垂直于子宫的长轴（图5-7-19），冠状位定位线平行于子宫的长轴（图5-7-20）。同理，子宫颈的扫描，定位线要垂直或者平行于子宫颈（图5-7-21）。而且女性盆腔的矢状位尤其重要，特别是不压脂矢状位。

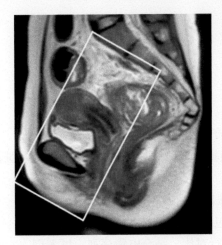 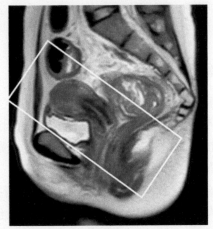

图5-7-19　子宫轴位定位　　　　　　　　图5-7-20　子宫冠状位定位

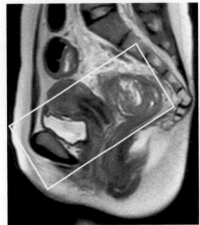 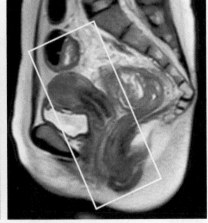

图5-7-21　子宫颈轴位及冠状位定位

### （三）前列腺病变

上文提到了男性盆腔和女性盆腔定位方式不同。男性盆腔主要是前列腺扫描。前列腺的轴位定位线多垂直于前列腺（图5-7-22），冠状位多平行于前列腺长轴（图5-7-23）。前列腺扫描原则上为小FOV、高分辨力扫描。二维序列层厚3.0mm，层间隔0.3～0.5mm（前列腺二维扫描推荐无间隔扫描，三维容积扫描序列层厚2～3mm，无间隔扫描。根据需要可以加扫灌注和波谱扫描。

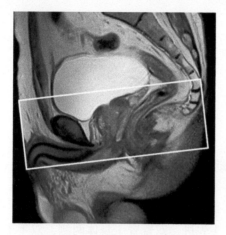 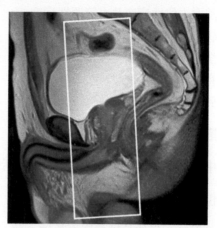

图5-7-22　前列腺轴位定位　　　　　图5-7-23　前列腺冠状位定位

# 第8节　脊柱磁共振检查技术

## 一、颈椎磁共振检查

**案例 5-14**

患者，男，老年，上下肢无力多年，走路不稳，双下肢踩棉花感觉，查体双侧下肢肌力 7 级，肌肉萎缩。MRI 发现颈椎间盘突出并脊髓变性：矢状位 $T_2WI$、$T_2WI$ 压脂序列及轴位 $T_2WI$ 序列可见 $C_3 \sim C_4$、$C_4 \sim C_5$、$C_5 \sim C_6$ 椎间盘向后突出，脊髓明显受压，脊髓内可见斑片状高信号影（箭头）（图 5-8-1）。

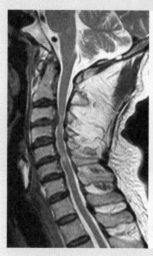 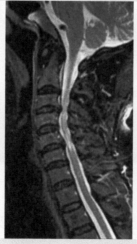 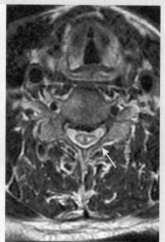

图5-8-1　颈椎间盘突出并脊髓变性MRI表现

问题：1. 颈椎 MR 和 CT 检查各有什么优势？

2. 颈椎 MR 常规需要扫描哪些序列？

3. 颈椎椎间盘在 MR 是什么信号？

## （一）适应证

1. 椎管内髓内占位性病变及血管源性病变。

2. 椎间盘病变。

3. 椎体外伤骨折、肿瘤、炎症等。

4. 颈椎及脊髓先天性病变。

5. 颈椎术后复查。

## （二）扫描前准备

头颈部居中，左右对称，嘱患者避免做吞咽活动，检查过程中保持头颈静止。

## （三）摆位

受检者取仰卧位，身体长轴与床面长轴一致，头先进，双臂置于身体两侧，双手不交叉。让受检者处于舒适的体位。采用头颈联合线圈或一体化线圈，线圈应覆盖扫描部位。矢状位定位光标正对患者身体中线，轴位定位中心正对下颌角水平。

成像范围：颅底斜坡至$T_2$水平。

## （四）扫描技术

### 1. 扫描方位

（1）矢状位定位　采用三方位定位。扫描的范围上缘达垂体窝，下缘至$T_2$椎体水平。在轴位图和冠状位图上中心线位于脊髓中央。在椎体前缘增加饱和带，减少呼吸及吞咽伪影（图5-8-2）。

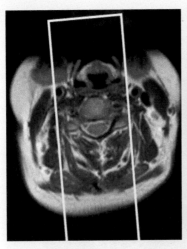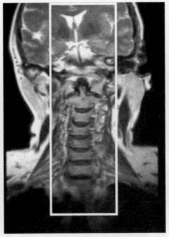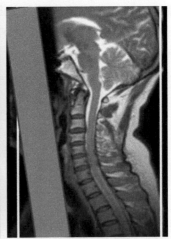

图5-8-2　颈椎矢状位定位像

（2）颈椎轴位定位　主要有两种情况，一种是大范围椎体及脊髓病变，需要大范围扫描，扫描区域超过病变（图5-8-3）；另一种是按照椎间盘扫描，扫描线在矢状位及冠状位图像平行于椎间盘，前缘放置饱和带，以减少呼吸及吞咽伪影（图5-8-4）。

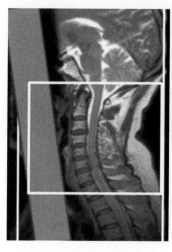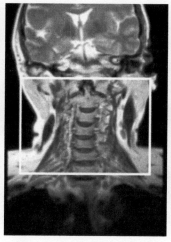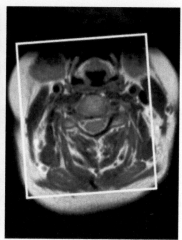

图5-8-3 颈椎轴位定位像（一）

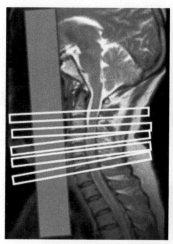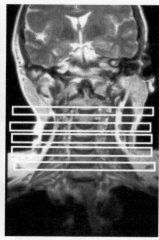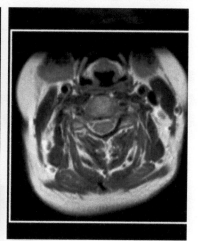

图5-8-4 颈椎轴位定位像（二）

**2. 扫描序列**

（1）矢状位 $T_2WI$ 序列、$T_1WI$ 序列，$T_2WI$ 脂肪抑制序列；轴位 $T_2WI$ 序列。

（2）MR 增强序列采用 $T_1WI$ 脂肪抑制的三个方位扫描序列，如 FS-$T_1WI$ 和 DIXON-$T_1WI$。避免使用反转恢复的压脂，如 STIR-$T_1WI$。

（3）附加序列 ①如果怀疑有寰枢椎骨折脱位、椎旁病变或者脊柱侧弯时，平扫加扫冠状位 $T_2WI$ 及 $T_1WI$；②如果怀疑脊髓肿瘤或者脊髓梗死时，可以加扫 DWI 序列；③如果怀疑周围神经问题，加扫臂丛神经扫描；④如果怀疑平山病，需要加扫过屈位 $T_2WI$ 序列。

3. 对比剂选择及应用 见对比剂使用章节。

4. 推荐颈椎 MR 扫描序列及参数 见表5-8-1。

表5-8-1 颈椎MR扫描序列及参数

| 脉冲序列 | 成像平面 | TR/TE（ms） | 翻转角（FA） | 层厚（mm） | 层间隔（mm） | FOV（mm） | 矩阵 | 回波链长度（ETL） | 平均采集次数（NEX） | 有无脂肪抑制 |
|---|---|---|---|---|---|---|---|---|---|---|
| $T_2WI$ | 矢状位 | 2000～4000/80～120 | 90° | 3.0 | 1～2 | 230～260 | ≥320×224 | 8～32 | 1～2 | 无 |
| $T_1WI$ | 矢状位 | 100～400/10～20 | 75° | 3.0 | 1～2 | 230～260 | ≥320×224 | — | 1～2 | 无 |
| FS-$T_1WI$ | 矢状位 | 2000～4000/80～120 | 90° | 3.0 | 1～2 | 230～260 | ≥320×224 | 8～32 | 1～2 | 有 |
| $T_2WI$ | 轴位 | 2000～4000/80～120 | 90° | 2.5～3.0 | −1.0～0.5 | 160～200 | ≥256×224 | — | 1 | 无 |
| DIXON-$T_1WI$+C | 冠矢轴位 | 4～10/1～5 | 15° | 2.0 | 0 | 350～400 | ≥320×224 | — | 1 | 有 |

## （五）图像质量要求

1. 扫描范围符合影像学诊断需求。

2. 无明显呼吸、运动、设备或体外金属等原因产生的图像伪影。

3. 图像 SNR、CNR 合适，颈椎椎体、脊髓、椎间盘及周围软组织等显示清晰、对比分明。

4. 根据就诊病史和检查目的，有针对性地进行扫描。

## （六）注意事项

1. 定位时扫描大范围，包全颈椎及垂体。

2. 注意相位编码方向，颈椎矢状位尽量采用头足方向，以减少脑脊液波动伪影。

3. 颈椎压脂序列多采用mDIXON序列，此序列对运动比较敏感，效果较差时，采用STIR（反转恢复序列）。

4. 轴位扫描时包全病变，多个病变时可以采用多个扫描块。

# 二、胸椎磁共振检查

 **案例 5-15**

患者，男，中年，肝癌病史。胸背部疼痛1月余，逐渐加重，并自觉双下肢无力，查体腰以下感觉敏感度下降。MR检查发现胸椎转移瘤：矢状位胸椎 $T_2WI$ 序列可见 $T_8$ 椎体高低信号改变，椎体后方可见软组织信号影，邻近脊髓明显受压。轴位 $T_2WI$ 序列可见左侧附件区亦见肿瘤破坏（图 5-8-5）。

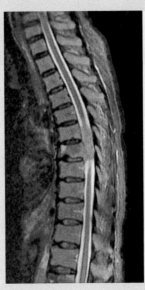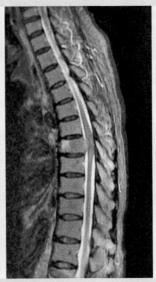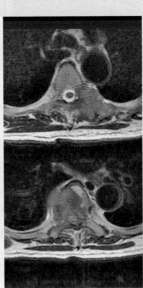

**图5-8-5** 胸椎转移瘤MRI表现

问题：1. 胸椎 MRI 与 CT 相比，优势是什么？

2. 胸椎 MRI 检查常规扫描哪些序列？

3. 胸椎增强扫描需要扫描哪些方位？

## （一）适应证

1. 椎管内髓内占位性病变及血管源性病变。

2. 椎间盘病变。

3. 椎体外伤骨折、肿瘤、炎症等。

4. 胸椎及脊髓先天性病变。

5. 胸椎术后复查。

### （二）扫描前准备

胸部正中矢状位居中，左右对称，嘱患者避免深呼吸，检查过程中保持体部静止。

### （三）摆位

摆位同颈椎检查。采用脊柱一体化线圈，线圈应覆盖扫描部位。

体位：仰卧位、头先进。定位中心对准线圈中心及颈静脉切迹与剑突连线中点。

成像范围：$C_7 \sim L_1$ 水平。

### （四）扫描技术

#### 1. 扫描方位

（1）矢状位定位　采用三方位定位，在轴位及矢状位上将中心线置于脊髓中央。矢状位上缘包 $C_7$，下缘包 $L_1$，在矢状位上调正位置。前缘加饱和带，以减少血管搏动及肠管蠕动伪影（图5-8-6）。

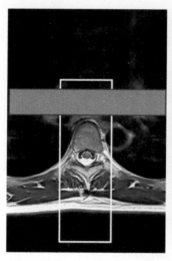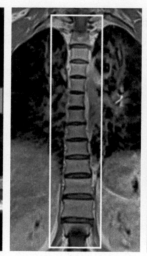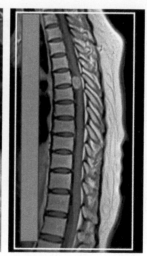

**图5-8-6　胸椎矢状位MR定位像**

（2）轴位定位　采用三方位定位，在矢状位及冠状位上将中心线垂直于脊髓。必要时增大层间距及层厚包含全部胸椎椎体。前缘加饱和带，以减少血管搏动及肠管蠕动伪影。轴位定位像调正位置（图5-8-7）。

#### 2. 扫描序列

（1）矢状位 $T_2WI$、$T_1WI$、$T_2WI$脂肪抑制序列；轴位 $T_2WI$ 序列。

（2）MR增强序列采用$T_1WI$脂肪抑制的三个方位扫描序列，如FS-$T_1WI$和DIXON-$T_1WI$。避免使用反转恢复的压脂序列，如STIR-$T_1WI$。

（3）附加序列　①脊柱侧弯畸形或者脊椎占位加扫冠状位$T_2WI$或$T_1WI$；②如果怀疑脊髓肿瘤或者脊髓梗死时，可以加扫DWI序列。

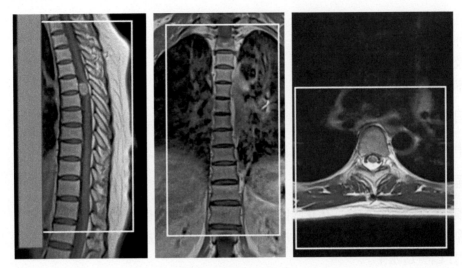

**图5-8-7 胸椎轴位扫描**

**3.对比剂种类及应用** 见对比剂使用章节。

**4.推荐胸椎MR扫描序列及参数** 见表5-8-2。

**表5-8-2 胸椎MR扫描序列及参数**

| 脉冲序列 | 成像平面 | TR/TE（ms） | 翻转角（FA） | 层厚（mm） | 层间隔（mm） | FOV（mm） | 矩阵 | 回波链长度（ETL） | 平均采集次数（NEX） | 有无脂肪抑制 |
|---|---|---|---|---|---|---|---|---|---|---|
| T₂WI | 矢状位 | 2000～4000/80～120 | 90° | 3.0 | 1～2 | 300～380 | ≥320×224 | 8～32 | 1～2 | 无 |
| T₁WI | 矢状位 | 100～400/10～20 | 75° | 3.0 | 1～2 | 300～380 | ≥384×256 | — | 1～2 | 无 |
| FS-T₂WI | 矢状位 | 2000～4000/80～120 | 90° | 3.0 | 1～2 | 300～380 | ≥384×256 | 8～32 | 1～2 | 有 |
| T₂WI | 轴位 | 2000～4000/80～120 | 90° | 2.5～3.0 | -1.0～0.5 | 200～240 | ≥384×256 | — | 1 | 无 |
| DIXON-T₁WI+C | 冠矢轴位 | 4～10/1～5 | 15° | 2.0 | 0 | 300～380 | ≥384×256 | — | 1 | 有 |

### （五）图像质量要求

1.扫描范围符合影像学诊断需求。

2.无明显呼吸、运动、设备或体外金属等原因产生的图像伪影。

3.显示全部胸椎椎体、椎间盘、附件及椎旁软组织，两侧对称显示。

4.椎体前方设置预饱和带以减少心脏大血管搏动伪影，心血管搏动伪影、脑脊液流动伪影不影响诊断。

### （六）注意事项

1.定位时扫描大范围，包括全部胸椎。

2.注意相位编码方向，胸椎矢状位尽量采用头-脚方向，以减少脑脊液波动伪影。

3.胸椎压脂序列多采用mDIXON序列，此序列对运动比较敏感，效果较差时，采用STIR（反转恢复序列）。

4.轴位扫描时包全病变，多个病变时可以采用多个扫描块。

# 三、腰椎磁共振检查

**案例** 5-16

　　患者，男，30岁，突发右侧腿疼，查体直腿抬高试验阳性。MRI示腰椎间盘突出：矢状位 $T_2WI$、$T_2WI$ 压脂序列及 $T_2WI$ 轴位序列均见 $L_5\sim S_1$ 椎间盘向右后方明显突出，邻近神经根及硬膜囊明显受压（图 5-8-8）。

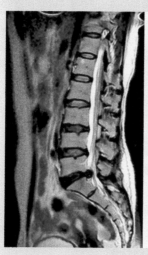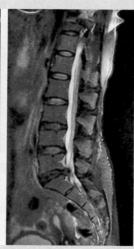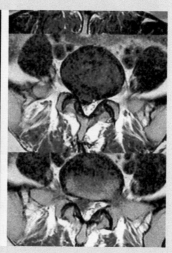

**图5-8-8** 腰椎间盘脱出MRI表现

问题：1. 腰椎 MRI 的优势是什么？
　　　2. 腰椎 MRI 检查常规扫描哪些序列？
　　　3. 腰椎间盘膨出、脱出、突出有什么不同？

## （一）适应证

1. 椎管内髓内占位性病变及血管源性病变。
2. 椎间盘病变。
3. 椎体外伤骨折、肿瘤、炎症等。
4. 腰椎及脊髓先天性病变。
5. 腰椎术后复查。

## （二）扫描前准备

腰部正中矢状位居中，左右对称，嘱患者避免深呼吸，检查过程中保持体部静止。

## （三）摆位

摆位同胸椎检查。采用脊柱线圈，线圈应覆盖扫描部位。
体位：仰卧位、头先进。定位中心对准线圈中心及脐上3cm。
成像范围：第12胸椎至骶椎水平。

## （四）扫描技术

### 1. 扫描方位

（1）矢状位定位　采用三方位定位，在冠状位定位图上将中心线置于脊髓中央，轴位定位图上将定位线与棘突重合。矢状位上缘包第12胸椎，下缘包骶椎，在矢状位上调正位置。前缘加饱和带，以减少血管搏动及肠管蠕动伪影（图5-8-9）。

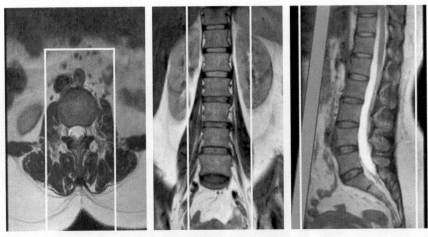

图5-8-9　腰椎矢状位MR定位像

（2）轴位定位　主要有两种情况，一种是大范围椎体及脊髓病变，需要大范围扫描，扫描区域超过病变（图5-8-10）；另一种是按照椎间盘扫描，扫描线在矢状位及冠状位图像平行于椎间盘（图5-8-11）。轴位定位像调正位置。前缘加饱和带，以减少血管搏动及肠管蠕动伪影。

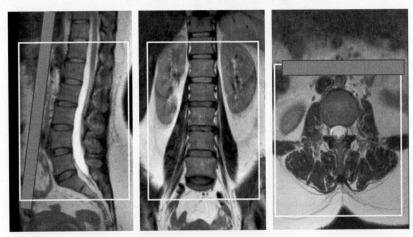

图5-8-10　腰椎轴位MR定位像

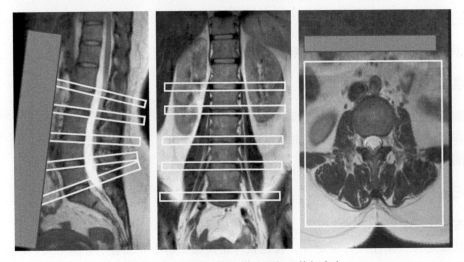

图5-8-11　腰椎轴位扫描（平行于椎间盘）

**2. 扫描序列**

（1）矢状位T$_2$WI、T$_1$WI、T$_2$WI脂肪抑制序列；轴位T$_2$WI序列。

（2）MR增强序列采用T$_1$WI脂肪抑制的三个方位扫描序列，如FS-T$_1$WI和DIXON-T$_1$WI。不要用反转恢复的压脂序列，如STIR-T$_1$WI。至少有一个序列增强前后成像参数完全一致。

（3）附加序列 ①脊柱侧弯畸形或椎体肿瘤加扫冠状位T$_2$WI或T$_1$WI；②如果怀疑脊髓肿瘤或者脊髓梗死时，可以加扫DWI序列；③如果怀疑神经问题，加扫腰骶丛神经扫描；④怀疑脑脊液漏时，可以加扫MRM（脊髓水成像）。

**3. 对比剂种类及应用** 见对比剂使用章节。

**4. 推荐腰椎MR扫描序列及参数** 见表5-8-3。

表5-8-3 腰椎MR扫描序列及参数

| 脉冲序列 | 成像平面 | TR/TE（ms） | 翻转角（FA） | 层厚（mm） | 层间隔（mm） | FOV（mm） | 矩阵 | 回波链长度（ETL） | 平均采集次数（NEX） | 有无脂肪抑制 |
|---|---|---|---|---|---|---|---|---|---|---|
| T$_2$WI | 矢状位 | 2000～4000/80～120 | 90° | 3.0 | 1～2 | 300～350 | ≥380×256 | 8～32 | 1～2 | 无 |
| T$_1$WI | 矢状位 | 100～400/10～20 | 75° | 3.0 | 1～2 | 300～350 | ≥380×256 | — | 1～2 | 无 |
| FS-T$_2$WI | 矢状位 | 2000～4000/80～120 | 90° | 3.0 | 1～2 | 300～350 | ≥380×256 | 8～32 | 1～2 | 有 |
| T$_2$WI | 横轴位 | 2000～4000/80～120 | 90° | 2.5～3.0 | –1.0～0.5 | 200～230 | ≥256×224 | — | 1 | 无 |
| DIXON-T$_1$WI+C | 冠矢轴位 | 4～10/1～5 | 15° | 2.0 | 0 | 300～350 | ≥380×256 | — | 1 | 有 |

## （五）图像质量要求

1. 扫描范围符合影像学诊断需求。

2. 无明显呼吸、运动、设备或体外金属等原因产生的图像伪影。

3. 显示全部腰椎椎体、椎间盘、附件及椎旁软组织，两侧对称显示。

4. 椎体前方设置预饱和带以减少胃肠蠕动及血管搏动伪影。

## （六）注意事项

1. FOV尽量大一些，包全扫描部位。

2. 注意相位编码方向，腰椎矢状位尽量采用头足方向，以减少脑脊液波动伪影。

3. 腰椎压脂序列多采用mDIXON序列，此序列对运动比较敏感，效果较差时，采用STIR（反转恢复序列）。

4. 轴位扫描时包全病变，多个病变时可以采用多个扫描块。

5. 如发现T$_1$高信号时（一般为畸胎瘤或脂性终丝），需要加扫T$_1$WI脂肪抑制序列。

# 四、骶尾椎磁共振检查

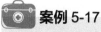 **案例5-17**

患者，男，成年，腰背部疼痛1周，行腰骶椎MRI检查，发现骶管囊肿：矢状位T$_2$WI压脂序列可见骶管内一高信号影，边界清晰（箭头）。上缘与正常脑脊液不相通。矢状位T$_1$WI增强序列示病变无明显强化（图5-8-12）。

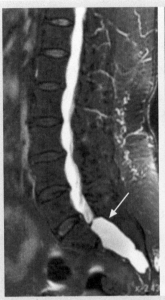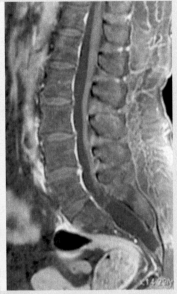

**图5-8-12** 骶管囊肿MRI表现

**问题：** 1. 骶管囊肿与骶管囊样扩张有什么区别？

2. 骶椎MRI检查扫描序列包含哪些？

3. 骶尾椎轴位怎么定位？

## （一）适应证

1. 椎管内占位性病变及血管源性病变。

2. 椎体外伤骨折、肿瘤、炎症等。

3. 骶尾椎及脊髓先天性病变。

4. 骶尾椎术后复查。

## （二）扫描前准备

骶尾部正中矢状位居中，左右对称，叮嘱患者避免深呼吸，检查过程中保持体部静止。

## （三）摆位

受检者取仰卧位，头先进。定位中心对准髂前上棘连线中点或线圈中心。成像范围：第3腰椎至全部骶尾椎。

## （四）扫描技术

### 1. 扫描方位

（1）矢状位 采用三方位定位，在轴位及矢状位定位上将中心线置于脊髓中央。矢状位上缘包第3腰椎，下缘包全尾椎，在矢状位上调正位置。前缘加饱和带，以减少血管搏动及肠管蠕动伪影（图5-8-13）。

（2）冠状位 采用三方位定位，在矢状位及轴位定位上将中心线位于脊髓或椎体后缘，上缘包第3腰椎，下缘包全尾椎。前缘加饱和带，以减少血管搏动及肠管蠕动伪影。冠状位定位像调正位置（图5-8-14）。

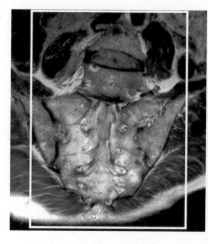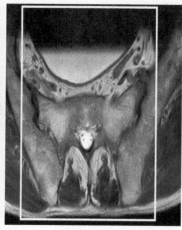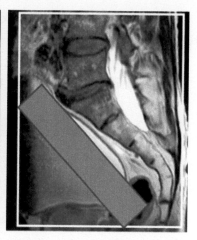

**图5-8-13　骶椎矢状位MR定位像**

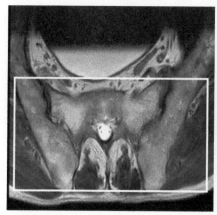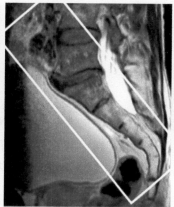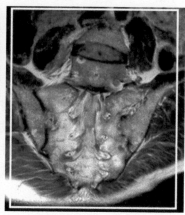

**图5-8-14　骶尾椎冠状位MR定位像**

（3）轴位　采用三方位定位，在矢状位及冠状位定位上将中心线位于病变中心，上下缘包全病变。必要时增大层间距及层厚包含全部椎体。前缘加饱和带，以减少血管搏动及肠管蠕动伪影。轴位定位像调正位置（图5-8-15）。

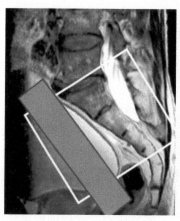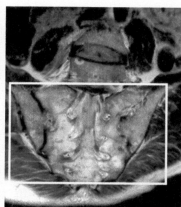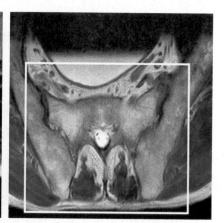

**图5-8-15　骶尾椎轴位MR定位像**

**2. 扫描序列**

（1）矢状位$T_2WI$、$T_1WI$、$T_2WI$脂肪抑制序列；轴位$T_2WI$序列。

（2）MR增强序列采用$T_1WI$脂肪抑制的三个方位扫描序列，如FS-$T_1WI$和DIXON-$T_1WI$。避免使用反转恢复的压脂序列，如STIR-$T_1WI$。至少有一个序列增强前后成像参数完全一致。

（3）附加序列 ①脊柱畸形或者病变较大时加扫冠状位$T_2WI$或$T_1WI$；②如果怀疑脊髓肿瘤或者脊髓梗死时，可以加扫DWI序列；③如果怀疑神经问题，加扫腰骶丛神经扫描。

**3. 对比剂种类及应用** 见对比剂使用章节。

**4. 推荐骶尾椎MR扫描序列及参数** 见表5-8-4。

表5-8-4 骶尾椎MR扫描序列及参数

| 脉冲序列 | 成像平面 | TR/TE（ms） | 翻转角（FA） | 层厚（mm） | 层间隔（mm） | FOV（mm） | 矩阵 | 回波链长度（ETL） | 平均采集次数（NEX） | 有无脂肪抑制 |
|---|---|---|---|---|---|---|---|---|---|---|
| $T_2WI$ | 矢状位 | 2000～4000/80～120 | — | 3.0 | 1～2 | 220～260 | ≥288×224 | 8～32 | 1～2 | 无 |
| $T_1WI$ | 矢状位 | 100～400/10～20 | 90° | 3.0 | 1～2 | 220～260 | ≥288×224 | — | 1～2 | 无 |
| FS-$T_2WI$ | 矢状位 | 2000～4000/80～120 | 90° | 3.0 | 1～2 | 220～260 | ≥288×224 | 8～32 | 1～2 | 有 |
| $T_2WI$ | 轴位 | 2000～4000/80～120 | 90° | 2.5～3.0 | −1.0～0.5 | 220～260 | ≥288×224 | — | 1 | 无 |
| DIXON-$T_1WI$+C | 冠矢轴位 | 4～10/1～5 | 15° | 2.0 | 0 | 350～400 | ≥380×256 | — | 1 | 有 |

## （五）图像质量要求

1. 扫描范围符合影像学诊断需求。

2. 无明显呼吸、运动、设备或体外金属等原因产生的图像伪影。

3. 显示全部骶尾椎椎体、附件及椎旁软组织，两侧对称显示。

4. 椎体前方设置预饱和带以减少血管搏动伪影、胃肠蠕动伪影。

## （六）注意事项

1. 矢状位FOV尽量大一些，包全扫描部位。

2. 骶尾椎压脂序列多采用mDIXON序列，此序列对运动比较敏感，效果较差时，采用STIR（反转恢复序列）。

3. 轴位扫描时包全病变。

4. 如发现$T_1$高信号时（一般为畸胎瘤），需要加扫$T_1WI$脂肪抑制序列。

# 五、相关疾病磁共振检查策略

## （一）平山病

平山病又称为青少年上肢远端肌萎缩症，是由日本学者平山惠造首次报道的良性自限性疾病。主要表现为不对称的上肢远端肌力减弱和肌肉萎缩。目前认为此病主要是颈椎反弓并压迫脊髓，造成脊髓前角运动神经元缺血损伤导致的。目前，磁共振是诊断此病的主要手段，但是此病在扫描时需要采用颈椎过屈位以观察脊髓的受压情况，一般最佳显示角度为35°。颈椎过屈位扫描一般体位有两种方法，一种是垫高颈椎，线圈不动或者加盖体部线圈（图5-8-16）。第二种是垫高线圈（图5-8-17）。

平山病的MRI表现主要是脊髓萎缩变细，脊髓内可见$T_2WI$高信号，部分病例增强扫描可见强化。脊髓背侧硬膜外间隙增宽，也称为膜壁分离，即后方硬脑膜与后方骨膜之间出现分离，代之以静脉丛扩张。下图为一平山病磁共振图像。正常$T_2WI$序列未见明显异常改变。过屈位$T_2WI$和$T_1WI$序列可见脊髓变细，脊髓前角受压，脊髓后方可见膜壁分离，$T_2WI$可见血管流空（图5-8-18）。

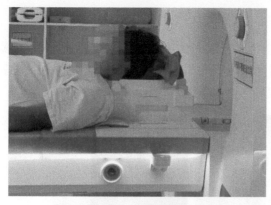

图5-8-16 平山病检查摆位

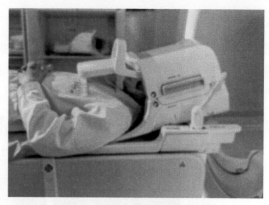

图5-8-17 平山病检查线圈放置

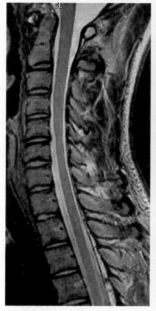
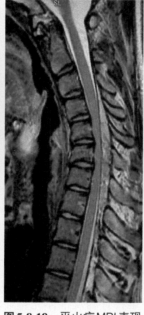
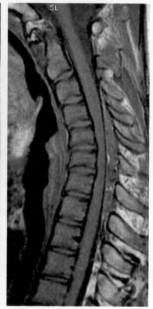

图5-8-18 平山病MRI表现

## （二）颅底凹陷征

此病主要是枕骨大孔周围的颅底骨凹陷，枢椎齿状突升高进入颅底，压迫脊髓产生症状。影像学诊断标准为齿状突超过钱氏线（硬腭后缘至枕骨大孔后上缘的连线，下图白线）以上3mm。因此怀疑此病时，颈椎矢状位前方不要加饱和带，防止前方组织被饱和（图5-8-19）。

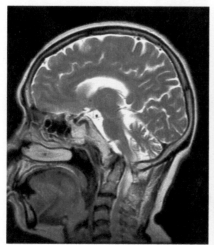
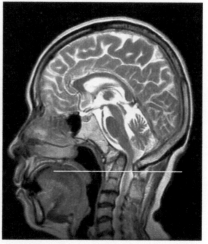

图5-8-19 颅底凹陷测量方式

## （三）多发椎体及脊髓病变

当怀疑多发椎体及脊髓病变时，可采用脊柱拼接技术，以完整显示全脊柱及脊髓。下图为多发黄韧带肥厚及颈椎椎间盘突出，矢状位$T_2WI$脂肪抑制序列及全脊柱$T_2WI$拼接序列可见脊髓后方多个低信号黄韧带增厚，邻近脊髓受压，部分脊髓内可见高信号水肿（图5-8-20）。

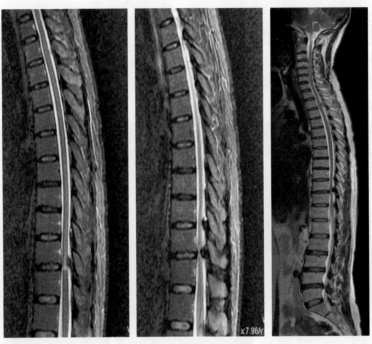

**图5-8-20 全脊柱成像**

## （四）脊柱侧弯

脊柱侧弯时，矢状位扫描有时候很难将脊髓及椎体完整显示，此时需要加扫冠状位，能够更加直观地显示椎体及脊髓的形态及病变（图5-8-21）。也可以采用各向同性3D_$T_2WI$序列扫描，采集完数据后采用曲面重建，更加直观地显示脊髓（图5-8-22）。

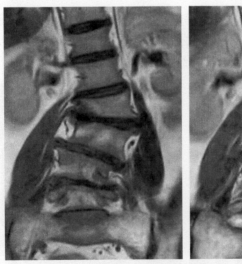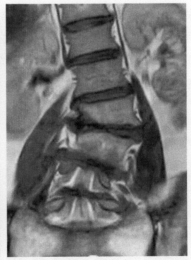

**图5-8-21 脊柱侧弯冠状位扫描**

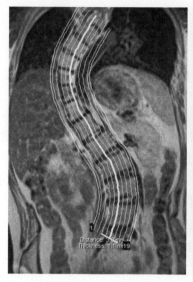
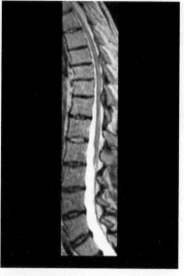

图5-8-22 脊柱侧弯曲面重建

# 第9节 四肢关节磁共振检查技术

## 一、肩关节磁共振检查

**案例 5-18**

患者，男，23岁，骑车摔伤，肩部接触地面。发现右侧上肢抬起困难，查体：右上肢外展受限。MRI检查诊断为肩袖损伤（冈上肌部分撕裂）：PDWI矢状位及$T_2$WI冠状位压脂可见冈上肌内条片状高信号水肿带（箭头），肌腱内部分不连续，冈上肌肱骨附着处可见骨质水肿及囊变（图5-9-1）。

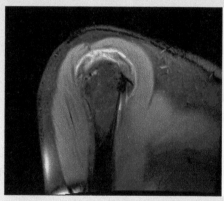
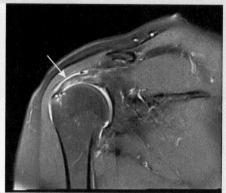

图5-9-1 肩关节肩袖损伤

问题：1. 肩关节MRI检查有什么优势？

2. 肩关节MRI需要扫描哪些序列？

3. 肩关节MRI检查斜冠状位定位线是哪个解剖结构？

（一）适应证

1. 肩关节骨质外伤、炎症、结核、退行性病变。

2. 肩关节周围肌肉炎症、创伤及肿瘤。

3. 肩关节软骨、肌腱、滑膜、韧带病变及治疗观察和随访。

4.不明原因的肩关节疼痛不适。

## （二）扫描前准备

无MRI禁忌证。查看申请单，询问病史，明确检查目的。线圈采用专用线圈或柔性线圈。

## （三）摆位

受检者取仰卧位，头先进，患侧尽量靠近主磁场中心。患侧肩部放松，自然放置于身侧；中立位（大拇指朝上）或外旋位（即掌心向上，推荐），尽量避免内旋位（掌心向下），身体长轴与床体长轴保持一致，线圈中心置于肱骨头（或关节盂）位置。患侧的手臂用软垫适当抬高与肩持平，可提高舒适性；健侧使用软垫适当抬高使患侧肩关节紧贴线圈；双侧手臂应使用软垫隔开，不能与磁体孔壁和身体接触；患侧应与胸廓保持一定的距离，可有效减轻胸廓运动伪影的影响。在患侧掌心、患侧胸廓和肘部使用沙袋适度压迫，可有效减轻运动伪影。受检者保持舒适放松的状态是完成整个检查的关键。

定位中心：肱骨头。

## （四）扫描技术

### 1.扫描方位

（1）轴位 采用三方位定位，在矢状位及冠状位定位图上，扫描基线倾斜角度与肱骨长轴垂直，上缘起于肩峰，下缘位于肱骨颈静脉下缘，外缘包括肩部软组织。可在肺野一侧添加饱和带，以抑制血管搏动伪影及呼吸运动伪影（图5-9-2）。

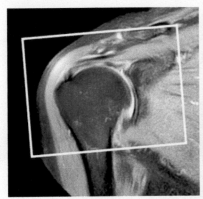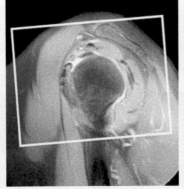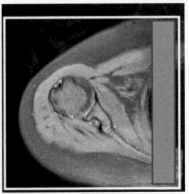

**图5-9-2** 肩关节MR轴位定位像

（2）冠状位 采用三方位定位，在轴位定位图上找到冈上肌腱，定位线平行于冈上肌腱走行方向，包全肩关节及部分软组织；矢状位定位图上，扫描基线倾斜角度与肱骨长轴平行。饱和带使用方法和作用同前（图5-9-3）。

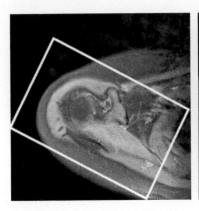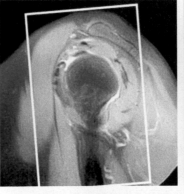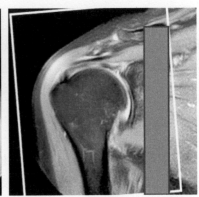

**图5-9-3** 肩关节冠状位定位像

（3）矢状位　采用三方位定位，在轴位定位图上定位线垂直于冈上肌腱走行方向，包全肩关节及周围部分软组织；矢状位和冠状位定位图上，扫描基线倾斜角度与肱骨长轴平行。饱和带使用方法和作用同前（图5-9-4）。

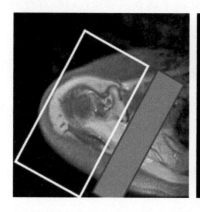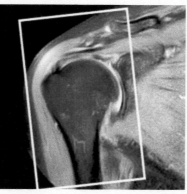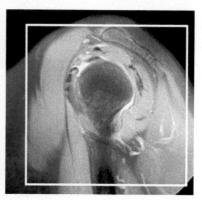

图5-9-4　肩关节矢状位定位像

**2. 扫描序列**

（1）$T_1WI$冠状位序列有利于显示肩袖病变关节盂唇病变（上方盂唇和下方盂唇）的诊断，显示骨质及周围软组织占位性病变，结合$T_2WI$及PDWI序列鉴定病变性质。

（2）PDWI冠状位脂肪抑制序列有利于显示肩袖病变关节盂唇病变（上方盂唇和下方盂唇）的诊断，有助于显示肩胛下肌腱及冈下肌腱。显示冈上肌腱，显示关节周围肿块。

（3）$T_2WI$或PDWI矢状位脂肪抑制序列是观察肩峰形态的最佳位置，显示肩袖的完整形态及信号改变。

（4）$T_2WI$横轴位脂肪抑制序列观察盂唇病变（前方盂唇和后方盂唇）的最佳位置，有利于显示冈上肌腱的走行。

**3. 对比剂的种类及应用**　参考对比剂使用章节。

**4. 推荐肩关节MR扫描序列及参数**　见表5-9-1。

表5-9-1　肩关节MR扫描序列及参数

| 脉冲序列 | 成像平面 | TR/TE（ms） | 翻转角（FA） | 层厚（mm） | 层间隔（mm） | FOV（mm） | 矩阵 | 回波链长度（ETL） | 平均采集次数（NEX） | 有无脂肪抑制 |
|---|---|---|---|---|---|---|---|---|---|---|
| FSE-$T_2WI$ | 轴位 | 2000～4000/60～80 | 90° | 3.5 | 0.5 | 180～200 | 428×278 | 14 | 2～4 | 有 |
| PDWI | 矢状位 | 4000～6000/15～25 | 90° | 3.5 | 0.5 | 180～200 | 712×249 | 9 | 2～4 | 有 |
|  | 冠状位 | 4000～6000/15～25 | 90° | 3.5 | 0.5 | 180～200 | 428×278 | 9 | 2～4 | 有 |
| FSE-$T_1WI$ | 冠状位 | 300～550/15～25 | 90° | 3.5 | 0.5 | 180～200 | 716×251 | 8 | 1～2 | 无 |

## （五）图像质量要求

1. 扫描范围符合影像学诊断需求。

2. 无明显呼吸、运动、设备或体外金属等原因产生的图像伪影。

3. 图像SNR、CNR合适，肩关节显示清晰、对比分明。

4. 根据就诊病史和检查目的，有针对性地进行扫描。

5. 肩关节MR标准图像必须要序列完整，且包含医嘱必查扫描序列，无相关伪影。

6. 增强后的扫描必须要包含三个方位。

## （六）注意事项

1. 身体向对侧移动，尽量将被扫描肩关节接近磁场中心。

2. 身体呈斜位，被扫描肩关节贴近床面，而另一侧身体抬高并在其下放置海绵垫，以减轻呼吸运动伪影。

3. 上臂垫高与肩平，手掌向前，外固定，以减少运动伪影。

4. 无卷积伪影，无明显呼吸运动伪影、磁敏感伪影及并行采集伪影。

# 二、肘关节磁共振检查

**案例 5-19**

患者，男，28岁，车祸伤及左侧肘关节，左侧肘关节疼痛。查体：左侧肘关节伸展困难。MR检查发现：冠状位及矢状位PDWI压脂序列可见桡骨小头片状高信号，边界不清（骨挫伤）。尺侧副韧带肱骨附着处可见信号增高（尺侧副韧带损伤）。周围软组织可见片状高信号（软组织损伤）（图5-9-5）。

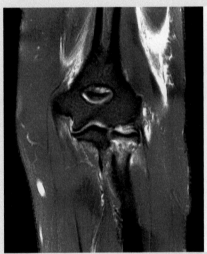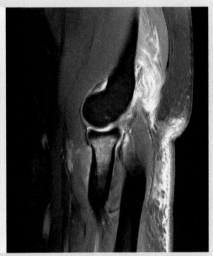

**图5-9-5** 肘关节外伤MRI表现

**问题：** 1. 肘关节 MRI 检查有什么优势？

2. 肘关节 MRI 检查一般扫描哪些序列？

3. 肘关节 MRI 冠状位定位线怎样设置？

## （一）适应证

1. 肘关节骨折及占位性病变。

2. 肘关节周围肌肉及韧带病变，如外上髁炎、内上髁炎、尺侧副韧带损伤、肱二头肌腱止点炎症/损伤/撕裂、肱肌肌腱损伤/撕裂、肱三头肌止点撕裂等。

3. 肘关节炎症，如滑膜炎、化脓性感染、结核等。

## （二）扫描前准备

无MRI禁忌证；查看申请单，询问病史，明确检查目的；线圈采用专用线圈或柔性线圈，专用线圈可以获得更高分辨力和SNR的图像。

（三）摆位

体位：受检者取仰卧位，头先进，线圈包绕患侧肘关节，掌心朝上，手压沙袋或圆形水模，嘱咐受检者浅慢呼吸（防止运动伪影）；患侧尽量靠近主磁场中心。

定位中心：肘关节。

（四）扫描技术

**1. 扫描方位**

（1）轴位　通过三方位定位，在冠状位和矢状位定位图上扫描基线与肘关节关节面平行，在轴位上调正图像（图5-9-6）。

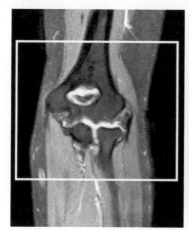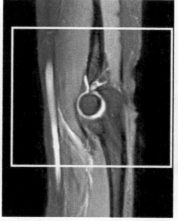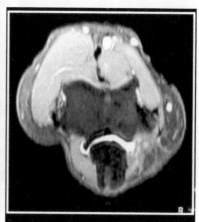

图5-9-6　肘关节轴位定位像

（2）冠状位　通过三方位定位，在轴位定位图上扫描基线平行于肱骨内外髁连线，前后缘尽量包全肘关节软组织；在矢面定位图上扫描基线平行于肱骨长轴连线；在冠状位定位图上调正图像，匀场框的使用和作用同前（图5-9-7）。

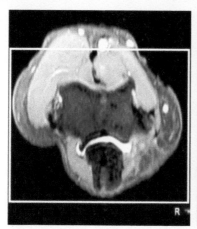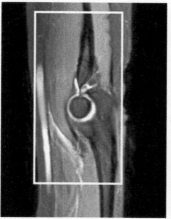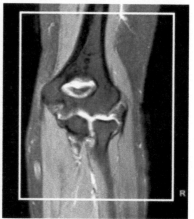

图5-9-7　肘关节冠状位定位像

（3）矢状位　通过三方位定位在轴位定位图上扫描基线垂直于肱骨内外髁连线，左右缘包全肱骨内外髁；在冠状位定位图上，扫描基线平行于尺骨长轴；在矢状位定位图上调正图像（图5-9-8）。

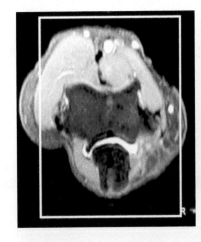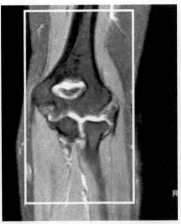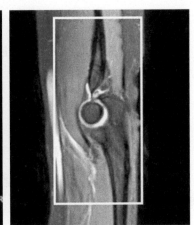

图5-9-8　肘关节矢状位定位像

**2. 扫描序列**

（1）T$_1$WI冠状位序列。

（2）PDWI冠状位脂肪抑制序列。

（3）T$_2$WI或PDWI矢状位脂肪抑制序列。

（4）T$_2$WI轴位脂肪抑制序列。

**3. 对比剂的种类及应用**　参考对比剂使用章节。

**4. 推荐肘关节MR扫描序列及参数**　见表5-9-2。

表5-9-2　肘关节MR扫描序列及参数

| 脉冲序列 | 成像平面 | TR/TE（ms） | 翻转角（FA） | 层厚（mm） | 层间隔（mm） | FOV（mm） | 矩阵 | 回波链长度（ETL） | 平均采集次数（NEX） | 有无脂肪抑制 |
|---|---|---|---|---|---|---|---|---|---|---|
| FSE-T$_2$WI | 轴位 | 3000～5000/60～80 | — | 3.5 | 0.5 | 180～200 | 332×214 | 18 | 2～4 | 有 |
| PDWI | 矢状位 | 3000～6000/15～25 | — | 3.5 | 0.5 | 180～200 | 332×214 | 18 | 2～4 | 有 |
|  | 冠状位 | 3000～6000/15～25 | — | 3.5 | 0.5 | 180～200 | 332×214 | 18 | 2～4 | 有 |
| FSE-T$_1$WI | 冠状位 | 450～550/15～25 | — | 3.5 | 0.5 | 180～200 | 332×214 | 3 | 1～2 | 无 |

## （五）图像质量要求

1. 扫描范围符合影像学诊断需求。

2. 无明显呼吸、运动、设备或体外金属等原因产生的图像伪影。

3. 图像SNR、CNR合适，肘关节显示清晰、对比分明。

4. 根据就诊病史和检查目的，有针对性地进行扫描。

5. 肘关节MR标准图像必须要序列完整，且包含医嘱必查扫描序列，无相关伪影。

6. 增强后的扫描必须要包含三个方位。

## （六）注意事项

身体向对侧移动，尽量将被扫描肘关节接近磁场中心。肘关节磁共振矢状位扫描中，如果相位编码方向选择前后方向，动脉的搏动将造成条弧形的伪影重叠于矢状位图像上，伪影严重时可以影响临床诊断，可将相位编码方向改为上下方向，从而避免动脉搏动的影响，但为了避免出现新的卷褶伪影，改变相位编码方向后通常需要增加相位编码方向上的相位过采集。通过上方压饱和带的方法，也可以减轻动脉的搏动伪影。

# 三、腕关节磁共振检查

**案例 5-20**

　　患者，男，22岁，3年前摔倒，以手支撑地面，手腕部疼痛不适，当时拍片未见异常。近期感觉手腕疼痛加重。MRI 示月骨缺血坏死：$T_1WI$ 可见月骨骨质内呈低信号改变，$T_2WI$ 压脂可见月骨呈高信号改变（图 5-9-9）。

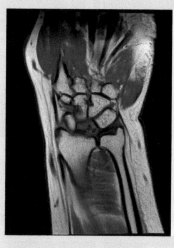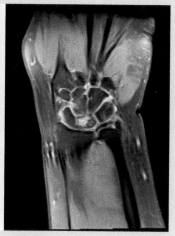

**图 5-9-9　月骨坏死 MRI 表现**

问题：1. 手腕 MRI 检查有什么优势？
　　　2. 手腕 MRI 扫描哪些序列？
　　　3. 正常骨质 $T_2WI$ 脂肪抑制序列是什么信号？病变是什么信号？

## （一）适应证

**1. 外伤**　发现隐匿性骨折，评价关节软骨。

**2. 肿瘤**　评价肿瘤的范围、性质，了解肿瘤血供，以及周围组织器官的受累情况。

**3. 感染**　评价受累关节的骨、软骨及滑膜病变特点，鉴别化脓性感染、结核性关节炎、退行性关节炎及风湿免疫性关节炎等。

## （二）扫描前准备

　　无 MRI 禁忌证。查看申请单，询问病史，明确检查目的。线圈使用专用线圈或柔性线圈。

## （三）摆位

　　受检者取仰卧位，足先进，身体与床体保持一致，患侧置于体旁的一侧，掌心向内，身体尽量向对侧移，使扫描部位尽量靠近主磁场中心，用海绵垫固定，此体位由于偏离磁场中心，SNR 较差。俯卧位，患侧上举置于头上，掌心向下，扫描部位尽量靠近线圈中心，用海绵垫固定，此体位扫描部位靠近磁场中心，SNR 较好，但对于患者不舒适，容易产生伪影。

　　定位中心：桡骨茎突水平。

### （四）扫描技术

**1. 扫描方位**

（1）轴位　采用三方位定位，在冠状位及矢状位定位图像上，扫描基线十字中心放在腕关节中心，纵轴线平行于桡骨长轴，在轴位图像上调正图像，扫描范围包括腕关节及周围软组织。施加饱和带可以去除血管搏动伪影（图5-9-10）。

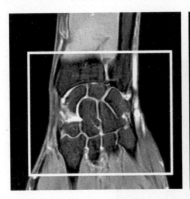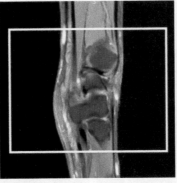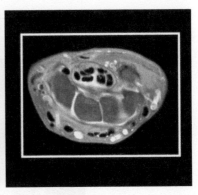

**图5-9-10　腕关节轴位定位像**

（2）冠状位　采用三方位定位，在轴位定位图上扫描基线平行于桡尺骨茎突连线；在矢状位定位图上扫描基线平行桡骨长轴连线，前后包全腕关节及软组织；在冠状位定位图上调正图像（图5-9-11）。

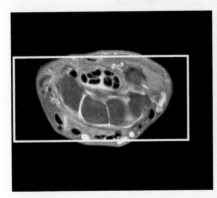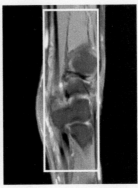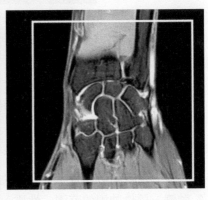

**图5-9-11　腕关节冠状位定位像**

（3）矢状位　采用三方位定位，在轴位定位图上扫描基线垂直于桡尺骨茎突连线；在冠状位定位图上，扫描基线平行于桡骨长轴；在矢状位定位图上调正图像，范围包括腕关节及其软组织（图5-9-12）。

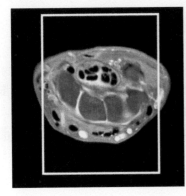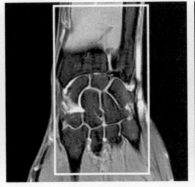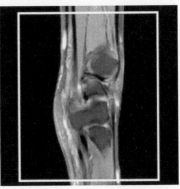

**图5-9-12　腕关节矢状位定位像**

**2. 扫描序列**

（1）T₁WI冠状位。

（2）PDWI冠状位脂肪抑制序列。

（3）T₂WI或PDWI矢状位脂肪抑制序列。

（4）T₂WI轴位脂肪抑制序列。

**3. 对比剂的种类及应用**　参考对比剂使用章节。

**4. 推荐腕关节MR扫描序列及参数**　见表5-9-3。

表5-9-3　腕关节MR扫描序列及参数

| 脉冲序列 | 成像平面 | TR/TE（ms） | 翻转角（FA） | 层厚（mm） | 层间隔（mm） | FOV（mm） | 矩阵 | 回波链长度（ETL） | 平均采集次数（NEX） | 有无脂肪抑制 |
|---|---|---|---|---|---|---|---|---|---|---|
| FSE-T₂WI | 轴位 | 3000～5000/60～80 | 90° | 3 | 0.5 | 180～200 | 332×214 | 18 | 2～4 | 有 |
| PDWI | 矢状位 | 3000～5000/15～25 | 90° | 3 | 0.5 | 180～200 | 332×214 | 18 | 2～4 | 有 |
| | 冠状位 | 3000～5000/15～25 | 90° | 3 | 0.5 | 180～200 | 332×214 | 18 | 2～4 | 有 |
| FSE-T₁WI | 冠状位 | 450～650/15～25 | 90° | 3 | 0.5 | 180～200 | 332×214 | 3 | 1～2 | 无 |

## （五）图像质量要求

1. 扫描范围符合影像学诊断需求。

2. 无明显呼吸、运动、设备或体外金属等原因产生的图像伪影。

3. 图像SNR、CNR合适，腕关节显示清晰、对比分明。

4. 根据就诊病史和检查目的，有针对性地进行扫描。

5. 腕关节MR标准图像必须要序列完整，且包含医嘱必查扫描序列，无相关伪影。

6. 增强后的扫描必须要包含三个方位。

## （六）注意事项

身体向对侧移动，尽量将被扫描腕关节接近磁场中心。腕关节磁共振矢状位扫描中，如果相位编码方向选择前后方向，动脉的搏动将造成条弧形的伪影重叠于矢状位图像上，伪影严重时可以影响临床诊断，可将相位编码方向改为上下方向，从而避免动脉搏动的影响，但为了避免出现新的卷褶伪影，改变相位编码方向后通常需要增加相位编码方向上的相位过采集。通过上方压饱和带的方法，也可以减轻动脉的搏动伪影。

# 四、手部磁共振检查

 **案例5-21**

患者，男，青年，手背部砸伤，X线片示骨质未见异常。MRI发现骨挫伤：掌骨砸伤后，冠状位及轴位T₂WI脂肪抑制序列，可见骨质内斑片状高信号，边界不清（5-9-13）。

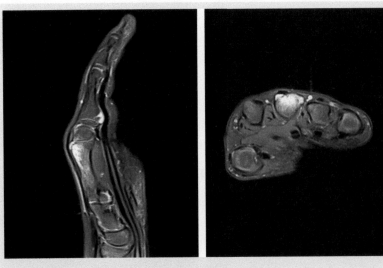

**图5-9-13** 掌骨挫伤MRI表现

问题：1. MRI 与 X 线片比较有什么优势?
　　　2.骨髓水肿在常规 MRI 序列呈什么信号?

## （一）适应证

**1. 外伤**　发现隐匿性骨折，评价关节软骨、肌腱韧带，了解相邻软组织及神经的情况。

**2. 肿瘤**　评价肿瘤的范围、性质，判断良恶性，了解肿瘤血供及周围组织器官的受累情况。

**3. 感染**　评价受累关节的骨、软骨及滑膜病变特点，鉴别化脓性感染、结核性关节炎、退行性关节炎及风湿免疫性关节炎等。

## （二）扫描前准备

无MRI禁忌证；查看申请单，询问病史，明确检查目的；线圈采用专用线圈或柔性线圈。

## （三）摆位

①受检者取仰卧位，足先进，身体与床体保持一致，患侧置于体旁的一侧，掌心向内，身体尽量向对侧移，使扫描部位尽量靠近主磁场中心，固定线圈，此体位易偏离磁场中心。②受检者取俯卧位，患侧上举置于头上，掌心向下，扫描部位尽量靠近线圈中心，固定线圈，此体位扫描部位靠近磁场中心，SNR较好，但对于患者不舒适，容易产生伪影。

定位中心：手掌中心。

## （四）扫描技术

**1. 扫描方位**

（1）轴位　采用三方位定位，在冠状位及矢状位定位图上定位线垂直于手指，在轴位定位图上调正图像，包全周围软组织及病变组织（图5-9-14）。

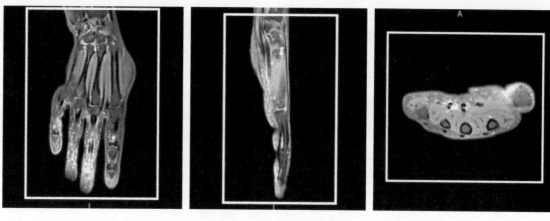

**图5-9-14**　手MR轴位定位像

（2）冠状位　采用三方位定位，在横轴位及矢状位定位图上定位线平行病变掌骨。冠状位定位像调正图像，包全手指关节及其病变（图5-9-15）。

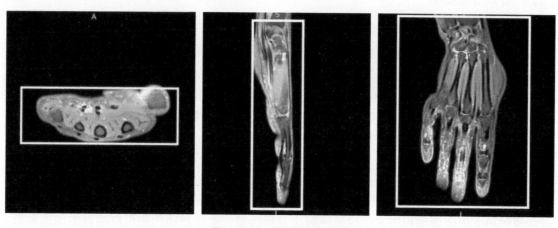

**图5-9-15**　手冠状位定位像

（3）矢状位　采用三方位定位，在轴位及冠状位定位图上，扫描基线平行于病变指骨长轴，注意询问患者哪个手指有病变，矢状位定位时要顺手指方向定位；矢状位定位图调正图像，范围包括指骨及病变组织（图5-9-16）。

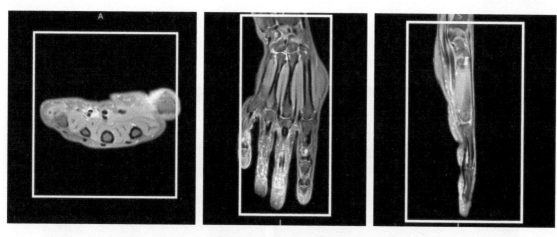

**图5-9-16**　手矢状位定位像

**2. 扫描序列**

（1）T$_1$WI冠状位。

（2）PDWI冠状位脂肪抑制序列。

（3）T$_2$WI或PDWI矢状位脂肪抑制序列。

（4）T$_2$WI轴位脂肪抑制序列。

**3. 对比剂的种类及应用** 参考对比剂使用章节。

**4. 推荐手部MR扫描序列及参数** 见表5-9-4。

表5-9-4 手部MR扫描序列及参数

| 脉冲序列 | 成像平面 | TR/TE（ms） | 翻转角（FA） | 层厚（mm） | 层间隔（mm） | FOV（mm） | 矩阵 | 回波链长度（ETL） | 平均采集次数（NEX） | 脂肪饱和抑制 |
|---|---|---|---|---|---|---|---|---|---|---|
| FSE-T$_2$WI | 轴位 | 3000～5000/60～80 | 90° | 3 | 0.5 | 180～200 | 332×214 | 18 | 2～4 | 有 |
|  | 矢状位 | 3000～5000/60～80 | 90° | 3 | 0.5 | 180～200 | 332×214 | 18 | 2～4 | 有 |
| PDWI | 冠状位 | 3000～6000/15～25 | 90° | 3 | 0.5 | 180～200 | 332×214 | 14 | 2～4 | 有 |
| FSE-T$_1$WI | 冠状位 | 550/15 | 90° | 3 | 0.5 | 180～200 | 332×214 | 3 | 1～2 | 无 |

## （五）图像质量要求

1. 扫描范围符合影像学诊断需求。

2. 无明显呼吸、运动、设备或体外金属等原因产生的图像伪影。

3. 图像SNR、CNR合适，手指关节显示清晰、对比分明。

4. 根据就诊病史和检查目的，有针对性地进行扫描。

5. 手指关节MRI标准图像必须要序列完整，且包含医嘱必查扫描序列，无相关伪影。

6. 增强后的扫描必须要包含三个方位。

## （六）注意事项

身体向对侧移动，尽量将被扫描手指关节接近磁场中心。需要注意卷褶伪影和血管搏动伪影，通过改变相位编码方向或增加相位方向过采样解决卷褶伪影，血管搏动伪影可以通过施加饱和带减轻。扫描后图像能清晰显示手部骨性及其软组织结构；伪影不影响诊断。

# 五、骶髂关节磁共振检查

**案例 5-22**

患者，男，26岁，腰骶部疼痛1月余，晨起时加重，活动后减轻。查体扩胸受限，查血人类白细胞抗原B27（HLA-B27）阳性。MR检查诊断为强直性脊柱炎：右侧骶髂关节轴位和冠状位T$_2$WI及PDWI压脂序列均发现关节面骨质水肿（图5-9-17）。

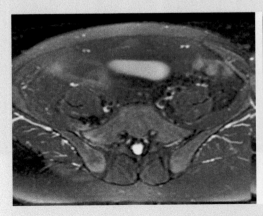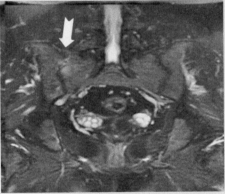

图5-9-17 强直性脊柱炎MRI表现

**问题：** 1.强直性脊柱炎属于什么疾病？骶髂关节为什么早期发病？
2.骶髂关节MRI常规扫描哪些序列？
3.骶髂关节MRI轴位怎么定位？

## （一）适应证

1. **外伤** 骨折、骨髓水肿、肌肉水肿等。
2. **炎症及强直性骨关节炎等。**
3. **占位性病变** 各种良恶性占位性病变的性质、范围等。

## （二）扫描前准备

检查前应去除受检者身上的金属异物；无MRI禁忌证。查看申请单，询问病史，明确检查目的。使用脊柱线圈、腹部线圈。

## （三）摆位

受检者取仰卧位，头先进，双手置于身体两侧或双手置于胸前，双腿平放或放在坡垫上，患者正中矢状位与扫描床纵线重叠，左右对称，以患者舒适为首选；叮嘱患者放松，平静均匀呼吸；在患者腹部放置小沙袋，以减少腹壁运动伪影。

定位中心：髂前上棘连线中点。

## （四）扫描技术

### 1. 扫描方位

（1）轴位 采用三方位定位，在矢状位上定位线垂直于骶椎，在冠状位上平行于两侧骶髂关节连线，在轴位上调正图像；若手置于两侧，应施加过采样，防止发生卷褶伪影；若采用SPIR/SPAIR方式压脂，需要施加局部匀场，匀场范围包括整个扫描范围，尽量少包空气（图5-9-18）。

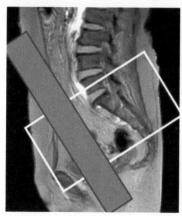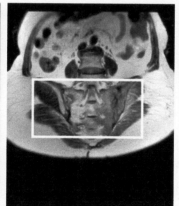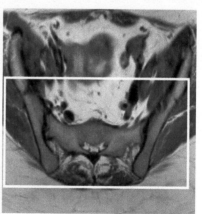

**图5-9-18 骶髂关节MR轴位定位像**

（2）冠状位 在矢状位图像上，定位线平行于骶尾椎，轴位上，定位线平行于两侧骶髂关节面连线，在冠状位上调正位置。匀场同上（图5-9-19）。

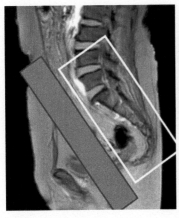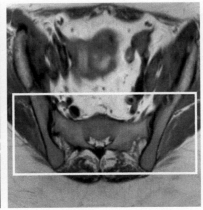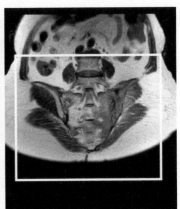

图5-9-19 骶髂关节冠状位定位像

**2. 扫描序列**

（1）T₁WI冠状位。

（2）PDWI冠状位脂肪抑制序列。

（3）T₁WI轴位。

（4）T₂WI轴位脂肪抑制序列。

**3. 对比剂的种类及应用** 参考对比剂使用章节。

**4. 推荐骶髂关节MR扫描序列及参数** 见表5-9-5。

表5-9-5 骶髂关节MR扫描序列及参数

| 脉冲序列 | 成像平面 | TR/TE (ms) | 翻转角 (FA) | 层厚 (mm) | 层间隔 (mm) | FOV (mm) | 矩阵 | 回波链长度(ETL) | 平均采集次数(NEX) | 有无脂肪抑制 |
|---|---|---|---|---|---|---|---|---|---|---|
| FSE-T₂WI | 轴位 | 2000~4000/50~80 | 90° | 4 | 0.5 | 300~350 | 376×383 | 18 | 2~4 | 有 |
| FSE-T₁WI | 轴位 | 300~550/15~25 | 90° | 4 | 0.5 | 300~350 | 404×420 | 3 | 1~2 | 无 |
| | 冠状位 | 300~550/15~25 | 90° | 4 | 0.5 | 300~350 | 404×420 | 3 | 1~2 | 无 |
| PDWI | 冠状位 | 2000~5000/15~25 | 90° | 4 | 0.5 | 300~350 | 376×383 | 18 | 2~4 | 有 |

**（五）图像质量要求**

1. 扫描范围符合影像学诊断需求。

2. 无明显呼吸、运动、设备或体外金属等原因产生的图像伪影。

3. 图像SNR、CNR合适，骶髂关节显示清晰、对比分明。

4. 根据就诊病史和检查目的，有针对性地进行扫描。

5. 骶髂关节MR标准图像必须要序列完整，且包含医嘱必查扫描序列，无相关伪影。

6. 增强后的扫描必须要包含三个方位。

**（六）注意事项**

身体仰卧于床中心使身体接近磁场中心。通过前压饱和带的方法，可减轻腹壁运动伪影。骶髂关节MR扫描以斜冠状位和轴位为主，可以斜矢状位为辅。质子加权成像序列PDWI便于观察骨骼、软骨、滑膜病变，软组织病变主要以FSE序列为主。

# 六、髋关节磁共振检查

**案例 5-23**

患者，男，中年，因脊髓炎应用大量激素治疗，现感觉左侧胯部疼痛，查体骶髂关节分离试验阳性。MRI 检查发现左侧股骨头坏死：$T_2WI$ 脂肪抑制序列可见左侧股骨头承重部位片状高信号，关节腔内可见更亮的液性信号。$T_1WI$ 可见相同部位等低混杂信号，并见双轨征（图 5-9-20）。

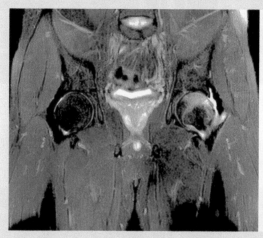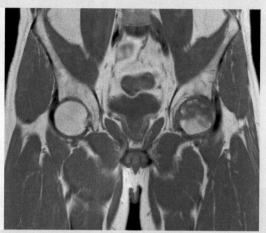

**图 5-9-20　股骨头坏死 MRI 表现**

问题：1. 股骨头坏死的诱因是什么？
　　　2. 髋关节 MRI 常规的扫描序列是什么？
　　　3. 髋关节 MRI 与 CT 比较，优势是什么？

## （一）适应证

**1. 外伤**　骨折、骨髓水肿、肌肉水肿等。
**2. 炎症**　各种化脓性炎症、滑膜炎、结核等。
**3. 占位性病变**　各种良恶性病变的性质、范围等。

## （二）扫描前准备

无 MRI 禁忌证。查看申请单，询问病史，明确检查目的。线圈采用脊柱线圈、腹部线圈。脊柱线圈增加腹部线圈可以获得更高分辨力和 SNR 的图像。

## （三）摆位

受检者取仰卧位，头先进，双手置于身体两侧或双手置于胸前，双腿平放或放在坡垫上，患者正中矢状位与扫描床纵线重叠，左右对称，以患者舒适为首选；叮嘱患者放松，平静均匀呼吸；在患者腹部放置小沙袋，以减少腹壁运动伪影。

定位中心：髂前上棘与耻骨联合连线中点下 2.5cm 水平。

## （四）扫描技术

**1. 扫描方位**

（1）轴位　采用三方位定位，在冠状位定位图上，定位线平行于两侧股骨头中心连线，轴位及矢状位定位像调正位置。若手未置于胸前，施加过采样，防止发生卷褶伪影；若采用 SPIR/SPAIR 方式压脂，需要施加局部匀场，匀场范围包括整个扫描范围，尽量少包空气（图5-9-21）。

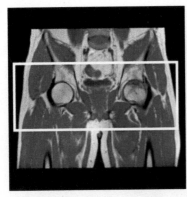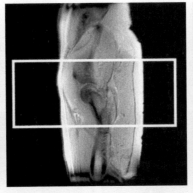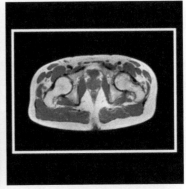

**图5-9-21 髋关节MR轴位定位像**

（2）冠状位 在轴位定位像上，定位线平行于两侧股骨头中心连线。在冠状位图像上调正图像，使得解剖部位位于FOV中心，扫描范围包含双侧股骨头、股骨颈及髋臼（图5-9-22）。

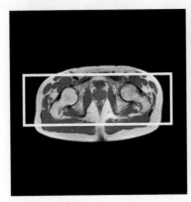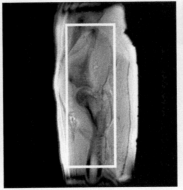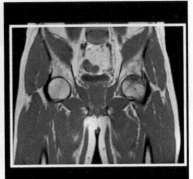

**图5-9-22 髋关节冠状位定位像**

**2. 扫描序列**

（1）T_1WI冠状位序列。

（2）T_2WI冠状位脂肪抑制序列。

（3）T_1WI横轴位序列。

（4）T_2WI横轴位脂肪抑制序列。

**3.** 对比剂的种类及应用 参考对比剂使用章节。

**4.** 推荐髋关节MR扫描序列及参数 见表5-9-6。

**表5-9-6 髋关节MR扫描序列及参数**

| 脉冲序列 | 成像平面 | TR/TE（ms） | 翻转角（FA） | 层厚（mm） | 层间隔（mm） | FOV（mm） | 矩阵 | 回波链长度（ETL） | 平均采集次数（NEX） | 有无脂肪抑制 |
|---|---|---|---|---|---|---|---|---|---|---|
| FSE-T_2WI | 轴位 | 3000～5000/60～80 | 90° | 4 | 0.5 | 300～350 | 376×383 | 18 | 2～4 | 有 |
| FSE-T_1WI | 轴位 | 350～550/15～25 | 90° | 4 | 0.5 | 300～350 | 404×420 | 3 | 1～2 | 无 |
| FSE-T_2WI | 冠状位 | 3000～5000/60～80 | 90° | 4 | 0.5 | 300～350 | 376×383 | 18 | 2～4 | 有 |
| FSE-T_1WI | 冠状位 | 350～550/15～25 | 90° | 4 | 0.5 | 300～350 | 404×420 | 3 | 1～2 | 无 |

### （五）图像质量要求

1. 扫描范围符合影像学诊断需求。
2. 无明显呼吸、运动、设备或体外金属等原因产生的图像伪影。
3. 图像SNR、CNR合适，髋关节显示清晰、对比分明。
4. 根据就诊病史和检查目的，有针对性地进行扫描。
5. 髋关节MRI标准图像必须要序列完整，且包含医嘱必查扫描序列，无相关伪影。
6. 增强后的扫描必须要包含三个方位。

### （六）注意事项

1. 显示髋关节骨性结构及其软组织结构。
2. 伪影不影响诊断。
3. 冠状位后缘包全双侧骶髂关节。

# 七、膝关节磁共振检查

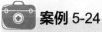

**案例 5-24**

患者，男，老年，膝关节疼痛多年，现走路时出现绞索症状。MRI检查半月板撕裂：PDWI脂肪抑制序列可见内侧半月板后角部分半月板分离并形成游离体。相邻关节面软骨变薄消失，软骨下骨质内可见斑片状高信号（图5-9-23）。

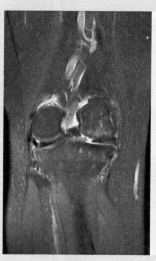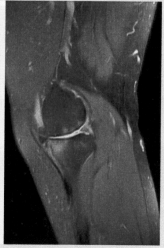

**图5-9-23　膝关节半月板撕裂MRI表现**

### （一）适应证

1. 外伤性病变　发现隐匿性骨折，了解相邻软组织及神经的情况。
2. 评价关节软骨、韧带及滑膜病变。
3. 感染性病变　鉴别化脓性感染、结核性关节炎、风湿免疫性关节炎等。
4. 肿瘤　评价肿瘤的范围、性质、血供及周围组织受累情况。

### （二）扫描前准备

检查前应去除受检者身上的金属异物；无MRI禁忌证。查看申请单，询问病史，明确检查目的。

线圈使用膝关节专用线圈或柔性线圈。

### （三）摆位

受检者仰卧于扫描床上，足先进，膝关节自然放松，膝关节外旋15°～20°，使用衬垫和沙袋使处于舒适体位，避免随意运动。

定位中心：髌骨下缘。

### （四）扫描技术

**1. 扫描方位**

（1）轴位  采用三方位定位，在矢状位及冠状位定位图上，扫描基线垂直于股骨与胫骨长轴连线。上缘包括髌骨上缘，下缘包括胫骨平台。在轴位定位图上调正图像，包括全部膝关节及其软组织（图5-9-24）。

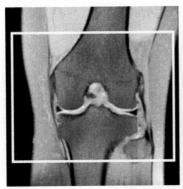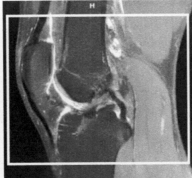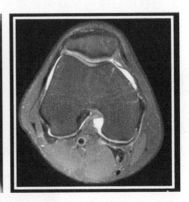

**图5-9-24  膝关节轴位定位像**

（2）冠状位  采用三方位定位，在轴位图像上定位线平行于股骨内外侧髁后缘连线。矢状位上定位线平行于股骨及胫骨连线，前缘包括至少半个髌骨，后缘包括全部膝关节及病变；在冠状位上调正图像（图5-9-25）。

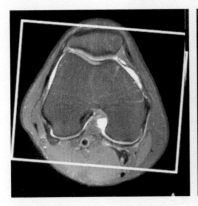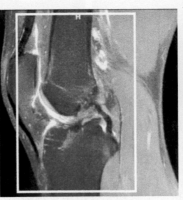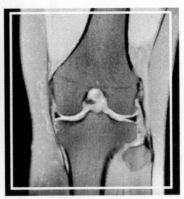

**图5-9-25  膝关节冠状位定位像**

（3）矢状位  采用三方位定位，在轴位定位图上扫描基线垂直于股骨内外侧髁后缘连线；在冠状位定位图上扫描基线与股骨和胫骨长轴连线平行；在矢状位定位图上调正图像，包括全部膝关节及其软组织（图5-9-26）。

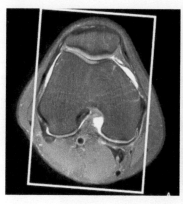 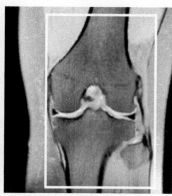 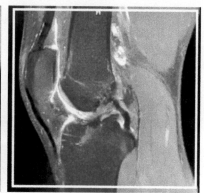

图5-9-26　膝关节矢状位定位像

**2. 扫描序列**

（1）T₁WI冠状位序列。

（2）PDWI或T₂WI冠状位脂肪抑制序列。

（3）PDWI或T₂WI矢状位脂肪抑制序列。

（4）T₂WI轴位脂肪抑制序列。

**3. 对比剂的种类及应用**　参考对比剂使用章节。

**4. 推荐膝关节MR扫描序列及参数**　见表5-9-7。

表5-9-7　膝关节MR扫描序列及参数

| 脉冲序列 | 成像平面 | TR/TE（ms） | 翻转角（FA） | 层厚（mm） | 层间隔（mm） | FOV（mm） | 矩阵 | 回波链长度（ETL） | 平均采集次数（NEX） | 有无脂肪抑制 |
|---|---|---|---|---|---|---|---|---|---|---|
| FSE-T₂WI | 轴位 | 3000～5000/60～80 | 90° | 3.5 | 0.5 | 180～200 | 320×256 | 18 | 2～4 | 有 |
| PDWI | 矢状位 | 3000～5000/15～25 | 90° | 3.5 | 0.5 | 180～200 | 320×256 | 14 | 2～4 | 有 |
|  | 冠状位 | 3000～5000/15～25 | 90° | 3.5 | 0.5 | 180～200 | 320×256 | 14 | 2～4 | 有 |
| FSE-T₁WI | 矢状位 | 450～600/15～25 | 90° | 3.5 | 0.5 | 180～200 | 332×214 | 3 | 1～2 | 无 |

## （五）图像质量要求

1. 扫描范围符合影像学诊断需求。

2. 无明显呼吸、运动、设备或体外金属等原因产生的图像伪影。

3. 图像SNR、CNR合适，膝关节显示清晰、对比分明。

4. 根据就诊病史和检查目的，有针对性地进行扫描。

5. 膝关节MR标准图像必须要序列完整，且包含医嘱必查扫描序列，无相关伪影。

6. 增强后的扫描必须要包含三个方位。

7. 显示膝关节的骨性结构、软组织结构、关节韧带、半月板等；伪影不影响诊断。

## （六）注意事项

1. 图像满足诊断，没有明显伪影或者伪影不影响诊断。

2. 显示膝关节的骨性结构、软组织结构、关节韧带、半月板等清晰。

3. 为了更好地显示前交叉韧带，矢状位定位可以将定位线向内旋转15°。

# 八、踝关节磁共振检查

📷 **案例 5-25**

　　患者，男，青年，打篮球时感觉左侧脚跟部被人撞击，左脚抬起无力，查体跟腱处空虚。踝关节 MRI 示左侧跟腱断裂（箭头所示）：矢状位 PDWI 及轴位 T₂WI 压脂序列可见跟腱不连续，周围可见大片水肿。矢状位扫描时 FOV 一定足够大，包全整个跟腱（图 5-9-27）。

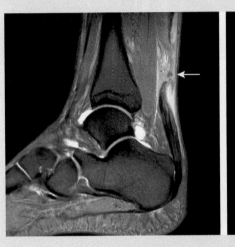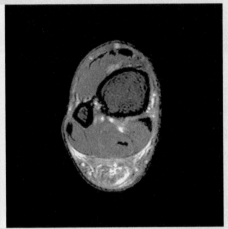

**图 5-9-27　跟腱断裂 MRI 表现**

问题：1. 跟腱是哪条肌肉的肌腱？
　　　2. 踝关节 MRI 一般需要扫描哪些序列？
　　　3. 踝关节 MRI 检查有哪些注意事项？

## （一）适应证

**1. 外伤性病变**　发现隐匿性骨折，评价关节软骨、跟腱的情况。

**2. 感染性病变**　鉴别化脓性感染、结核性关节炎、退行性关节炎等。

**3. 肿瘤**　评价肿瘤的范围、性质、血供及周围组织受累情况。

## （二）扫描前准备

　　无 MRI 禁忌证。查看申请单，询问病史，明确检查目的。线圈使用踝关节专用线圈或柔性线圈。专用线圈可以获得更高分辨力和 SNR 的图像。

## （三）摆位

　　摆位同膝关节检查，足踝部用海绵垫或绷带或沙袋稍加固定，注意保护听力。扫描体位可根据受检者的实际情况调整。

　　定位中心：内外踝连线中点。

## （四）扫描技术

**1. 扫描方位**

　　（1）轴位　在矢状位和冠状位上定位，定位线平行于胫骨下缘关节面，在轴位上调正图像，扫描范围上至胫腓关节，下至跟骨下缘，合理调整扫描范围，需包括整个病变范围（图 5-9-28）。

　　（2）冠状位　采用三方位定位，在轴位定位图上定位线平行于内外踝的连线，在矢状位定位图上定位线平行于胫腓骨干，在冠状位上调正图像，范围包括整个踝关节，合理调整扫描范围，需包括整个病变（图5-9-29）。

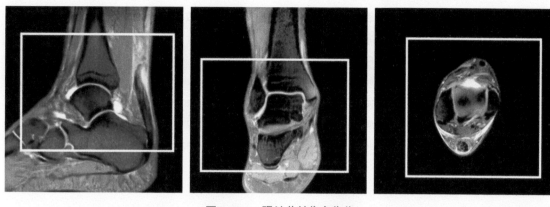

图5-9-28 踝关节轴位定位像

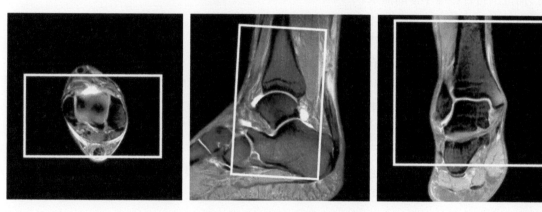

图5-9-29 踝关节冠状位定位像

（3）矢状位 采用三方位定位，在轴位定位图上定位线垂直于内外踝的连线，在冠状位定位图上定位线平行于胫腓骨干，在矢状位上调正图像，范围包括内外踝，合理调整扫描范围，需包括整个病变（图5-9-30）。

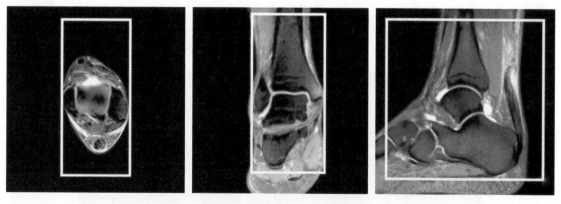

图5-9-30 踝关节矢状位定位像

**2. 扫描序列**

（1）$T_1WI$矢状位序列。

（2）PDWI或$T_2WI$冠状位脂肪抑制序列。

（3）PDWI或$T_2WI$矢状位脂肪抑制序列。

（4）$T_2WI$轴位脂肪抑制序列。

**3. 对比剂的种类及应用**　参考对比剂使用章节。

**4. 推荐踝关节MR扫描序列及参数**　见表5-9-8。

表5-9-8　踝关节MR扫描序列及参数

| 脉冲序列 | 成像平面 | TR/TE（ms） | 翻转角（FA） | 层厚（mm） | 层间隔（mm） | FOV（mm） | 矩阵 | 回波链长度（ETL） | 平均采集次数（NEX） | 有无脂肪抑制 |
|---|---|---|---|---|---|---|---|---|---|---|
| FSE-T₂WI | 轴位 | 2000～4000/60～80 | 90° | 3.5 | 0.5 | 180～200 | 320×256 | 18 | 2～4 | 有 |
| PDWI | 矢状位 | 2000～4000/15～25 | 90° | 3.5 | 0.5 | 180～200 | 320×256 | 14 | 2～4 | 有 |
|  | 冠状位 | 2000～4000/15～25 | 90° | 3.5 | 0.5 | 180～200 | 320×256 | 14 | 2～4 | 有 |
| FSE-T₁WI | 矢状位 | 300～550/10～25 | 90° | 3.5 | 0.5 | 180～200 | 332×214 | 3 | 1～2 | 无 |

### （五）图像质量要求

1. 扫描范围符合影像学诊断需求。

2. 无明显呼吸、运动、设备或体外金属等原因产生的图像伪影。

3. 图像SNR、CNR合适，踝关节显示清晰、对比分明。

4. 根据就诊病史和检查目的，有针对性地进行扫描。

5. 踝关节MRI标准图像必须要序列完整，且包含医嘱必查扫描序列，无相关伪影。

6. 增强后的扫描必须要包含三个方位。

### （六）注意事项

1. 显示踝关节骨性结构及其软组织结构，胫骨及腓骨下端、跟骨、距骨、距腓前韧带、胫腓前后韧带、内侧三角韧带及跟腱等清晰可见。

2. 伪影不影响诊断。

# 九、足部磁共振检查

**案例5-26**

　　患者，男，中年，糖尿病病史多年，没有规律治疗，足部软组织破损后出现红、肿胀，皮温增高。MRI检查后诊断为足部软组织感染：矢状位PDWI及轴位T₂WI脂肪抑制序列可见足部轴位皮下软组织及足底方肌内大片状高信号，边界不清。骨质内未见异常信号（图5-9-31）。

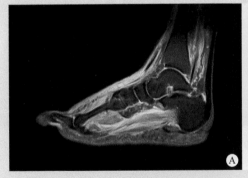
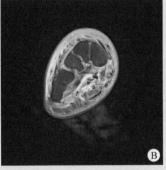

图5-9-31　足部感染MRI表现

**问题**：1. 足部感染MRI表现是什么？

　　　　2. 足部MRI检查常规做哪些序列？

　　　　3. 足部冠状位MRI定位方式是什么？

（一）适应证

**1. 外伤与感染**　发现隐匿性骨折，评价关节软骨、跟腱的情况，鉴别化脓性感染、结核性关节炎、退行性关节炎等。

**2. 肿瘤**　评价肿瘤的范围、性质、血供及周围组织受累情况。

（二）扫描前准备

无MRI禁忌证。查看申请单，询问病史，明确检查目的。线圈使用踝关节专用线圈或柔性线圈。专用线圈可以获得更高分辨力和SNR的图像。

（三）摆位

摆位同踝关节检查。

定位中心：足跖骨中点。

（四）扫描技术

**1. 扫描方位**

（1）轴位　采用三方位定位，在矢状位上找到显示趾骨最好的层面，定位线平行于趾骨长轴，在轴位上调正图像，扫描范围前包全趾骨后包全跟骨，合理调整扫描范围，需包括整个病变范围（图5-9-32）。

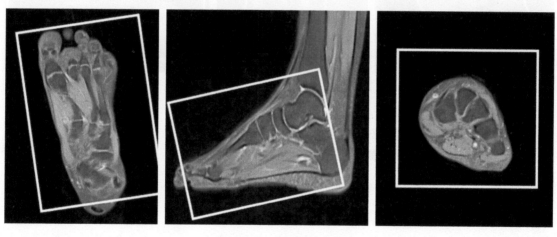

**图5-9-32**　足轴位定位像

（2）冠状位　采用三方位定位，在轴位定位图上，定位线平行于第一跖骨与第五跖骨的连线，在矢状位上定位线平行于跟骨与距骨的连线，在冠状位上调正图像，范围包括整个踝关节，合理调整扫描范围，需包括整个病变（图5-9-33）。

（3）矢状位　采用三方位定位，在轴位及冠状位定位图上，定位线平行于受伤跖骨或者趾骨，在矢状位上调正图像，范围包括内外踝，合理调整扫描范围，需包括整个病变范围（图5-9-34）。

**2. 扫描序列**

（1）T$_1$WI矢状位或冠状位序列。

（2）PDWI或T$_2$WI冠状位脂肪抑制序列。

（3）PDWI或T$_2$WI矢状位脂肪抑制序列。

（4）T$_2$WI轴位脂肪抑制序列。

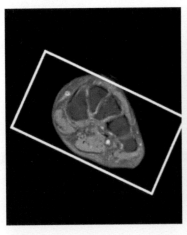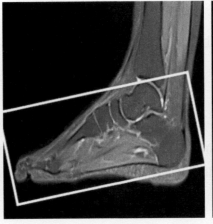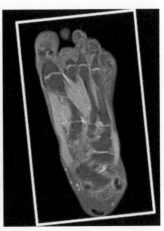

**图5-9-33** 足冠状位定位像

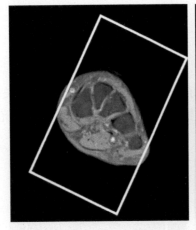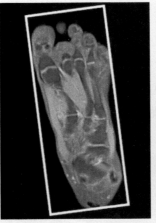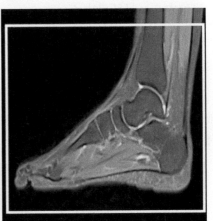

**图5-9-34** 足矢状位定位像

**3.** 对比剂的种类及应用　参考对比剂使用章节。

**4. 推荐足关节MR扫描序列及参数**　见表5-9-9。

表5-9-9　足关节MR扫描序列及参数

| 脉冲序列 | 成像平面 | TR/TE（ms） | 翻转角（FA） | 层厚（mm） | 层间隔（mm） | FOV（mm） | 矩阵 | 回波链长度（ETL） | 平均采集次数（NEX） | 有无脂肪抑制 |
|---|---|---|---|---|---|---|---|---|---|---|
| FSE-T$_2$WI | 轴位 | 3000/60 | 90° | 3.5 | 0.5 | 180～200 | 320×256 | 18 | 2～4 | 有 |
| PDWI | 矢状位 | 3000/20 | 90° | 3.0 | 0.5 | 180～200 | 320×256 | 14 | 2～4 | 有 |
| | 冠状位 | 3000/20 | 90° | 3.0 | 0.5 | 180～200 | 320×256 | 14 | 2～4 | 有 |
| FSE-T$_1$WI | 冠状位 | 550/15 | 90° | 3.0 | 0.5 | 180～200 | 332×214 | 3 | 1～2 | 无 |

## （五）图像质量要求

1. 扫描范围符合影像学诊断需求。

2. 无明显呼吸、运动、设备或体外金属等原因产生的图像伪影。

3. 图像SNR、CNR合适，足部显示清晰、对比分明。

4. 根据就诊病史和检查目的，有针对性地进行扫描。

5. 足MR标准图像必须要序列完整，且包含医嘱必查扫描序列，无相关伪影。

6. 增强后的扫描必须要包含三个方位。

## （六）注意事项

扫描后图像能清晰显示足部骨性和软组织结构等；伪影不影响诊断。

# 十、上下肢长骨磁共振检查

**案例** 5-27

　　患儿，男，10岁，右侧小腿不明原因疼痛，皮温增高，体温38℃。MRI检查发现右侧胫骨骨髓炎：$T_1WI$可见右侧胫骨骨质内点片状低信号，$T_2WI$压脂见右侧胫骨病变呈大片状高低混杂信号，邻近骨膜及周围软组织亦见条片状高信号（图5-9-35）。

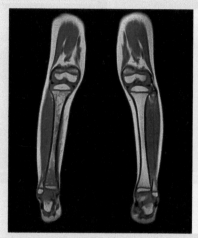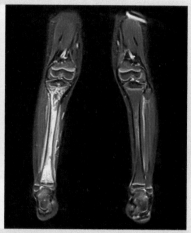

**图5-9-35**　骨髓炎MRI表现

问题：1. 骨髓炎主要的MRI表现是什么？
　　　2. 四肢长骨MRI检查有什么注意事项？
　　　3. 四肢长骨MRI检查一般使用什么线圈？

## （一）适应证

**1. 长骨外伤与感染**　发现隐匿性骨折、水肿；鉴别感染性病变，如化脓性感染、结核性感染等。
**2. 肿瘤性病变**　评价骨质及肌肉肿瘤的范围、性质、血供及周围组织受累情况。
**3. 肌肉病变**　各种肌病等。

## （二）扫描前准备

检查前应去除受检者身上的金属异物；无MRI禁忌证。查看申请单，询问病史，明确检查目的。线圈使用柔性线圈或脊柱线圈。

## （三）摆位

上肢：受检者取仰卧位，头先进，身体与床体保持一致，让受检者处于最为舒适的体位，并使上肢长骨尽量靠近主磁场及线圈的中心，必要时可向患侧倾斜身体，上肢用海绵垫或绷带或沙袋稍加固定，注意保护听力。扫描体位可根据受检者的实际情况调整。

定位中心：上肢长骨中点。

下肢：受检者取仰卧位，足先进，身体与床体保持一致，让受检者处于最舒适的体位，并使下肢长骨尽量靠近主磁场及线圈的中心，双手置于身体两侧，下肢长骨用海绵垫或绷带或沙袋稍加固定，注意保护听力。扫描体位可根据受检者的实际情况调整。

定位中心：下肢长骨中点。

### （四）扫描技术

**1. 扫描方位**

（1）上肢

1）轴位：采用三方位定位，在冠状位及矢状位定位像上定位线垂直于被检侧肱骨/尺桡骨长轴，在轴位上调正图像，需包括整个病变范围及上下两个关节（图5-9-36）。

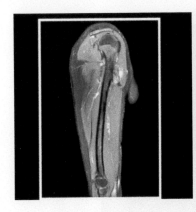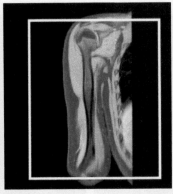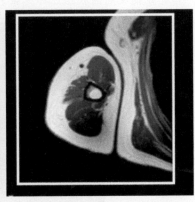

**图5-9-36** 上肢长骨轴位定位像

2）冠状位：采用三方位定位，在矢状位上定位线平行于肱骨/尺桡骨长轴，轴位平行于人体冠状面。在冠状位上调正图像，需包括整个病变（图5-9-37）。

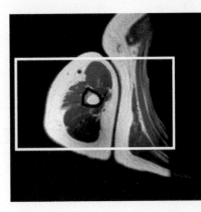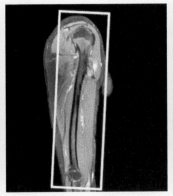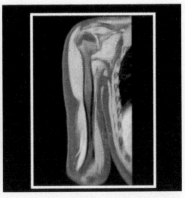

**图5-9-37** 上肢长骨冠状位定位像

3）矢状位：采用三方位定位，在冠状位定位像上定位线平行于肱骨/尺桡骨的长轴，轴位与人体矢状面平行。在矢状位上调正图像，需包括整个病变范围（图5-9-38）。

（2）下肢

1）轴位：采用三方位定位，在冠状位及矢状位定位图上定位线垂直于被检侧股骨/胫腓骨长轴，在轴位上调正图像，并调整扫描范围，需包括整个病变范围及上下关节（图5-9-39）。

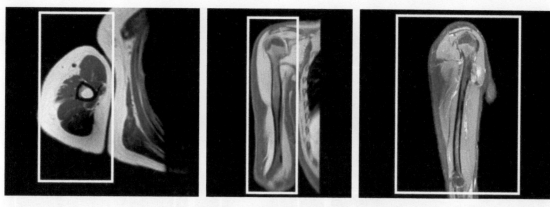

**图5-9-38**　上肢长骨矢状位定位像

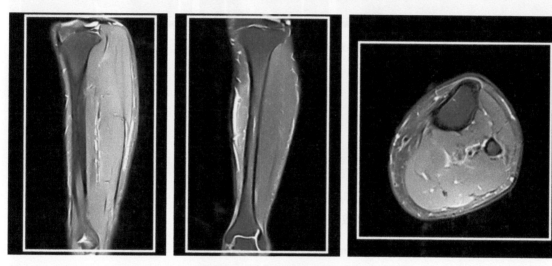

**图5-9-39**　下肢长骨轴位定位像

　　2）矢状位：采用三方位定位，冠状位定位图上，定位线平行于股骨/胫腓骨长轴，轴位与人体矢状位平行。在矢状位上调正图像，并包含病变（图5-9-40）。

　　3）冠状位：采用三方位定位，在矢状位定位图上定位线平行于单侧股骨/胫腓骨，轴位与人体冠状位平行。在冠状位上调正位置，包括整个病变（图5-9-41）。

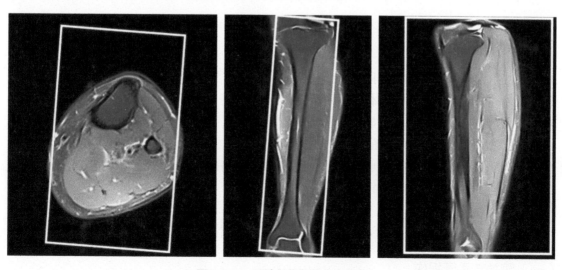

**图5-9-40**　下肢长骨矢状位定位像

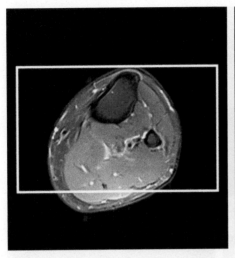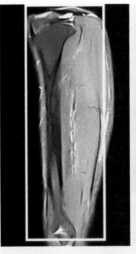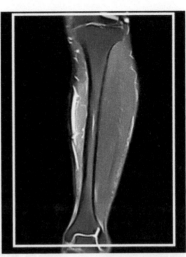

图5-9-41 下肢长骨冠状位定位像

**2. 扫描序列**

（1）T₁WI冠状位序列。

（2）T₂WI冠状位脂肪抑制序列。

（3）T₂WI矢状位脂肪抑制序列。

（4）T₂WI横轴位脂肪抑制序列。

**3. 对比剂的种类及应用**　参考对比剂使用章节。

**4. 推荐四肢长骨MR扫描序列及参数**　见表5-9-10。

表5-9-10　四肢长骨MR扫描序列及参数

| 脉冲序列 | 成像平面 | TR/TE（ms） | 翻转角（FA） | 层厚（mm） | 层间隔（mm） | FOV（mm） | 矩阵 | 回波链长度（ETL） | 平均采集次数（NEX） | 有无脂肪抑制 |
|---|---|---|---|---|---|---|---|---|---|---|
| FSE-T₂WI | 轴位 | 3000～5000/60～80 | 90° | 3.5 | 0.5 | 200～220 | 320×256 | 18 | 2～4 | 有 |
| | 矢状位 | 3000～5000/60～80 | 90° | 3.0 | 0.5 | 380～400 | 320×256 | 18 | 2～4 | 有 |
| | 冠状位 | 3000～5000/60～80 | 90° | 3.0 | 0.5 | 380～400 | 320×256 | 18 | 2～4 | 有 |
| FSE-T₁WI | 冠状位 | 550～650/15～25 | 90° | 3.0 | 0.5 | 380～400 | 332×214 | 3 | 1～2 | 无 |

## （五）图像质量要求

1. 扫描范围符合影像学诊断需求。

2. 无明显呼吸、运动、设备或体外金属等原因产生的图像伪影。

3. 图像SNR、CNR合适，长骨显示清晰、对比分明。

4. 根据就诊病史和检查目的，有针对性地进行扫描。

5. 长骨MR标准图像必须要序列完整，且包含医嘱必查扫描序列，无相关伪影。

6. 增强后的扫描必须要包含三个方位。

# 十一、相关疾病磁共振检查策略

## （一）髋关节盂唇损伤

常规髋关节扫描一般采用上述介绍的定位方式，但是髋关节盂唇体积较小，信号较低，大FOV及体素较大时显示欠佳，因此多采用PDWI高分辨力扫描，主要是小FOV，小体素扫描。定位方式多采用以下方式。

**1. 斜冠状位** 在轴位定位线垂直于髋臼前后缘连线，矢状位平行于冠状位。在冠状位上调正图像（图5-9-42）。

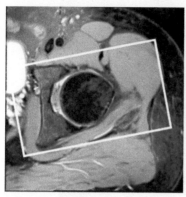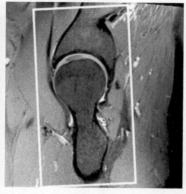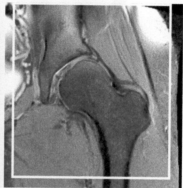

图5-9-42 单髋关节斜冠状位定位像

**2. 轴位** 在冠状位及矢状位上定位线平行于髋臼关节切面。在轴位上调正图像（图5-9-43）。

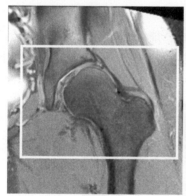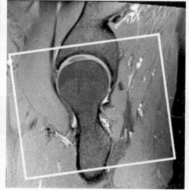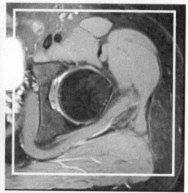

图5-9-43 单髋关节轴位定位像

**3. 矢状位** 在冠状位定位线平行于股骨颈，其他两个定位图不用定位。扫描出旋转，图像使股骨头朝上（图5-9-44）。

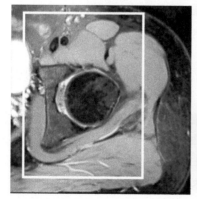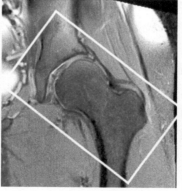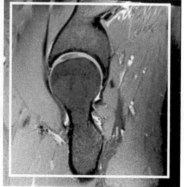

图5-9-44 单髋关节矢状位定位像

下边是典型的盂唇撕裂病例，在左髋关节冠状位及矢状位PDWI压脂可见上外侧盂唇内及周围高信号影。冠状位采用了频率饱和法脂肪抑制，可见左上方边缘部位软组织压脂不均匀，可尝试采用翻转恢复脂肪抑制及DIXON脂肪抑制（图5-9-45）。

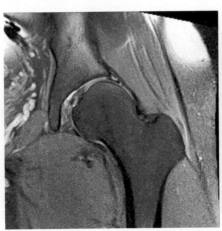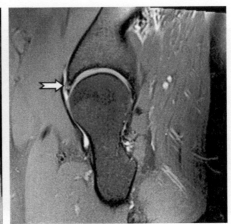

图5-9-45　髋关节盂唇撕裂MRI表现

### （二）膝关节前交叉韧带损伤及撕裂

常规膝关节矢状位扫描，定位线垂直于股骨内外侧髁后缘连线，能保证半月板及骨质不会变形（图5-9-46）。但是膝关节前交叉韧带在关节腔内为斜形，因此常规定位对于正矢状位显示欠佳。我们可以采用将定位线向内旋转15°的方式，更好地显示前交叉韧带（图5-9-47）。

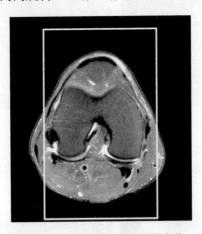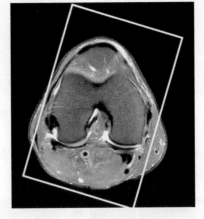

图5-9-46　正常膝关节矢状位定位　　　　图5-9-47　正常膝关节斜矢状位定位

下图是正常PDWI压脂矢状位显示的前交叉韧带（图5-9-48），以及PDWI斜矢状位显示的前交叉韧带（图5-9-49）。从这个对比图也可以看出，PDWI不压脂序列，显示水肿及积液很差。成人四肢骨内黄骨髓占主导，骨质在$T_2WI$及PDWI序列均显示高信号，关节囊及肌肉内也含有大量脂肪，会掩盖病变。因此我们大部分四肢关节的$T_2WI$及PDWI序列均采用脂肪抑制技术。

在正常扫描的骨关节序列中，大部分关节软骨显示都较好，但是为了更精准地评估软骨情况，好多厂家和专家也设计了一些软骨序列，如飞利浦公司的3D-WATSc和西门子公司的3D-MEDIC序列。这些序列大部分采用3D梯度回波序列，扫描层厚较薄，对软骨的显示更好（图5-9-50）。

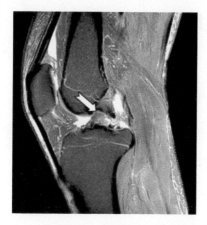

图5-9-48 正常PDWI压脂矢状位前交叉韧带

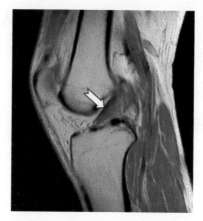

图5-9-49 PDWI斜矢状位前交叉韧带

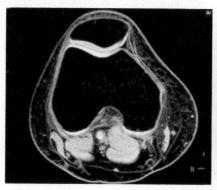
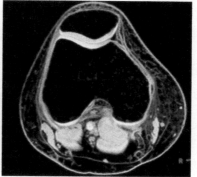

**图5-9-50** 3D-WATSc序列显示软骨

# 第10节 外周神经与血管磁共振检查技术

**案例 5-28**

患者，男，52岁，主诉右下肢麻木伴放射痛2年余，近期症状加重，常规MRI检查见$L_5$～$S_1$右侧椎间盘突出，加扫腰骶丛神经根成像显示$L_5$～$S_1$右侧神经根明显受压（图5-10-1）。

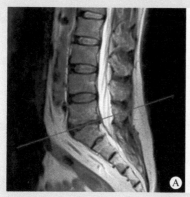
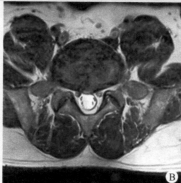
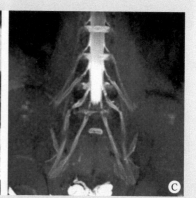

**图5-10-1** 腰丛神经根受压案例

A. 腰椎矢状位$T_2WI$；B. 腰椎轴位$T_2WI$；C. 基于3D-SPACE-STIR技术腰骶丛神经根成像

**问题：** 1. MRI腰骶丛神经根成像的扫描序列有哪些？

2. 腰骶丛MRI检查的技术要点有哪些？

# 一、臂丛神经磁共振检查

## （一）适应证

臂丛神经外伤、肿瘤、局部压迫、炎症、免疫性疾病等病变的定位与定性诊断。

## （二）扫描前准备

臂丛神经磁共振检查无须特殊准备，常规准备及安全调查无禁忌证者即可进行扫描，并嘱受检者平静呼吸，避免吞咽动作并保持静止。

## （三）摆位

受检者取仰卧位，头先进，双上肢自然置于身体两侧。将磁共振成像专用沙包或者海绵垫置于受试者的上臂和前臂后方使上肢与检查床平行，要求头颈部必须摆正，双肩对称。定位中心对准$C_6$水平。射频线圈采用头颈联合一体化线圈或头颈联合线圈，必要时组合体部一体化线圈。

## （四）扫描技术

**1. 扫描方位** 常规轴位、矢状位定位同颈椎检查，臂丛神经扫描的核心序列为斜冠状位，斜冠状位在$T_2WI$正中矢状面与横断面图像上定位，扫描上下覆盖范围至少为$C_1$椎体上缘至$T_5$椎体下缘，前后范围为胸骨后缘至椎管后缘，左右两侧包括腋窝。当颈、胸椎排列连接为直线或类似直线时，扫描基线大致与各椎体后缘平行，当它们的排列连接为曲线时，扫描线与$C_5 \sim C_6$椎体后缘平行（图5-10-2）。

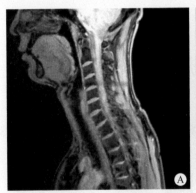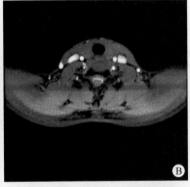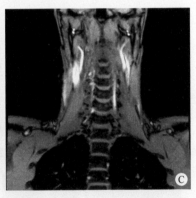

**图5-10-2 臂丛神经斜冠状面定位图**

A. 臂丛神经斜冠状面定位像在矢状面上的角度与范围；B. 臂丛神经斜冠状面定位像在横断面上的角度与范围；C. 臂丛神经斜冠状面定位像在冠状面上的角度与范围

**2. 扫描序列** 特殊序列由于臂丛神经呈等低$T_1$和等低$T_2$的信号，常规序列上对比度不强。为了更佳地显示臂丛神经，临床上逐渐出现了一些特殊的专用序列。

（1）三维短恢复时间反转恢复（3D-STIR）序列平扫及3D-SPACE-STIR序列增强扫描 相对于常规的STIR具有更高的图像SNR，其增强扫描的目的在于利用对比剂同时缩短$T_1$、$T_2$，来减小淋巴组织及静脉信号强度，改善背景抑制效果。

（2）DWIBS 利用弥散加权序列，由于神经纤维在弥散像上弥散受限呈高信号，在较高弥散梯度场作用下背景被充分抑制，图像有较高对比，但空间分辨力及SNR较低，且因使用弥散序列，图像畸变较大。

（3）3D-FIESTA、true FISP或平衡式快速场回波（B-FFE） 两者均为3D采集的稳态梯度回波，图像SNR高，但容易受到磁场均匀性的影响。

（4）IDEAL　此序列水像与常规扫描脂肪抑制像类似，受磁场均匀性影响较小，去除脂肪信号更均匀。

**3. 推荐臂丛神经MR扫描序列及参数**　见表5-10-1。

表5-10-1　臂丛神经MR扫描序列及参数（3.0T）

| 脉冲序列 | 成像平面 | TR/TE（ms） | 翻转角（FA） | 层厚（mm） | 层间隔（mm） | FOV（mm） | 矩阵 | 回波链长度（ETL） | 平均采集次数（NEX） | 有无脂肪抑制 |
|---|---|---|---|---|---|---|---|---|---|---|
| 3D-SPACE-STIR | 冠状面 | 4000/215 | — | 1.2 | — | 300 | ≥320×384 | 130 | 1.4 | 有 |
| DWIBS | 横断面 | 10270/57 | — | 3.0 | 0 | 430 | ≥128×128 | 96 | 1.0 | 有 |

## （五）图像质量要求

1. 扫描基线大致与$C_4$～$C_7$椎体平行，扫描范围为胸骨柄至颈椎椎管后缘，左右两侧包括腋窝。

2. 良好的臂丛神经图像应清晰显示组成臂丛的各神经根、干、股、束段及远端主分支，正常臂丛神经应连续显示，边缘锐利，与邻近血管及组织分界清晰或邻近血管及组织信号被良好抑制。

3. 良好的臂丛神经图像应脂肪抑制均匀，无明显磁敏感伪影，无严重的呼吸运动伪影、血管搏动伪影及并行采集技术伪影。

## （六）注意事项

1. 注意体位设计与定位。

2. 部分臂丛神经的3D高质量成像序列扫描时间相对较长，需要兼顾受检者的耐受性和图像质量。

3. 斜冠状面薄层或者三维图像需要进行后处理。将采集的原始图像沿臂丛神经走行方向进行曲面重组，MIP得到斜轴位、斜矢状位、斜冠状位等图像，从不同方向观察臂丛神经的位置、形态、大小及与邻近结构的关系。

# 二、腰骶丛神经磁共振检查

## （一）适应证

1. 神经鞘瘤、神经纤维瘤等神经源性肿瘤累及腰骶丛神经及其分支。
2. 局部外伤骨折造成神经损伤。
3. 腰椎间盘突出、椎管狭窄、坐骨神经痛等压迫神经根。
4. 腰丛神经感染、腰丛神经炎症等其他疾病累及腰骶丛神经病变。

## （二）扫描前准备

腰骶丛神经磁共振检查无须特殊准备，常规准备及安全调查无禁忌证者即可进行扫描，嘱受检者检查前排空膀胱，检查时尽量保持静止不动，平静呼吸，避免大幅度呼吸导致的腹壁过度运动。

## （三）摆位

受检者取仰卧位，头先进，双上肢自然置于身体两侧。如果腰椎曲度过大，可使用软垫置于膝后使双膝屈曲。定位中心定于$L_3$水平。射频线圈可采用多通道脊柱相控阵线圈组合体部线圈。

## （四）扫描技术

**1. 扫描方位**　骶丛神经扫描的核心序列为斜冠状位，在常规正中矢状面$T_2WI$与横断面$T_2WI$上进行斜冠状面定位，以$L_3$椎体为中心，上下范围包括$L_1$至骶尾部，前至腹股沟，后至椎体前缘至棘突的前1/3，并覆盖椎间孔周围区域（图5-10-3）。

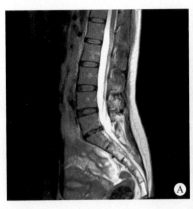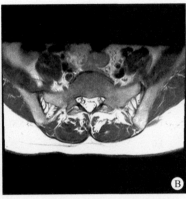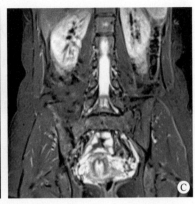

**图5-10-3　腰骶丛神经斜冠状面定位图**

A.腰骶丛神经斜冠状面定位像在矢状面上的角度与范围；B.腰骶丛神经斜冠状面定位像在横断面上的角度与范围；C.腰骶丛神经斜冠状面定位像在冠状面上的角度与范围

**2. 扫描序列**　类似臂丛神经，由于扫描范围较大，可适度增加层厚及降低空间分辨力。

特殊序列有：①3D-STIR序列平扫及3D-SPACE-STIR序列增强扫描；②DWIBS；③3D-FIESTA或真稳态进动梯度回波序列（true FISP）或B-FFE；④IDEAL T$_2$WI。

**3. 推荐腰骶丛神经MR扫描序列及参数**　见表5-10-2。

**表5-10-2　腰骶丛神经MR扫描序列及参数（3.0T）**

| 脉冲序列 | 成像平面 | TR/TE（ms） | 翻转角（FA） | 层厚（mm） | 层间隔（mm） | FOV（mm） | 矩阵 | 回波链长度（ETL） | 平均采集次数（NEX） | 有无脂肪抑制 |
|---|---|---|---|---|---|---|---|---|---|---|
| 3D-SPACE-STIR | 冠状面 | 4000/215 | — | 1.2 | — | 300 | ≥320×384 | 130 | 1.4 | 有 |
| DESS | 冠状面 | 14.84/5.04 | 25° | 0.5 | 0.1 | 300 | ≥360×384 | — | 1.0 | 有 |
| DWIBS | 横断面 | 10270/57 | — | 3.0 | 0 | 430 | ≥128×128 | 96 | 1.0 | 有 |

### （五）图像质量要求

1. 扫描基线大致与腰椎椎体平行，扫描范围应包括L$_1$～L$_5$和S$_1$～S$_5$所有发出的神经分支，神经走行连续，对比良好。

2. 腰骶丛神经各分支解剖结构应清晰显示，脂肪抑制均匀，无明显磁敏感伪影，无严重的呼吸运动伪影、血管搏动伪影及并行采集技术伪影。

### （六）注意事项

1. 注意体位设计与定位。

2. 腰骶丛神经扫描范围包括部分腹盆结构，受呼吸运动及膀胱、肠道内容物干扰较大，检查前可嘱受检者保持小幅度平稳呼吸，排空膀胱，必要时检查前行肠道准备。

3. 部分腰骶丛神经的3D高质量成像序列扫描时间相对较长，需要兼顾受检者的耐受性和图像质量。

4. 斜冠状面薄层或者三维图像需要进行后处理。将采集的原始图像沿腰骶丛神经走行方向进行曲面重组，MIP得到斜轴位、斜矢状位、斜冠状位等图像，从不同方向观察腰骶丛神经的位置、形态、大小及与邻近结构的关系。

# 三、全身血管磁共振检查

## （一）适应证

1. 糖尿病、动脉硬化及大动脉炎等疾病造成全身动脉的状况改变。

2. 动脉搭桥或者人工血管替换术后了解全身的动脉状况，包括血管狭窄、梗阻等。

## （二）扫描前准备

全身血管MRI检查无须特殊准备，常规准备及安全调查无禁忌证者即可进行扫描，嘱受检者尽量保持静止不动，根据语音提示进行呼气末屏气。

## （三）摆位

受检者取仰卧位，头先进，双上肢贴紧身体放于两侧。为保证人体大血管尽可能处于同一水平面，受检者适宜采取头部放平，腿部抬高5～10cm的平卧体位，或者使用下肢专用模具架，定位中心定于小腿中部。射频线圈需要多种线圈的组合使用，包括头颈联合线圈、体部相控阵线圈及下肢线圈等。

## （四）扫描技术

**1. 全身MRA** 一般采用3D扰相梯度回波序列，分段采集，拼接重建。一般可将全身血管分成头颈胸段、腹盆段、大腿段、小腿段，依次行冠状位扫描。

**2. 扫描定位** 利用2D-TOF或者2D-PC技术分别进行上述四分段的粗略血管成像，然后进行MIP重建，确定血管走行轮廓，结合各段三平面定位像，确定冠状位的扫描序列前后、上下扫描范围。

**3.** 首先利用3D扰相梯度回波序列依次进行头颈胸段、腹盆段、大腿段和小腿段冠状位平扫，各段扫描获得的原始图像数据将作为后续减影后处理的蒙片；然后启动增强扫描：对比剂用量为0.2mmol/kg，利用高压注射器从肘静脉分两个时相注入人体：前一时相总量为0.1mmol/kg的对比剂以2.0ml/s的速度注入，后一时相注入余下的对比剂，改变速度为0.5ml/s。对比剂注射完毕后再以0.5ml/s的速度注入等量生理盐水，以减少外周静脉血管中对比剂残留对成像的影响；每一段造影的原始图像先进行与平扫图像（蒙片）的减影处理，以去除背景信号，然后利用专用软件对各段相同旋转视角的MIP图像进行拼接处理，获得上自基底动脉环、下至足部的全身动脉血管像。

**4.** 在3D-CE-MRA全身血管的检查中，对比剂注射后扫描时间的选择影响整个检查的成败，临床通常采用透视触发的方式把握扫描时机。

**5.** 在头颈胸段和腹盆段扫描时需要告知受检者屏气配合，大腿段和小腿段的扫描则可以保持自然平静呼吸状态。

**6. 推荐全身血管MR扫描序列及参数** 见表5-10-3。

表5-10-3 全身血管MR扫描序列及参数（3.0T）

| 脉冲序列 | 成像平面 | TR/TE（ms） | 翻转角（FA） | 层厚（mm） | FOV（mm） | 矩阵 | 回波链长度（ETL） | 平均采集次数（NEX） | 有无脂肪抑制 |
|---|---|---|---|---|---|---|---|---|---|
| 3D FLASH（1段） | 冠状面 | 2.77/0.99 | 25° | 1.3 | 400 | ≥320×203 | — | 1 | 有 |
| 3D FLASH（2段） | 冠状面 | 2.77/0.99 | 25° | 1.3 | 400 | ≥320×203 | — | 1 | 有 |
| 3D FLASH（3段） | 冠状面 | 3.08/1.14 | 25° | 1.1 | 400 | ≥384×336 | — | 1 | 有 |
| 3D FLASH（4段） | 冠状面 | 3.64/1.32 | 25° | 0.9 | 400 | ≥448×392 | — | 1 | 有 |

## （五）图像质量要求

1. 整个全身血管成像的扫描范围包括头部动脉起始部及足背动脉。

2. 良好的全身MRA图像动脉边缘清晰，血管全程连续显示，主干及分支显示良好，无明显静脉或组织信号干扰，多段拼接对位良好，各段MRA间无明显信号差异，血管可进行全身或局部三维重建。

## （六）注意事项

1. 为使图像拼接良好及减少扫描层数，摆位时应注意身体中轴与磁场中心线及检查床平行。

2. 扫描时各段倾斜角及偏中心距离尽量减小，每段图像与邻近图像重叠5cm以上。

3. 胸腹段及大腿段血管较粗大，可适度降低分辨力；头颈及小腿段血管较细小，可适度调高分辨力。

4. 综合考虑分段及每段分辨力，合理控制扫描时间，避免静脉干扰。

5. 扫描一般采用透视触发法，以颈动脉显影作为第一段（头颈段）扫描触发时间点，序列采集应采用K空间中心填充。

# 四、下肢血管磁共振检查

## （一）适应证

各种原因引起的下肢动脉血管狭窄、血管腔闭塞、血管畸形、血栓性脉管炎及动脉瘤等血管性病变。

## （二）扫描前准备

下肢血管磁共振检查无须特殊准备，常规准备及安全调查无禁忌证者即可进行扫描，嘱受检者尽量保持静止不动，根据语音提示进行呼气末屏气。

## （三）摆位

受检者取仰卧位，头先进或足先进。受检部位尽量靠近磁体中心，双腿并拢保持对称排列，可适当垫高小腿，使下肢动脉与扫描床长轴及磁体中心线平行。成像中心定于扫描野的中心。射频线圈选择双下肢相控阵线圈或体线圈或体线圈与腹部相控阵线圈组合。

## （四）扫描技术

1. 全下肢MRA可有TOF、PC、3D-CE-MRA三种方法，但由于TOF法与PC法在四肢成像扫描时间长、图像SNR低，因此临床首选3D-CE-MRA序列，分段采集，拼接重建。一般可将下肢血管分成腹盆段、大腿段、小腿段，依次行冠状位扫描。

2. 扫描定位　利用2D-TOF或者2D-PC技术分别进行上述三分段的粗略血管成像，然后进行MIP重建，确定血管走行轮廓，结合各段三平面定位像，确定冠状位的扫描序列前后、上下扫描范围。

3. 首先利用3D扰相梯度回波序列依次进行腹盆段、大腿段和小腿段冠状位平扫，各段扫描获得的原始图像数据将作为后续减影后处理的蒙片；然后启动增强扫描：对比剂用量为0.2mmol/kg，利用高压注射器从肘静脉分两个时相注入人体：前一时相总量为0.1mmol/kg，注射速度为2.0ml/s，后一时相注入余下的对比剂，改变速率为0.5ml/s。对比剂注射完毕后再以0.5ml/s的速度注入等量生理盐水；每一段造影的原始图像先进行平扫图像（蒙片）的减影处理，以去除背景信号，然后利用专用软件对各段相同旋转视角的MIP图像进行拼接处理，获得上自髂动脉分叉、下至足部的下肢动脉血管像。

4. 在3D-CE-MRA下肢血管的检查中，对比剂注射后扫描时间的选择影响整个检查的成败，临床通常采用透视触发的方式把握扫描时机。

5. 在腹盆段扫描时需要告知受检者屏气配合，大腿段和小腿段的扫描则可以保持自然平静呼吸状态。

6. 推荐下肢血管MR扫描序列及参数　见表5-10-4。

表5-10-4　下肢血管MR扫描序列及参数（3.0T）

| 脉冲序列 | 成像平面 | TR/TE（ms） | 翻转角（FA） | 层厚（mm） | 层间隔（mm） | FOV（mm） | 矩阵 | 回波链长度（ETL） | 平均采集次数（NEX） | 有无脂肪抑制 |
|---|---|---|---|---|---|---|---|---|---|---|
| 3D FLASH（1段） | 冠状面 | 2.77/0.99 | 25° | 1.3 | 0.26 | 400 | ≥320×203 | — | 1 | 有 |
| 3D FLASH（2段） | 冠状面 | 3.08/1.14 | 25° | 1.1 | 0.22 | 400 | ≥384×336 | — | 1 | 有 |
| 3D FLASH（3段） | 冠状面 | 3.64/1.32 | 25° | 0.9 | 0.18 | 400 | ≥448×392 | — | 1 | 有 |

## （五）图像质量要求

1. 整个下肢血管成像的扫描范围包括髂动脉分叉起始部及足背动脉。

2. 良好的下肢MRA图像动脉边缘清晰，血管全程连续显示，主干及分支显示良好，无明显静脉或组织信号干扰，多段拼接对位良好，各段MRA间无明显信号差异，血管可进行局部三维重建。

## （六）注意事项

1. 为使图像拼接良好及减少扫描层数，摆位时应注意身体中轴与磁场中心线及检查床平行。

2. 扫描时各段倾斜角及偏中心距离尽量减小，每段图像与邻近图像重叠5cm以上。

3. 综合考虑分段及每段分辨力，合理控制扫描时间，避免静脉干扰。腹盆段及大腿段血管较粗大，可适度降低分辨力，扫描时间控制在15～18s，有利于屏气扫描；小腿段血管较细小，可适度调高分辨力，扫描时间控制在22～25s。

4. 扫描一般采用透视触发法，以靶血管显影作为扫描触发时间点，序列采集应采用K空间中心填充。

# 五、相关疾病磁共振检查策略

## （一）周围神经磁共振成像

周围神经磁共振成像有助于神经外伤、卡压、炎症、肿瘤及系统性病变的定位与定性诊断。

**1. 外周神经损伤**　臂丛神经损伤可分为神经节前损伤、神经节后损伤和混合型损伤，磁共振神经成像结合常规扫描能够显示损伤的位置，判断神经是部分还是完全断裂，同时能够显示局部软组织损伤水肿及其神经支配肌群的水肿$T_2$信号，有助于临床治疗方案的制订。

**2. 外周神经肿瘤**　神经鞘瘤、神经纤维瘤、淋巴瘤、转移瘤等原发或继发性肿瘤可累及外周神经的不同部位。神经磁共振成像能明确肿瘤位置、大小、形态、与周围组织的关系，有助于肿瘤的定位与定性，并为手术或放化疗提供指导。

**3. 外周神经炎**　神经磁共振成像能够直观显示神经炎所致的神经增粗、$T_2$信号增高及肌肉去神经支配信号改变，有助于做出诊断与鉴别诊断，有助于评估炎症的程度及治疗效果。

### （二）血管磁共振成像

动脉粥样硬化、糖尿病、大动脉炎等疾病可引起血管腔狭窄或阻塞，可并发动脉瘤，病变累及全身动脉，全身血管MRA有助于这类病变的诊断。四肢血管MRA可用于四肢血管局部病变的诊断，如动脉粥样硬化、血管畸形、动脉瘤等。血管性疾病磁共振检查策略如下。

1. 血管MRA对于血管狭窄或闭塞病例，应适度延迟扫描，以利于目标血管充盈。

2. 动脉瘤行MRA应包括载瘤血管瘤前、瘤后主要分支，并应选择合适时机避免过早采集、对比剂充填不足而影响血栓判定。

3. 动静脉瘘病例可采用TRICKS/TWIST法造影，给予对比剂后扫描只采集K空间中心数据，可显著缩短采集时间，动态观察血管灌注情况。

4. 假性动脉瘤病例可不做减影处理，结合常规扫描，便于观察外周血肿。

（潘雪琳　丁金立　朱　默　胡劲松　孔祥闯　赵志勇　单春辉）

# 第**6**章
# 磁共振图像质量控制

📌 **学习目标**
1. 素质目标　MRI 检查为临床需求服务。
2. 知识目标　掌握 MR 图像质量的评价内容；熟悉磁共振常见伪影及对策、扫描技术质量的控制；了解 MR 图像质量评价指标间的相互关系、硬件设备质量控制。
3. 能力目标　成像参数的合理调整；MRI 检查中针对伪影的对策；如何权衡质量和效率。

## 第 1 节　磁共振图像质量及其评价

磁共振成像是多序列、多参数成像，其设备结构、成像原理、成像过程等都较为复杂，而且成像参数众多，涉及成像过程中每一个环节、每一个成像参数等的变化都可能引起图像质量的改变。良好的磁共振图像质量是影像学诊断的前提。因此，在日常工作中，对磁共振图像质量的评价及控制至关重要。

### 一、磁共振图像质量评价内容

当扫描完成后，首先应对获得的磁共振图像质量进行评价，若图像质量不能满足诊断需求和临床需求时，需及时确认能否进一步优化成像参数等来改善图像质量以满足诊断需求和临床需求。MR 图像质量需评价的内容主要有以下几个方面。

1. MR 图像上的检查信息正确、完整。检查信息主要包括受检者姓名、年龄、性别、检查号、检查医院、检查时间、检查设备等，以及扫描层厚、TR、TE、编码方向等重要扫描参数。
2. 扫描部位正确，符合医嘱项要求。
3. 扫描范围应完整包含临床所要求的扫描部位。
4. MR 图像包含基本扫描方位和常规扫描序列；扫描参数需符合序列要求。
5. 根据病史及检查要求，可包含个性化的特殊序列，如有重建图像需清晰显示。
6. 各部位扫描均应有相应的定位相。
7. MR 图像应具有高信噪比、高对比度噪声比和高空间分辨力。
8. MR 图像应满足诊断要求，无影响诊断的伪影。
9. 平扫与增强扫描图像的组织层面基本一致。
10. 增强扫描时，扫描期相合理；如有必要需包含动态增强序列。

### 二、磁共振图像质量评价指标

MR 图像质量受诸多因素影响，实际工作中常用的磁共振图像质量评价指标主要有信噪比、对比度噪声比、空间分辨力等，这些评价指标之间既相互联系又相互影响。其中，信噪比是磁共振图像中最基本的质量评价指标，也是评价磁共振图像的基础，它是保证良好对比度噪声比和更高空间分辨力的前提；对比度噪声比良好才能区分不同的组织、区分正常组织和病变组织，图像才具有临床诊断价值；图像的空间分辨力则是显示较小病灶的关键，具有早期诊断的价值。

**1. 信噪比（SNR）** 指感兴趣区内组织信号强度与噪声强度的比值，是衡量磁共振图像质量最重要的评价指标之一。信号强度，指某一感兴趣区内的所有像素信号强度的平均值；噪声强度，指同一感兴趣区等量像素信号强度的标准差或者背景区域感兴趣区的像素信号强度标准差。在一定范围内，SNR越高越好，SNR越低，噪声越大，图像的"颗粒感"越明显。临床上SNR可用两种方法计算。

第一种计算公式

$$SNR = SI/SD \tag{6-1-1}$$

式中，SI是感兴趣区内所有像素信号强度的平均值；SD是同一感兴趣区内等量像素信号强度的标准差。采用这种计算方法的前提是感兴趣区所包含的组织成分是均匀的，如果感兴趣区内组织成分不均匀，则感兴趣区内各个像素信号强度的标准差并不能代表随机噪声。因此，这种计算方法在临床上不常用，通常用于工程人员进行设备质量控制、设备日常维护、设备保养和故障检修等。

第二种计算公式

$$SNR = SI_{组织}/SD_{背景} \tag{6-1-2}$$

式中，$SI_{组织}$是感兴趣区内组织信号强度的平均值；$SD_{背景}$是相同面积的背景信号强度的标准差，背景区域通常选择相位编码方向上无组织结构的空气区域，即整个FOV内去除组织部分的区域。测量时，SI只计算在组织部分内选择的某感兴趣区内像素的平均强度，即$SI_{组织}$；而SD只计算在空气区域内相同面积感兴趣区信号强度的标准差，即$SD_{背景}$，SNR就是$SI_{组织}$与$SD_{背景}$的比值。目前，这种计算方法在临床上常用。

影响SNR的因素有很多，凡是影响信号强度和噪声强度的因素都会影响SNR。提高SNR的基本原则是提高受检组织的信号强度和降低背景噪声强度。

影响信号强度的因素主要有主磁场强度、TR、TE、层厚、矩阵、FOV等。①主磁场强度：SNR与主磁场强度成正比。主磁场强度越大，处于低能级的氢质子就越多，总的磁化矢量增加，信号强度增加，SNR升高。②TR：多数序列中，TR延长时，组织的纵向磁化倾向最大限度增加。下一次RF激发后可以产生较大的横向磁化矢量，而横向磁化矢量切割线圈产生较强信号，信号强度增加，SNR升高。③TE：多数序列中，TE缩短时，在$x$-$y$平面横向磁化矢量衰减减少，感应电信号增多，信号强度增加，SNR升高。④层厚：层厚增加，体素增加，信号强度增加，SNR升高。⑤矩阵：矩阵增大，体素减小，信号强度降低，SNR降低。⑥FOV：FOV增大，矩阵不变，像素变大，SNR升高，但层面内分辨力下降。

影响噪声强度的因素主要有接收带宽、采集线圈等。①接收带宽：接收带宽增大时，信号大小不变，采集的噪声增加，SNR降低。②采集线圈：表面线圈采集的图像SNR高于体线圈采集的图像SNR，一方面是因为表面线圈的尺寸小，从组织接受的噪声少，另一方面是因为表面线圈置于体表，能够最大限度地接收信号。

**2. 对比度噪声比（CNR）** 磁共振图像质量评价的另一个重要指标是对比度，它是指两种组织信号强度的相对差别，差别越大，图像对比越好。对比度受噪声影响较大，只评价对比度并不能真实反映磁共振图像质量，只有把噪声考虑在内才能真实反映磁共振图像质量。因此，临床上常用CNR来表示对比度。CNR指两种组织信号强度差值与背景噪声的标准差之比。临床上CNR计算公式为

$$CNR = (SI_{病灶} - SI_{组织})/SD_{背景} \tag{6-1-3}$$

式中，$SI_{病灶}$是病灶感兴趣区信号强度的平均值；$SI_{组织}$是病灶周围正常组织感兴趣区信号强度的平均值；$SD_{背景}$是相同面积的背景信号强度的标准差，一般选择相位编码方向上FOV内无组织结构的空气区域

作为感兴趣区，代表背景的随机噪声。

CNR的影响因素主要有以下几个方面。①组织间的固有差别：即组织间的$T_1$值、$T_2$值、质子密度、运动情况等的差别，差别越大，CNR越大，对比越好。如果组织间的固有差别很小，即便检查技术再好，对CNR的改善也是有限的，CNR可能仍然很小。②成像技术：包括设备场强、脉冲序列、成像参数等。TE、TR、TI、翻转角、信号平均激励次数、体素体积、接收带宽及线圈类型等都会影响CNR，在实际工作中根据具体情况选择合适的脉冲序列并采用合理的成像参数来提高图像的CNR。③人工对比：对比度主要取决于组织本身的特性，有的组织间的固有差别很小，当病灶或目标组织与周围组织对比度较小时，可使用内源性或外源性对比剂来增加两者之间的对比，即增加两者之间的CNR，以此提高病变检出率或对病变进一步定性。

**3. 空间分辨力**（spatial resolution） 也称高对比度分辨力（high-contrast resolution），指图像中可辨认的相邻组织结构几何尺寸的最小极限，代表了MR成像系统或图像对组织细微解剖结构细节的显示能力。它用可辨的每厘米线对数（LP/cm）或最小圆孔直径（mm）表示。空间分辨力越高，细节越清晰，图像质量越好。

影响空间分辨力的因素主要有FOV、矩阵、层厚等。FOV不变，矩阵越大，像素越小，空间分辨力越高；矩阵不变，FOV越大，像素越大，空间分辨力越低；成像层面越薄，空间分辨力越高；成像层面越厚，空间分辨力越低。因此，薄层、大矩阵、小FOV可以提高空间分辨力。在其他成像参数不变的情况下，提高空间分辨力的同时，SNR将会降低，采集时间也会延长，因此在工作中需根据检查部位及解剖特点等，权衡各方面的利弊，选择合适的扫描参数，既要考虑改善图像的空间分辨力，又要考虑图像的SNR。

如果所获得的磁共振图像的几个主要评价指标，包括SNR、CNR及空间分辨力均较高，并且采集时间不是很长时，则是理想的状态。但是，一个图像质量指标获得改善的同时，往往伴随着另一个甚至多个质量指标的损失。因此在实际工作中，不能只简单地改善某一个质量指标而不考虑其他指标，而是要研究各参数之间的相互制约关系，综合考虑目标与可选参数之间的相互影响，恰当地调整各种成像参数，获得满意的图像。

# 第2节 磁共振成像质量的影响因素

优质的MR图像应具有高SNR、高对比度、高分辨力、精确定位等特点，同时图像中应没有伪影、变形、不均匀影和模糊，能准确地显示解剖结构和病理改变，为临床诊断提供有价值的信息。磁共振图像质量的好坏受多种因素制约，掌握好各种制约因素之间的关系，对于做好磁共振成像的质量控制，提高临床应用价值非常重要。

为了获得良好的图像质量，除了确保磁共振硬件设备的各项性能指标均符合标准外，还需要根据患者的特点及临床要求制订出完善的扫描方案与成像参数。因此，通过对磁共振成像参数的优化是最直接、最有效及最可靠的提高图像质量的方法。提高磁共振的检查质量，优化各种检查参数，最终获得充分满足诊断要求的优质图像是磁共振检查的最终目的。

## 一、硬件设备质量控制

影响磁共振成像质量的因素繁多且彼此相互制约，如磁场强度、梯度场强度、梯度切换率、射频性能、线圈通道技术等均会影响图像的质量。因此在选购磁共振设备时，要经过严格论证，选择性能卓越、配置合理、符合自己医院诊疗特点的先进设备是整个磁共振检查质量控制的基础。

磁共振设备系高精密医学影像设备，它对其环境及空间位置的要求十分严格。首先，在场地的选择上，要远离较大的、移动的金属物品，同时还要与其他的大型检查设备保持适当的距离，以免影响主磁场的均匀性；其次，为了防止外界无线电波干扰磁共振信号，在设备安装前要做好机房的射频屏蔽和磁屏蔽；最后，临床工程师需要对房间的屏蔽及机器的各项性能进行严格的检测验收，如主磁场的均匀性、梯度系统的稳定性、线圈的SNR、射频校正值等，确保各项参数指标都在合格范围内方可投入使用。

# 二、扫描技术质量控制

磁共振成像是一种多序列、多参数、多方位的成像技术，成像参数众多，且关系错综复杂。在进行磁共振检查时，不仅要熟悉SNR、对比度、空间分辨力、均匀度、几何失真、伪影、模糊等参数，还要了解各参数间的相互影响、相互制约的关系，熟练掌握各种脉冲序列和参数的变化对图像造成的影响，并能够根据疾病特点及临床诊断灵活应用脉冲序列和参数。

## （一）SNR

要区分绝对SNR与相对SNR，由工程人员利用水模进行测量的是绝对SNR。而在扫描界面中显示的则是相对SNR，其本身并不代表真正的SNR高低，相对SNR的意义在于随参数调整，相对于初始设置SNR的变化。

图像SNR是医用磁共振系统性能的重要指标，是各种认证机构对磁共振设备准入认证进行技术评判的量化指标，也是磁共振机生产厂商提供性能自我评价，尤其是线圈性能的方法依据。磁共振图像SNR与以下多种因素有关。

**1. 体素**　代表受检者体内组织的容积，取决于层面内像素面积和层厚（图6-2-1）。数字图像的单位是像素。像素的亮度代表受检者单位体积组织所产生的MR信号强度。像素面积取决于FOV的大小和FOV内像素的数量或矩阵，其大小为

$$像素面积=FOV÷矩阵 \tag{6-2-1}$$

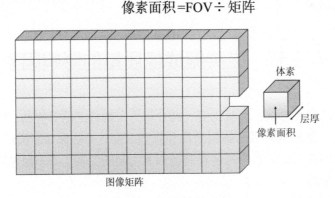

**图6-2-1　像素与体素**

大体素比小体素包含更多的自旋或原子核，因此有更多原子核来产生信号。大体素比小体素的SNR高。

因此，SNR与体素容积成正比，任何减小体素大小的参数都会降低SNR，反之亦然。可通过以下三点来改善SNR。

（1）改变层厚　通过层厚减半（由5mm降至2.5mm）来改变体素大小，体素容积也减半，从而也使SNR减半（图6-2-2）。层厚减小，SNR呈比例降低。

（2）改变图像矩阵　图像矩阵是指图像内像素的数量。由两个数值决定：一个是频率方向的像素数量；另一个是相位方向的像素数量。当FOV不变，图像矩阵增大，SNR降低。

（3）改变FOV 当FOV减半时，两个方向上的像素大小都减半，因此，体素容积和SNR都减至原值的1/4。FOV减小时，SNR明显下降，但图像分辨力增加了。由于扫描范围和使用的接收线圈不同，当采用小FOV时，需要采取措施来增大SNR（图6-2-3）。

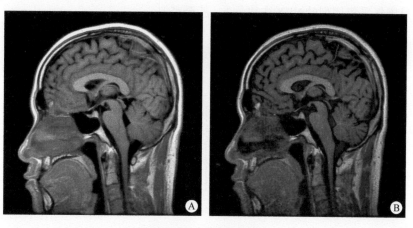

**图6-2-2** 层厚与SNR

A. 层厚为5mm；B. 层厚为2.5mm

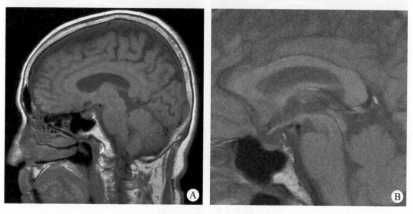

**图6-2-3** FOV与SNR

A.FOV为240mm；B.FOV为120mm

**2. 接收带宽** 是指磁共振系统采集磁共振信号时所接收的信号频率范围，它与SNR之间为反向关系。这是因为带宽越大，噪声越多，而信号几乎不变，因此SNR下降，所以减少带宽可增加SNR（图6-2-4）。但是减小带宽也会产生负面影响，如化学位移伪影增加、图像对比度下降、回波时间加长、扫描层数减少、扫描时间延长等。

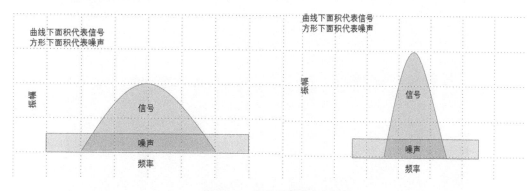

**图6-2-4** 接收带宽与SNR

左图带宽大，SNR低；右图带宽小，SNR高

**3. 激励次数（NEX）** 也称信号平均次数或信号采集次数，是指在相同相位编码位置进行信号采集的次数。SNR与NEX的平方根成正比（图6-2-5）。如果图像的SNR较低，可以通过增加NEX的方法解决，但同时也会增加扫描时间。一般的成像序列通常需要2个或2个以上的NEX（图6-2-6），而快速成像序列尤其是屏气采集序列的NEX往往是1，甚至＜1。

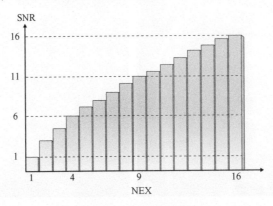

**图6-2-5** NEX与SNR

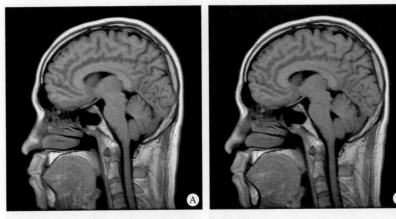

**图6-2-6** 激励次数
A. NEX为4；B. NEX为2

**4. 重复时间（TR）** 决定在下一个激励脉冲之前能够恢复的纵向磁化矢量的数量。TR越长，各种组织中的质子可以有充分的时间弛豫，使纵向磁化矢量增加，信号强度也随之增加。TR变短时，仅有部分纵向磁化矢量得到恢复，所以信号强度减少。因此，增加TR时，SNR增高；减少TR时，SNR降低（图6-2-7）。但是通过增加TR来提高磁共振图像的SNR是有限的，如果使用特别长的TR采集信号，

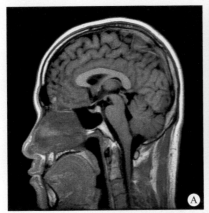
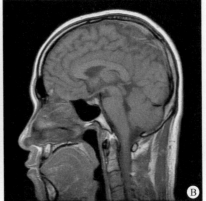

**图6-2-7** TR与SNR
A. TR为2000ms；B. TR为1000ms

SNR则变化微弱。这是因为TR足够长的时候，使纵向磁化矢量基本完全恢复，再增加TR 纵向磁化矢量也不会超过其最大值。而且使用长TR还会使扫描时间增加，因此在设置扫描参数时应综合考虑图像的对比度特性与合理扫描时间的权重关系。

**5. 回波时间（TE）** 是横向磁化矢量衰减的时间，TE决定信号接收之前衰减的横向磁化矢量值（图6-2-8）。TE越长，采集信号前横向磁化矢量的衰减量就越多，回波幅度越小，产生的信号量也越少，SNR就会下降。TE越短，横向磁化矢量的衰减量就越少，回波幅度越高，因而SNR较高（图6-2-9）。

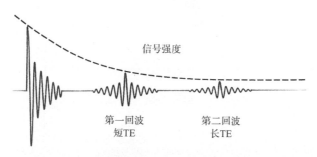

信号强度

第一回波
短TE

第二回波
长TE

**图6-2-8** 回波时间

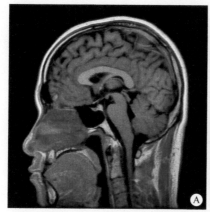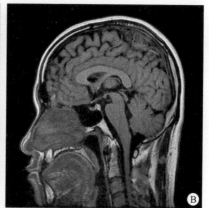

**图6-2-9** TE与SNR
A. TE为10ms；B. TE为80ms

**6. 翻转角（FA）** 翻转角度的大小和射频脉冲的能量有关。翻转角越小，纵向磁化转变为横向磁化的量就越小，产生的信号越弱，SNR就越低。SE序列使用90°射频脉冲，纵向磁化基本都转变为横向磁化，而梯度回波脉冲序列使用的是小于90°的射频脉冲，纵向磁化只能部分转变为横向磁化。因此，SE脉冲序列获得的信号更强，SNR也更高（图6-2-10）。

**7. 层间距** 扫描时所选择的层间距越大，SNR就越高。因为层间距减少或无层间距会产生层面干扰噪声，从而降低SNR。所以在不影响病灶检出的情况下应适当设置层间距，以提高SNR。目前，在新型的磁共振仪器上由于脉冲准确度和梯度精确度的提高，层间干扰已经明显减弱，可采用<1mm的层间距。

**8. 回波链长度** 以FSE序列为例，在一次90°脉冲后施加多次180°相位重聚脉冲，即一个TR周期内，由多次180°脉冲组成的回波链，用不同相位编码梯度场各产生一个回波，在一个K空间每次填充多条线，使成像时间成倍缩短，因此回波链也被称为快速成像序列的时间因子。回波链越长，扫描时间越短，但SNR也越低，允许扫描的层数也减少。

MR扫描各参数之间的相互关系见表6-2-1。

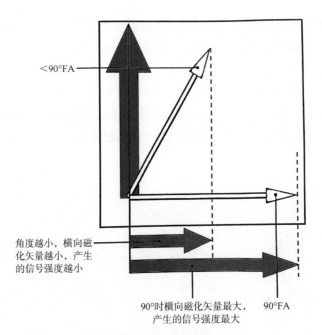

<90°FA

角度越小，横向磁化矢量越小，产生的信号强度越小

90°时横向磁化矢量最大，产生的信号强度最大    90°FA

**图6-2-10** FA与SNR

**表6-2-1** MR扫描参数关系表

| 参数 | 优点 | 局限性 |
|---|---|---|
| TR ↑ | ↑ SNR | ↑扫描时间 |
|  | ↑层数 | ↓ $T_1$加权 |
| TR ↓ | ↓扫描时间 | ↓ SNR |
|  | ↑ $T_1$加权 | ↓层数 |
| TE ↑ | ↑ $T_2$加权 | ↓ SNR |
| TE ↓ | ↑ SNR | ↓ $T_2$加权 |
| NEX ↑ | ↑ SNR | ↑扫描时间 |
| NEX ↓ | ↑信号平均 | ↓ SNR |
|  | ↓扫描时间 | ↓信号平均 |
| 层厚↑ | ↑ SNR | ↓分辨力 |
|  | ↑扫描覆盖范围 | ↑部分容积 |
| 层厚↓ | ↑分辨力 | ↓ SNR |
|  | ↓部分容积 | ↓扫描覆盖范围 |
| FOV ↑ | ↑ SNR | ↓分辨力 |
|  | ↑扫描覆盖范围 |  |
|  | ↓卷褶 |  |
| FOV ↓ | ↑分辨力 | ↓ SNR |
|  |  | ↓扫描覆盖范围 |
|  |  | ↑混淆 |
| 相位方向矩阵大小↑ | ↑分辨力 | ↑扫描时间 |
|  |  | ↓ SNR |
| 相位方向矩阵大小↓ | ↓扫描时间 | ↓分辨力 |
|  | ↑ SNR |  |
| 接收带宽↑ | ↓化学位移 | ↓ SNR |
|  | ↓最小TE |  |
| 接收带宽↓ | ↑ SNR | ↑化学位移 |
|  |  | ↑最小TE |

## （二）空间分辨力

首先明确成像过程中由扫描参数所决定的体素大小。体素兼顾了像素大小和层厚两个因素，也就是从三维角度反映图像空间分辨力。实际成像过程中，体素大小不仅制约着所获得图像的空间细节分辨能力，同时也决定着图像的SNR。实际工作中为了保证足够的空间分辨力，一般应选择较薄的层面进行扫描。但是层厚的变薄将使SNR下降，同时又会增加部分容积效应的影响。可见提高空间分辨力与减少部分容积效应及增加SNR的要求是矛盾的，这时往往用增加激励次数等措施来获得理想的图像。

## （三）组织对比度

在评价图像质量时SNR是一项比较重要的技术指标，但即使SNR很高也不能保证有效区分不同的受检组织。因此在保证一定SNR的前提下，评价磁共振图像的另一个重要质量指标是对比度。对比度是指两种组织信号强度的相对差别，差别越大则图像对比越好。SNR和对比度共同决定了图像的质量。因此，临床上常用CNR定义两者对图像的共同作用，有关CNR的相关影响因素参考本章第1节。

## （四）均匀度

均匀度是指图像上均匀物质信号强度的偏差。偏差越大说明均匀度越低。均匀度包括信号强度的均匀度、SNR均匀度、CNR均匀度，实际测量中可用体模来进行。影响图像均匀度的主要因素有静磁场、射频线圈与射频场、涡流效应、梯度脉冲和穿透效应等。其中静磁场均匀性是限制图像均匀程度的最主要因素。射频场不均匀也会导致图像的均匀性差，因此要求射频线圈能够产生强度合适、时间精准的射频脉冲。当射频脉冲能量很高时会发生穿透效应，使图像不同区域接收到的信号有差异，从而影响均匀度。涡流补偿不足时会产生伪影，影响均匀度并使信噪比降低。梯度脉冲的校准不佳会影响层面的选择、频率和相位方向的编码，使图像出现伪影，影响均匀度。

# 第3节 磁共振常见伪影与对策

与其他医学影像技术相比，磁共振成像原理及成像过程复杂，MRI检查是出现伪影最多的一种影像技术。所谓伪影是指在磁共振扫描或信息处理过程中，出现与实际解剖结构不相符的图像信息，可以单纯来源于磁共振硬件系统，也可来源于硬件系统与受检者之间的相互作用，表现为图像变形、重叠、缺失、模糊等。伪影不仅会造成图像质量的下降，还会影响病变的显示及诊断，因此消除或减少伪影非常重要。

## 一、磁共振硬件相关伪影与对策

### （一）灯芯绒伪影

**1. 表现形式** 灯芯绒伪影是一个统称，其伪影有多种表现形式，如灯芯绒状、电火花状、斑马线状及白噪声状。其在图像中表现为覆盖整个图像的灯芯绒状的明暗线状影（图6-3-1），可为单一方向的线状影，也可为多个方向相交叉的箭尾状影。可出现在序列的某一幅图像中，也可出现在整个序列中。

**2. 产生机制** 灯芯绒伪影的产生机制是封闭磁体内产生的放电辐射导致的K空间污染。原因可能有：一是高速ADC采

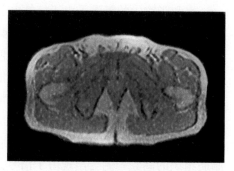

**图6-3-1 灯芯绒伪影**

样时,电子开关出现接触不良;二是其他系统接触不良或接线尖端导致放电;三是其他无线发射装置瞬时射频信号串扰,导致原始K空间出现了信号异常强的数据点(Sparkle点)。

**3. 解决对策** 出现灯芯绒伪影后,一般直接联系维修工程师对附近无线发射装置、噪声滤波器、内部电缆接线端、ADC高速采集板卡等进行检修,排除故障后再对K空间进行数据校验。

### (二)非线性梯度伪影

**1. 表现形式** 非线性梯度伪影为图像空间定位错误,图形出现扭曲、变形。

**2. 产生机制** 由于梯度系统是磁共振空间定位的关键,因此梯度磁场梯度线性下降就会导致伪影的产生。

**3. 解决对策** 当图像出现严重的变形、扭曲时,需及时请维修工程师到现场调试解决。

### (三)重叠(Ghost)伪影

**1. 表现形式** Ghost伪影又称鬼影或重影,表现为在图像相位编码方向上产生多个重叠连续的重影。

**2. 产生机制** Ghost伪影是由于硬件系统不稳定导致的,如射频系统不稳定、梯度系统不稳定、磁场均匀度等。有时患者在检查过程中移动也会产生Ghost伪影。

**3. 解决对策** Ghost伪影产生时应判断其产生原因,排除受检者自身活动因素后应检查系统各部分是否稳定,必要时联系维修工程师进行检修。

## 二、磁共振数据采集、重建相关伪影与对策

### (一)化学位移伪影

**1. 表现形式** 化学位移伪影是一种由化学位移现象引起的伪影。表现为在图像的频率编码方向上,含水组织与脂肪组织交界处出现的一侧信号低(水和脂肪信号分离)一侧信号高(水和脂肪信号叠加)的伪影(图6-3-2A)。

**2. 产生机制** 化学位移伪影产生于磁共振的化学位移效应。磁共振主要产生信号的氢质子位于水和脂肪分子中,这两类氢质子由于所处化学环境不同,表现出不同的性质。水中的氢质子与氧原子结合形成共价键,而脂肪中的氢质子与碳原子结合形成共价键,氧原子由于核外电子结构的原因比碳原子具有更强的夺取氢原子核外电子的能力,所以与氧原子结合的氢质子核外电子云密度相对较低。在磁共振现象中核外电子具有一定的磁场屏蔽作用,核外电子云越稀疏则会使氢质子感受到的磁感应强度越强,核外电子越稠密则会使氢质子感受到的磁感应强度越弱。不同氢质子感受到的磁感应强度不同,导致其拉莫尔进动频率不同,而这种进动频率的差异会使相应的信号在傅里叶变换后出现空间位置的错配。

水和脂肪中的氢质子由于核外电子密度不同产生了3.5ppm的化学位移,在1.5T设备中水脂频率差别为220Hz,3.0T时水脂频率差别为440Hz。磁共振成像往往以水的进动频率为中心频率,脂肪中的氢质子由于进动频率比较慢,在进行傅里叶变换时会将脂肪中的氢质子的低进动频率误认为是空间位置的低频率。图像重建后脂肪组织的信号就会在频率方向上向低频方向移动,形成化学位移伪影。例如,在脂包水(如肾脏与周围脂肪)情况下,由于周围脂肪的信号会向低频方向移动,所以在含水组织的高频一侧会出现由于信号叠加造成的高信号区,在含水组织的低频一侧会出现由于信号分离造成的低信号区。在水包脂(如椎管内部脂肪瘤)的情况下,中央脂肪的信号会向低频方向移动,所以在脂肪组织的高频一侧会出现由于信号分离造成的低信号区,在脂肪组织的低频一侧会出现由于信号叠

加造成的高信号区。此外，基于平面回波信号读取方式的序列其化学位移伪影在相位编码方向上表现得更为明显。

**3. 解决对策** 一是运用各种脂肪抑制技术（如反转恢复、频率饱和、水脂选择性激励、水脂分离等）抑制脂肪信号的影响从而减轻化学位移伪影的影响（图6-3-2B）。二是改变频率编码方向可以改变化学位移伪影出现的位置，虽不能消除伪影，但能减轻其对诊断的影响（图6-3-2C）。三是增加采集带宽，采集带宽越大，化学位移伪影移动得越少，对图像的影响越小（图6-3-3）。

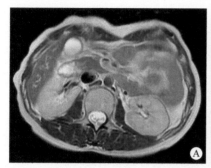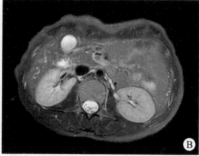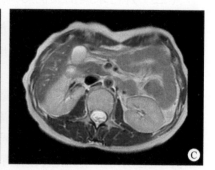

**图6-3-2 化学位移伪影及解决对策**

A.肾脏周围化学位移伪影明显；B.脂肪信号抑制后；C.改变频率编码方向为前后

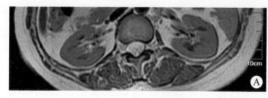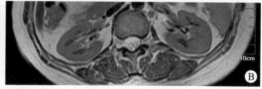

**图6-3-3 采集带宽对化学位移伪影的影响**

A.采集带宽83.33kHz；B.采集带宽200kHz，化学位移伪影减小

有时将同/反相位图中反相位图上的勾边效应称为第二类化学位移伪影，勾边效应的产生原因是在水脂相位相反的时刻采集回波时，两者信号强度相互抵消从而出现勾边现象，与化学位移伪影相比，勾边效应不只出现在频率编码方向上，它表现为在所有水脂交界区出现的低信号黑带，它的产生与回波时间TE的选择有关，而且改变采集带宽也不能影响勾边效应。

### （二）卷褶伪影

**1. 表现形式** 卷褶伪影大多发生在相位编码方向，表现为FOV大小不足时，FOV以外的组织图像位移或卷褶到同一张图像的另一侧（图6-3-4）；对于3D序列，由于层面方向同样是相位编码定位，所有3D序列层间FOV不足时会发生层间卷褶，最后几层的图像叠加到前几层。

**2. 产生机制** 卷褶伪影也称为混淆伪影，在图像重建时由于采集到的频率或者相位信息发生混淆，这些混淆的信号经过傅里叶变换后就会在图像中出现周期性重复的相互复制的图像。当物体部分超过扫描视野范围时，可能在频率编码方向或相位编码方向上出现卷褶，但是由于频率编码方向不影响扫描时间，所以频率编码方向采样一般都是足够的，频率编码方向出现的卷褶伪影较为少见。在相位编码方向上因为图像的空间定位本身是根据自旋质子的相位角度进行编码的，如0°～360°，所以当FOV以外的质子积累了超过360°的相位角度时，其相位信息就会和FOV内的质子相混

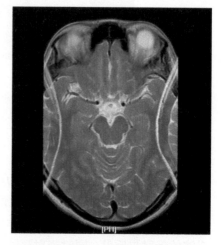

**图6-3-4 卷褶伪影表现**

淆，产生混淆的质子相位角度往往相差360°。

**3. 解决对策** 一是增大FOV，使所有组织部分都包含到扫描野内。二是在序列中设置扫描过采样，过采样时FOV以外的质子也会被编码，被编码后质子不会产生相位积累，不会产生信号的混淆，图像重建时可以只重建FOV以内的图像。过采样的设置满足了局部视野成像的要求。三是扫描时可以设置饱和带，使FOV以外的信号达到饱和从而消除卷褶伪影。

### （三）并行采集相关伪影

**1. 表现形式** 并行采集相关伪影可以理解为较特殊的卷褶伪影，卷褶伪影一般出现在图像对侧或四周，而并行采集相关伪影常出现在图像中部，有时也表现为明显的大颗粒噪声出现在图像中部（图6-3-5）。

**2. 产生机制** 并行采集技术是利用相控阵线圈不同通道之间的空间灵敏度差异来计算体素的空间位置。并行采集在K空间上采用隔行采集的方式，减少了单个通道的K空间线采集数目，从而节约了采集时间，隔行采集会使相位编码方向的FOV相应缩小，这种FOV的缩小会在图像上产生卷褶伪影，在图像重建的傅里叶变换过程后再根据校准扫描所获得的线圈灵敏度分布图进行去卷褶处理。

容易产生明显的并行采集伪影有：一是当所选FOV太小或加速因子设置过大时，即使并行采集有去除卷褶伪影的算法，图像中仍会有明显出现在中心的伪影。二是线圈的摆放位置不合理（没有对齐）时，或正式扫描序列与校准扫描序列不一致时，都会影响线圈灵敏度分布图的获取从而影响卷褶伪影的去除。三是并行采集技术与线圈的单元排布有关，如果设置的加速因子大于加速方向上的线圈单元数目，也会导致伪影。

**3. 解决对策** 扫描时首先注意FOV不能过小，其次根据线圈的单元排布选择适宜的加速因子。正式扫描序列与校准扫描序列要对应一致，若有患者扫描过程中的移动应重扫校准扫描序列，正式扫描序列及校准扫描序列均要求患者屏气等。

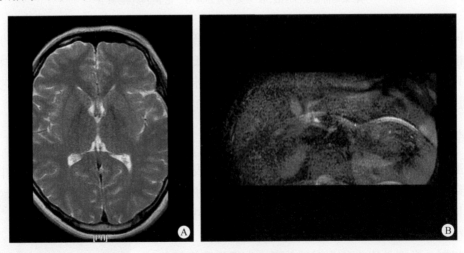

**图6-3-5 并行采集伪影**

A. 颅脑T₂WI图像中部出现并行采集伪影；B. 腹部MRI图像中部出现大颗粒噪声及伪影

### （四）介电伪影

**1. 表现形式** 介电伪影又称为电解质伪影，在人体横径比较长的部位成像时，容易出现图像信号不均匀，且图像中部信号偏低（或偏高）的情况（图6-3-6）。高场强的设备更容易出现介电伪影。

**2. 产生机制** 射频脉冲在人体介质内传播时遵循电磁波的传播规律，在不同的组织界面上可能形成波的折射与反射，同时当射频脉冲在人体介质中传播时波长会变短，当变短的射频脉冲波长与人体左右径接近时，可能因为电磁波的反射而无法完全穿过人体，产生驻波。形成驻波的电磁波会在人体中发生波的干涉，从而使某些地方射频场增强或减弱，图像信号变得不均匀。

**3. 解决对策** 一是在激励时采用多源射频系统，多源射频系统会根据驻波发生的位置发射另一个方向的射频脉冲来抵消驻波，从根本上解决介电伪影；二是可以将装满水的水袋放在患者成像部位与接受线圈之间，这些高传导率介质填充的水袋可以有效缓解驻波现象；三是对于大量腹水或较大囊肿的患者安排到更低场强的设备上扫描。

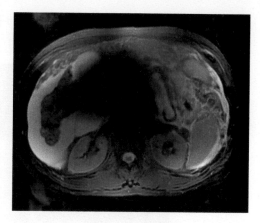

图6-3-6 介电伪影

## （五）截断伪影

**1. 表现形式** 截断伪影一般出现在高对比度图像的周围，形成环状的明暗条纹交替出现的伪影。频率编码方向或相位编码方向都可能出现（图6-3-7）。

**2. 产生机制** 数字图像是用有限的像素来描述有限的体素，在高对比度的组织界面由于采样的数据点是有限的，不能完全描述客观的组织，就会产生截断伪影。由于相位编码方向影响着扫描时间的长短，常常出现欠采样的情况，所以相位方向上的截断伪影更为明显。

**3. 解决对策** 一是截断伪影不会完全在图像上消除，但随着采样的增加、矩阵的增大、空间分辨力的提高，截断伪影的条纹会越来越细、越来越薄；二是通过增加采集次数、信号平均的方法也可以减小截断伪影对图像的影响。

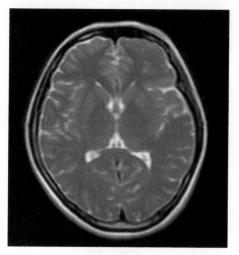

图6-3-7 截断伪影

# 三、运动伪影与对策

**1. 表现形式** 周期性的生理运动在图像中表现为相位编码方向上出现条纹状的伪影，且等间距连续出现；受检者某些随机运动产生的伪影则表现为图像模糊、相位编码方向上的条纹伪影或明显的错位与错层（图6-3-8A）。

**2. 产生机制** 根据磁共振空间定位原理可知，在频率编码梯度读出信号之前，由于读出（频率编码）梯度的施加，必然会造成频率编码方向上不同位置的质子进动频率产生差异，导致相位编码后的质子相位发生改变，为了保护相位编码信息，需在读出信号的频率编码梯度之前施加一个频率编码梯度的准备梯度。这种读出梯度的双联梯度设计可以使静止位置的质子在信号读出时刻实现额外相位的归零。但对于流动的液体或运动的物体，由于其质子空间位置的变化无法实现信号读出时刻的额外相位回零，这种额外的相位信息在采集到K空间后会影响图像的空间定位信息，产生相位编码方向上的伪影。

**3. 解决对策** 一是对于周期性生理运动，可以采用外置的生理门控装置对运动进行监测控制，如心电门控、呼吸门控、膈肌导航技术等。某些专用的抗伪影序列也能很大程度上减轻伪影对图像的影响，如Propeller（Blade）、MultiVane等（图6-3-8B）。二是自主性运动，对于意识清楚的受检者可以做好检查前的准备与沟通工作，提前解释梯度工作时的噪声和设备间内的低温问题；对于意识不清或者难以坚持扫描体位的患者，则可以做好充分固定与控制，体位设计上应尽量人性化，如腰椎扫描时用三角垫垫高膝部，做膝关节时垫高脚踝等。三是尽量缩短扫描的时间，合理使用并行采集、压缩感知、单次激发等技术手段，适当调整重复时间TR、激励次数等参数，在保证图像质量的前提下尽可能缩短时间，减少运动伪影。

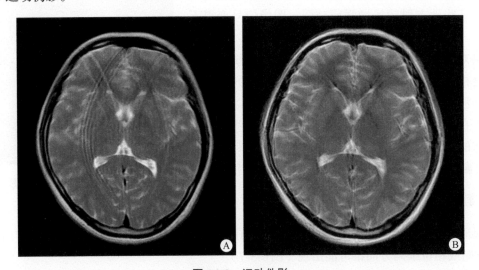

**图6-3-8  运动伪影**

A.颅脑快速自旋回波$T_2$WI图像中出现运动伪影；B.采用Propeller（Blade）序列，运动伪影减轻

# 四、环境相关伪影与对策

## （一）射频干扰伪影

**1.表现形式**  在相位编码方向上出现高信号线状拉链影，又称为拉链状伪影（图6-3-9）。

**2.产生机制**  外界无线电信号干扰。

**3.解决对策**  射频干扰伪影常由于磁共振屏蔽效果不佳而导致，如磁共振检查室屏蔽门没有关严等。此外如果磁共振磁体周围有射频干扰源时也会引起射频干扰伪影。场地设计时应避免两台同样场强的磁共振设备发生干扰。

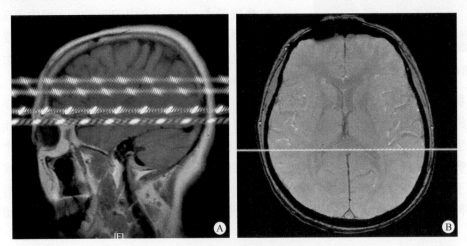

**图6-3-9  射频干扰伪影**

A.颅脑矢状位图像上高信号的射频干扰伪影；B.颅脑磁敏感图像上拉链状伪影

## （二）磁化率伪影

**1.表现形式**  磁化率伪影也称为磁敏感伪影，表现为在磁场不均匀的区域出现异常的高信号或低信号区，并伴随着图像明显的变形与扭曲（图6-3-10A、B）。其中由于铁磁性金属会严重影响局部磁

场的均匀性，所以金属伪影也是一种特殊的磁化率伪影（图6-3-10C）。

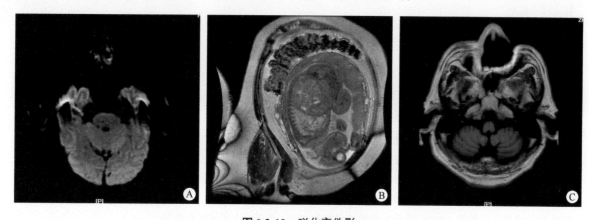

**图6-3-10 磁化率伪影**

A. DWI中的磁化率伪影；B. 梯度回波序列中线圈周围产生的伪影；C. 金属伪影

**2. 产生机制** 磁化率定义为物质进入外磁场后感应出的磁化强度与外磁场强度的比值。物质的磁化率越大，对磁场均匀性的影响也越大，磁场不均匀则会导致质子迅速失相位，加速信号衰减；同时会引起相位编码信息与频率编码信息对应错误，造成图像的扭曲与形变。磁场均匀性下降的同时，利用化学位移法进行脂肪抑制的效果也会变差，抑制不均匀的脂肪或是由此产生的化学位移伪影也会影响图像的质量。

**3. 解决对策** 主要是解决磁场不均匀对图像的影响。对于金属伪影可尽量将受检者可去除的金属异物去除，针对不能去除的内置金属物质，可使用低场强设备进行扫描。对于组织间磁化率差异较大引起的伪影，方法有：一是通过匀场来改善磁场不均匀性，将受检者成像部位尽可能置于主磁场中部。二是用自旋回波序列代替梯度回波与平面回波序列。用水质分离脂肪抑制技术（IDEAL或DIXON）代替频率饱和脂肪抑制技术。三是降低相邻组织间的磁化率差别，如嘱受检者口服顺磁性对比剂以减小胃肠道内气体与周围组织的磁化率差别等。

（曹希明　单春辉）

# 参考文献

曹厚德，2016. 现代医学影像技术学. 上海：上海科学技术出版社.

韩丰谈，朱险峰，2010. 医学影像设备学. 2版. 北京：人民卫生出版社.

李萌，樊先茂，2014. 医学影像检查技术. 3版. 北京：人民卫生出版社.

李真林，倪红艳，2017. 中华医学影像技术学-MR成像技术卷. 北京：人民卫生出版社.

史大鹏，马香芹，2022. 影像药理学. 北京：中国医药科技出版社.

杨正汉，冯逢，王霄英，2010. 磁共振成像技术指南. 2版. 北京：人民军医出版社.

杨正汉，冯逢，郑卓肇，等，2023. 磁共振成像技术指南. 2版. 北京：中国协和医科大学出版社.

余建明，2015. 实用医学影像技术. 北京：人民卫生出版社.

余建明，黄小华，吕发金，2022. 医学影像检查技术学. 北京：科学出版社.

张英魁，黎丽，李金锋，2021. 实用磁共振成像原理与技术解读. 北京：北京大学医学出版社.

章伟敏，2014. 医学影像技术学-MR检查技术卷. 北京：人民卫生出版社.

周学军，孙建忠，2019. MRI检查技术. 北京：人民卫生出版社.